*el botiquín
de las hadas*

Clara Castellotti

*el botiquín
de las hadas*

TIKAL

Diseño de cubierta: A. Tello
Diseño de interiores: Josep Astorch

© Clara Castellotti
© Susaeta Ediciones, S. A.
Tikal Ediciones
C/ Campezo, 13 - 28022 Madrid
Tel.: 91 3009100 - Fax: 91 3009110
www.susaeta.com

Cualquier forma de reproducción o transformación de esta obra sólo puede ser
realizada con la autorización del titular del copyright. Diríjase además a CEDRO
(Centro Español de Derechos Reprográficos, www.cedro.org) si necesita
fotocopiar o escanear algún fragmento de esta obra.

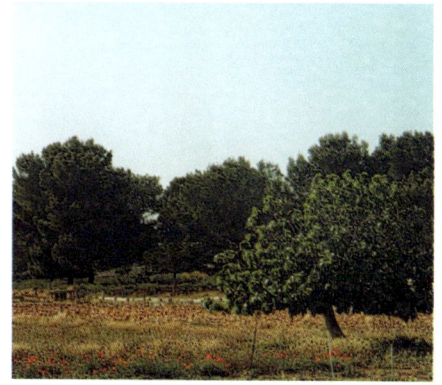

Este libro, fotografías y texto, ha sido enteramente realizado en Formentera, tierra de trigo, de magia y de silencios

*Por haberme hecho encontrar
y amar a la naturaleza
y por haber sido mi fiel
compañera, maestra y musa
inspiradora en el aprendizaje
que en este libro intento compartir,
a ella lo dedico.*

Formentera, mayo de 1999

índice

introducción
Un poco de historia: entre magia y medicina 11
Fitoterapia: la situación actual 12

Capítulo 1: *el botiquín* 15
Las materias primas 16
   (Aceites, alcoholes, cera de abeja, jalea real, propóleo)
   Los aceites esenciales 22
   (generalidades y propiedades)
Plantas medicinales 25
   Las familias 27
   La teoría de las signaturas 28
   Plantas medicinales y modas 30
   La recolección 31
   El secado 34
Los principios activos 35
Las preparaciones 40
   (Tisana, tintura, alcoholaturos, oleomacerados, zumos, polvos, compresa, cataplasma, emplastes, baños, maniluvios y pediluvios, baños de asiento, irrigaciones vaginales, vahos, gárgaras, extractos)
Las plantas del Botiquín una por una 48

Capítulo 2: *la alquimia* 147
El arte de confeccionar los medicamentos 148
Volviendo a una farmacia natural 149
Las mezclas 151
Las preparaciones compuestas 153
   (Vinos medicinales, jarabes, ungüentos, licores, elixires)
El momento justo a la luz de la astrología 156
Aplicación de las preparaciones a los distintos trastornos 160
   Afecciones respiratorias 160
   Afecciones digestivas 164
   Afecciones nerviosas 170
   Afecciones circulatorias y del corazón 174
   Afecciones hepáticas 178
   Afecciones del aparato reproductor 179
   Afecciones y trastornos urinarios 184
   Enfermedades infecciosas. Fiebre 188
   Dolores reumáticos y musculares 191
   Afecciones de la piel 194
   Contusiones y heridas 196

Quemaduras 198
Celulitis 199
Afecciones oculares 199
Las hierbas en la cocina 200
(Vinagres y aceites aromatizados, sopas, salsas,
otros platos, entrantes, platos varios, postres, licores y vinos a base de plantas)

Capítulo 3: *ecología y belleza* 229
Hacia una cosmética consciente 230
¿Cosméticos químicos o naturales? 232
Cosméticos y alergias 235
La piel y su estructura 236
La piel, espejo de nuestra salud 237
Cuidados de la piel 240
Fruta y belleza 241
Ampliando el botiquín 242
El rostro 246
(Vahos, mascarillas, tónicos, leches limpiadoras, jabones)
Cómo retrasar el envejecimiento cutáneo 254
Una bonita sonrisa 259
(Los labios, los dientes, los dentífricos, el cuello)
El pelo 266
Champú, reflejos naturales, estimular el crecimiento 267
Problemas específicos: caída, cabello débil y frágil, dobles puntas, caspa) 273
El cuerpo 278
(Momento mágico: el baño, jabones, sales de baño, vinagres aromáticos,
aceites corporales, aguas florales y perfumes naturales)

Capítulo 4: *cuidemos la tierra* 287
Los microbios y el ecosistema natural 287
**Los productos de limpieza
y sus peligros para la salud** 288
Ecología y limpieza 289
Cómo realizar un lavado ecológico 291
Limpieza en la cocina 293
Limpieza en el baño 295
Perfumes y ambientadores naturales 296
El incienso 297
Popurri 297
Las barrenderas del aire 299

Glosario de las propiedades
de las plantas medicinales 300

introducción

Un poco de historia:
entre magia y medicina

Descubierto el uso de los primeros cereales y alejado así el espectro del hambre, el hombre se encontró con un inmenso patrimonio verde por conocer y utilizar. Antes de pensar en enriquecer su propia alimentación, dirigió su atención a otra necesidad primaria: su salud.

Entre los distintos tipos de terapias que el ser humano ha ido concretando para conservar o restaurar su propia salud, la fitoterapia ha sido durante mucho tiempo un campo de búsqueda reservado a las mujeres. Las verdaderas brujas eran mucho más que las hechiceras amantes de Satán que la tradición nos ha hecho conocer: eran auténticas expertas en el mundo vegetal que ponían su conocimiento a disposición del pueblo. A los médicos podían recurrir solamente los ricos; para los pobres estaban ellas con sus potingues misteriosos, que a menudo curaban o, por lo menos, cultivaban sueños de esperanza en los que sufrían. En 1540 el Parlamento inglés puso el monopolio de la terapéutica en manos de los cirujanos, declarando fuera de la ley a todos los curanderos profanos; los pobres se quedaron así totalmente desprovistos de asistencia médica. También los herboristas fueron atacados y se les acusaba de curar las enfermedades gracias a su alianza con Satán.

El término brujería se extendía a todas las personas que de una forma no ortodoxa se dedicaban al arte de curar. Entre las primeras víctimas de esta política represiva estuvieron las llamadas «brujas curanderas». En 1590 la escocesa Gilly Duncan fue acusada de brujería porque, literalmente, «había curado a todos aquellos que estaban turbados o afligidos por todo tipo de enfermedad». Además de estas personas acusadas injustamente, a menudo torturadas y quemadas vivas, muchos de los médicos oficiales seguían mezclando magia y medicina, no siempre con intenciones puras y desinteresadas. El doctor Dee, por ejemplo, médico personal de la reina Isabel I, era un famoso astrólogo y clarividente; sus intentos de comunicar con los muertos a través de prácticas de nigromancia (magia negra) eran muy conocidos pero, a pesar de ello, pudo seguir en paz sus aficiones. Está claro que no todas las brujas han sido «blancas» ni tampoco todos los médicos «negros», pero el hecho es que durante siglos se ha olvidado una de las más importantes enseñanzas hipocráticas: que la ciencia nunca debe pasar por alto lo que gracias a la sabiduría popular se ha comprobado. A diferencia de la mayoría de sus contemporáneos, el médico alemán Paracelso profesaba un profundo respeto por los curanderos del pueblo porque consideraba que muchas de las artes terapéuticas habían sido conservadas por la gente humilde que las había heredado de los antiguos magos. «Antes de la medicina —escribió—, los doctores se llamaban magos. Muchas cosas han sido reveladas pero la mayoría se han perdido». En 1527, el mismo Paracelso quemó en Basilea los libros del saber oficial y no dudó en afirmar que todos sus conocimientos procedían de las brujas. Habían sido ellas las primeras en usar la digital para las enfermedades del corazón, y en aprender las dosis límite de las hierbas más peligrosas. Ellas habían empleado con conocimiento el estramonio como antiasmático y la belladona como antiespasmódico. Muchas veces, durante la elaboración de este libro, he echado en falta este tesoro de conocimiento que nunca ha podido llegar hasta nosotros y solamente con nuestra búsqueda individual y entrega absoluta podemos en parte recuperar, uniendo a la información académica una buena dosis de intuición y de comunión sutil con la naturaleza.

Las mujeres, por su innato poder de comunión con la Tierra, han sido las depositarias de este conocimiento, pero a ellas más que a nadie ha sido prohibido dedicarse abiertamente al arte de curar. Una ciencia que como la medicina ha elegido para sus profesionales el título exclusivo de «doctor» —del latín *doctus,* o sea, sabio—, ¿cómo podía permitir a las mujeres acercarse a sus leyes? La mujer sólo podía ser bruja, hechicera, comadrona, enfermera… ¡nunca sabia! Los únicos escritos sobre medicina por obra de una mujer que nos han llegado intactos son los de Santa Hildegarda de Bingen, cuyo título de abadesa le sirvió de escudo contra todo tipo de sospecha. Muchas mujeres, conocedoras como ella de la naturaleza y sinceramente afectadas por el sufrimiento de su prójimo, no tuvieron igual destino, al no poderse avalar con la garantía de un traje monacal.

Este libro está dedicado a todas aquellas personas que se acercan al arte de curar no por amor al poder, sino por el poder del amor.

Un *vistazo*
a la situación actual

Estamos en el siglo XXI, pero la caza de brujas en realidad continúa y se intenta negar a la gente la libertad de elegir la forma de curarse y a las personas a las cuales confiar la propia salud. Basta pensar en todos los juicios que ha tenido que afrontar Maurice Messegué, uno de los herboristas más significativos de nuestro siglo; y, por cierto, no de parte de sus pacientes venían las acusaciones, sino de profesionales envidiosos de sus aciertos. Actualmente, en España como en otros países europeos, los llamados «profesionales de la salud» pretenden reservarse la exclusiva sobre las medicinas naturales, fitoterapia incluida, y piden el cierre de los herbolarios, con el fin de que las hierbas se vendan únicamente en las farmacias. Solamente hace un año, en un programa televisivo italiano muy seguido («Elixir»), el presidente de los farmacéuticos de aquel país afirmaba que las plantas medicinales en estado natural no ejercen efecto alguno y seguía sonriendo entre sarcástico e irónico al decir que bueno, si alguien quiere tomarse una infusión porque cree que le hará dormir, allá él, pero en realidad no es la planta la que está funcionando, es su ingenua convicción.

Constatado el gran interés de la gente por las técnicas terapéuticas naturales, la industria farmacéutica parece de pronto haber cambiado de idea y apreciar enormemente las hierbas, queriéndose reservar la exclusiva de su venta y administración. Hizo algo parecido con la homeopatía, si bien la mayoría de los farmacéuticos están vendiendo algo completamente contrario a su formación académica. Pero, con todo el dinero que mueve la homeopatía, bien pueden afirmar por una vez que «la no materia no sólo existe, sino que cura».

Hay algunos puntos sobre los cuales tenemos que reflexionar. ¿Qué pasará, por ejemplo, con la calidad de los productos? Trabajo desde hace muchos años con plantas, y la primera cosa que puedo afirmar es la gran diferencia entre las plantas procedentes de la agricultura biológica y las que comúnmente ofrece el mercado. Es como tener delante dos seres: uno vivo y uno muerto. Es por este motivo que a lo largo del libro hago hincapié en la necesidad de trabajar siempre que sea posible con plantas que se han recogido, secado y almacenado personalmente. En Italia, Alemania y Suiza las plantas medicinales que se comercializan provienen casi exclusivamente de cultivos biológicos y biodinámicos; en España todavía es necesario concienciar más a los herboristas con el fin de que exijan a los suministradores productos de la más alta calidad. Estoy plenamente de acuerdo con exigir seriedad y preparación adecuada a herboristas y naturópatas en general; los charlatanes hacen tanto daño a los serios estudiantes de la naturaleza como a la medicina en general, sea alternativa u oficial. Pero las plantas medicinales deben quedar en manos de personas que protejan su procedencia y estén motivadas por una conciencia ecológica y, en cierto sentido, espiritual, si por esta palabra entendemos el saber descubrir el espíritu que se es-

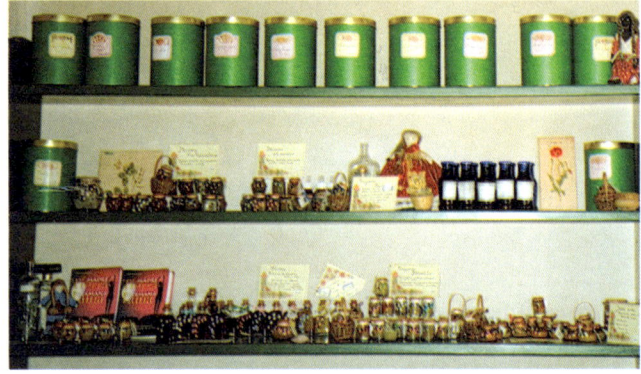

La 'botica' ideal es un lugar seco y soleado construido a partir de elementos naturales

conde detrás de las apariencias. Si este negocio pasara por las manos de una industria química como la farmacéutica, que no ha demostrado ciertamente en su historia reciente gran sensibilidad hacia la naturaleza y el ambiente, nos podremos olvidar de encontrar plantas que conserven la fuerza necesaria para curar.

Hay magia en las plantas. No es efectivamente científico afirmarlo, pero es una sensación muy clara para todos aquellos que nos acercamos a su mundo directamente, en plena naturaleza. Es una magia que hay que conquistar poco a poco. La naturaleza no habla en seguida a quien se acerca a ella, pero cuando toma confianza, lentamente, se revela, te hace encontrar la planta apropiada en el momento justo, hace que un ungüento resulte milagroso y nos asombre, que podamos sentir cómo sus espíritus rondan por la cocina mientras preparamos un bálsamo. Se habla con curiosidad, pero con demasiada ligereza, de los espíritus escondidos en la naturaleza; es un hecho que solamente se puede constatar con el amor y la entrega a sus leyes. Es por la necesidad de este amor, base del arte de curar, que siempre han existido y siempre existirán las brujas, o mejor dicho, las hadas, para hacer que este espíritu siga vivo y siga curando.

El hombre cree que su interés personal es un motivo suficiente para convertirlo en el dueño de todo lo que le rodea, pero, como bellamente expresa Messegué, «la naturaleza es orgullosa, no se deja domar, doblegar, domesticar como erróneamente hemos supuesto».

En un pequeño pueblo casi abandonado situado en el Apenino toscano (Bratto), hace muchos años encontré una piedra situada sobre la puerta de entrada de una casa antigua. Esculpido en ella había un hombre corriendo y detrás de él un cocodrilo (o algo similar) con la boca abierta. Debajo de la figura, un escrito: «La naturaleza mata al hombre y el hombre no puede hacer nada».

Capítulo 1
el botiquín

«…Y por cuanto el cuidado interior de la casa toda incumbe a la mujer, tendrá sus medicinas y remedios para las dolencias más corrientes y casi cotidianas, las tendrá aparejadas en alguna alacena para con ellas, cuando la necesidad lo urgiere, acudir a su marido, sus hijos, a la servidumbre, y no le sea necesario recurrir inmediatamente al médico y no tenerlo que comprar todo en la botica».

Juan Luis Vives: Instituto Foeminae Christianae, 1523

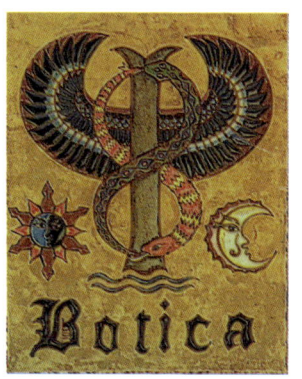

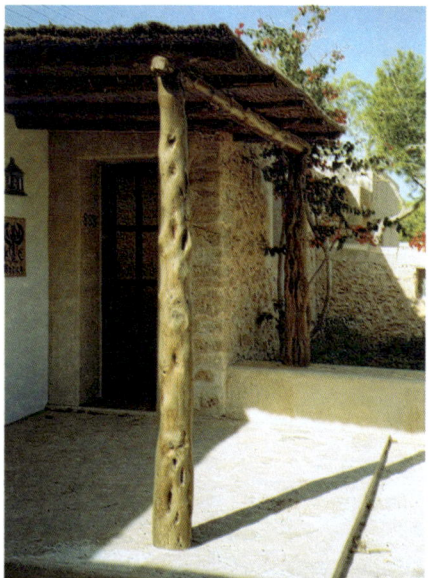

«Aunque las personas que viven en el campo serán aventajadas en poner en la práctica las sugerencias de este libro, mi deseo es que también las que no tienen esta gran suerte sean, gracias a estos escritos, empujadas hacia el arte de recoger», aprovechando un fin de semana largo o bien un paseo por el bosque más cercano.

Los ingredientes que siguen no tienen que estar todos ellos presentes en nuestro botiquín; la variedad depende de la dedicación que aboquéis al arte del recoger. La cosa más importante es la calidad de cada producto que usáis, empezando por las plantas medicinales, las esencias, los aceites, el alcohol y todos los demás ingredientes.

Buscad lo mejor, trabajad con entrega y respeto hacia las plantas, y os asombraréis continuamente de los resultados que podéis obtener de esta silenciosa cooperación con la naturaleza.

las materias primas

Los aceites

Nuestro organismo precisa de ácidos grasos, algunos de los cuales no pueden ser sintetizados por el mismo, por lo cual reciben el nombre de **ácidos grasos esenciales**. Las grasas que los contienen son las insaturadas y polinsaturadas, ambas casi exclusivamente de origen vegetal, y debemos asumirlas a través de la alimentación diaria.

Entre los ácidos grasos esenciales, los más importantes son el **ácido linoléico**, el **ácido linolénico** y el **ácido arquidónico**. Estos ácidos son imprescindibles para el crecimiento y la reproducción de las células de nuestros tejidos y, sobre todo, son los precursores de unas vitalísimas moléculas, las **prostglandinas**, responsables de numerosas funciones vitales.

Los aceites más ricos en grasas polinsaturadas son los aceites de semillas, sobre todo de **girasol**, de **soja**, de **sésamo** y de **pepitas de uva**, que llegan a una media de 50-60% de grasas polinsaturadas, en contra del 9% del aceite de **oliva**.

El primer requisito esencial para preparar un botiquín natural es disponer de varios tipos de aceites, ya que cada uno de ellos, a partir de la sustancia que lo ha producido, posee distintas características y propiedades. El aceite de oliva, por ejemplo, a pesar de sus propiedades medicinales, no es el es más indicado para la preparación de aceite para el pelo y para el masaje, o bien para los ungüentos destinados a la cara, sea a causa de su excesiva untuosidad, que dejaría sobre la piel una pátina oleosa desagradable, sea por su bajo contenido en vitamina E con respecto a otros aceites.

Todos los aceites que debemos utilizar, tanto para uso interno como en la preparación de bálsamos y ungüentos, serán extra-vírgenes y de primera presión en frío. Solamente así conservarán todos aquellos componentes preciosos (vitaminas, oligoelementos) que desaparecen cuando son sometidos a las altas temperaturas de los procesos de refino.

El aceite de oliva debe llevar escrito «extra-virgen» en la etiqueta (de otra forma se trata de aceite puro mezclado con aceite refinado), ser de primera presión en frío y poseer un grado de acidez inferior a 1 grado.

Los aceites de semillas deben llevar escrito: «primera presión en frío». Estos últimos se hallan casi exclusivamente en establecimientos de alimentación natural.

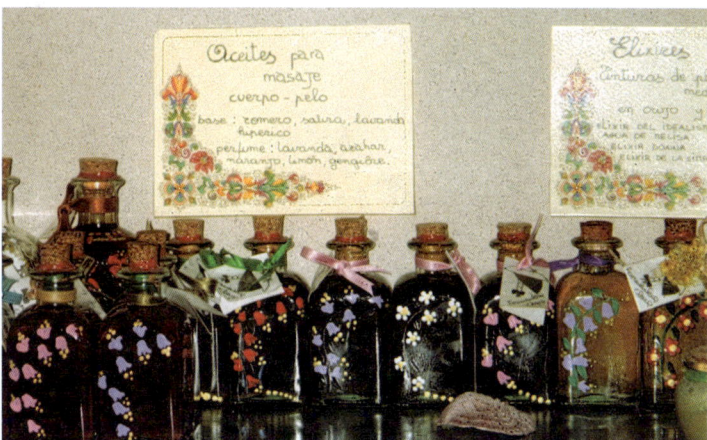

Las preparaciones ultimadas pueden guardarse en frasquitos de cristal sellados con lacre

Aceite extra-virgen de oliva

Contiene hasta el 80% de ácido oleico, además de linoleico, palmítico y esteárico. Su propiedad más importante es la de ser emoliente, o sea, ejercer un efecto suavizante y antiinflamatorio sobre la piel y sus mucosas.

Es ideal como base grasa de ungüentos destinados a curar quemaduras, heridas, úlceras e irritaciones de la piel, pero también lo utilizaremos en la preparación de ungüentos para las vías respiratorias y los dolores reumáticos. Todos los aceites de plantas medicinales destinados a uso externo pueden tener como base el aceite de oliva. En uso interno es laxante, además de favorecer la expulsión de gusanos intestinales. Es un óptimo colagogo y ofrece un marcado efecto reductor del nivel de colesterol en la sangre. Por otra parte, aumenta el colesterol llamado «bueno», o sea, las lipoproteínas de alta densidad que contribuyen no solamente a reducir el colesterol «nocivo» sino también a limitar enfermedades como la arterioesclerosis y el infarto de miocardio.

Aceite de germen de trigo

Su característica más importante, desde el punto de vista nutricional, es su riqueza en vitamina E, en cuyo contenido aventaja largamente a todos los demás aceites. Pocos son los alimentos que contienen esta vitamina, por lo cual un aporte diario de aceite de germen de trigo compensa una eventual deficiencia. Una sola cucharada proporciona 17 mg de vitamina E, es decir el doble de lo que necesita una persona adulta. Es un amigo insustituible de la belleza del cutis, ingerido crudo con los alimentos, o bien empleado como base en la preparación de ungüentos para usarse en casos de quemaduras o piel seca y desvitalizada. Unido a manteca de cacao, constituye la base para óptimos protectores labiales.

Aceite de sésamo

Derivado de las semillas de sésamo, este aceite se halla exclusivamente en tiendas naturistas. Es un aceite rico en ácido linoleico y constituye un ingre-

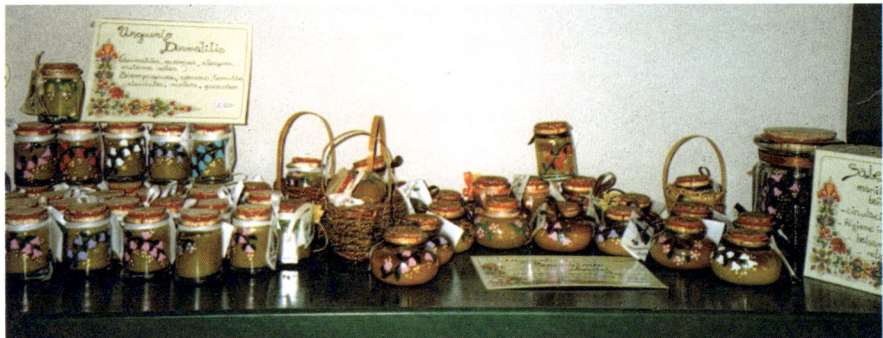

diente inmejorable para cremas y ungüentos destinados a curar quemaduras e infecciones. Absorbe los rayos ultravioleta del sol, por lo cual suele emplearse en lociones y aceites bronceadores. El **tahin**, pasta formada por semillas de sésamo machacadas y aceite de sésamo, se puede utilizar para preparar mascarillas faciales nutritivas.

Usaremos el aceite de sésamo como base para macerados de plantas medicinales, con los cuales confeccionaremos aceites para el baño, el pelo y el masaje, bronceadores, ungüentos antiarrugas y bálsamos para las quemaduras.

pera el aceite de germen de trigo, con el cual se puede mezclar para emplearse después en las mismas preparaciones. Su uso interno está especialmente indicado en casos de arterioesclerosis, alto nivel de colesterol en la sangre y diabetes. Mejora también el estado del hígado y de la piel, sobre todo cuando esta presenta eccemas y forúnculos. Es una base excelente para preparar macerados de plantas medicinales destinados a la belleza y a la salud del cutis y del pelo. También se confeccionan a partir de él aceites destinados al masaje.

Aceite de germen de maíz

Es un aceite rico en ácidos grasos insaturados, sobre todo ácido linoleico. Para uso interno está indicado en las personas que tienen un exceso de colesterol en la sangre. Es óptimo como base para preparar ungüentos destinados a la cura y a la nutrición del cutis y del cabello.

Aceite de girasol

Muy rico en grasas polinsaturadas y en vitamina E. Con respecto al contenido en esta vitamina, sólo le su-

Aceite de onagra

Aparte de la leche materna, parece ser la única sustancia capaz de producir el ácido gamma-linolénico (lo contiene en una proporción de 7 a 10 por ciento), precursor de la prostglandina E1. Esta molécula, la prostglandina E1, es biológicamente importante: controla de hecho numerosas funciones orgánicas, estimula el sistema inmunitario y se opone a la proliferación anormal de las células.

Constituye también un poderoso agente antiinflamatorio. El aceite de onagra previene el envejecimiento fisiológico prematuro y actúa como antioxidante celular.

Es un aceite muy indicado para las mujeres, ya que restablece la normalidad en las funciones típicamente femeninas; es aconsejable su ingestión en casos de dismenorrea, ciclos irregulares, síndrome premenstrual y esterilidad causada por insuficiencia ovárica. También armoniza determinadas reacciones psíquicas relacionadas con la actividad hormonal de la mujer, como nerviosismo, neurastenia e irritabilidad. Para prevenir o curar tales desarreglos es necesario administrarlo sobre todo a partir de los 45 años, por vía interna, en pequeñas cantidades. Su acción regeneradora se hará notar también en el cutis. En uso externo regula el exceso de secreción sebácea (acné), combate las arrugas y la sequedad de la piel, así como la fragilidad de las uñas y del cabello.

Los alcoholes
Alcohol puro

Imprescindible en nuestro botiquín, ya que es una de las bases para la preparación de las tinturas (ver apartado «Las preparaciones»).

Deberá consumirse por vía interna, por lo cual debe ser puro. Su coste es sensiblemente superior al del alcohol comúnmente usado para desinfectar, pero este último tiene no pocas contraindicaciones a causa de su contenido en desinfectantes tóxicos.

Hace unos años, en Argentina, unos medicamentos naturales a base de alcohol común causaron graves reacciones de intoxicación, comprometiendo a la medicina natural en general. Por este motivo insisto en usar únicamente alcohol destinado a la preparación de tinturas (el que se usa para fabricar los licores), incluso aunque vayamos a utilizar únicamente en uso externo las preparaciones que confeccionemos con él.

Orujo o grapa caseros

Utilizaremos orujo de origen casero o bien grapa auténtica para preparar tinturas hidroalcohólicas y alcoholaturos para uso interno.

Otros licores, como el coñac, son a menudo adulterados, por lo cual creo que un buen orujo artesanal es el vehículo más idóneo para nuestros medicamentos.

Tinturas y alcoholaturos suelen elaborarse a partir de alcohol puro rebajado con cantidades variables de agua destilada (ver «Las preparaciones»), pero personalmente desde hace tiempo prefiero usar el orujo casero, sea porque me inspira más confianza con respecto al tema del alcohol, sea porque su grado alcohólico (45°) es el idóneo para tales preparaciones.

Vino de Jerez o de Málaga

Los usaremos para preparar vinos medicinales, destinados a complementar determinadas terapias naturales. Estos vinos presentan una graduación alcohólica superior a los vinos corrientes, por lo cual son los más indicados para funcionar como conservantes de los principios activos. Si no disponéis de ellos, se puede usar un buen vino común al cual se añade un poco de alcohol puro hasta conseguir una graduación mínima de 16° (usar la tabla de las tinturas).

Cera de abejas

Es una sustancia segregada por las glándulas céreas de las abejas más jóvenes. Fundamentalmente está compuesta por hidrocarburos, sobre todo parafinas y oleínas. La elaboración de sólo 1 kg de cera supone la utilización de 8 kg de miel. La cera de abejas es indispensable en nuestro botiquín, ya que la utilizaremos como emulsionante y espesante en la preparación de bálsamos y ungüentos. Los antiguos egipcios, grandes conocedores del arte de la belleza, empleaban la cera en la preparación de cremas y ungüentos; este producto, además de proteger la piel del aire frío o seco, sella el cutis con una película impermeable, deja la piel suave y sedosa, y previene la aparición de arrugas.

En origen, la cera es blanca, pero cuando se recolecta se presenta amarilla o marrón. Hay que desconfiar de la cera blanca a la venta, ya que normalmente ha sido aclarada al sol y tratada con ácidos. Para conseguir un producto puro y de óptima calidad es conveniente dirigirse a un apicultor de confianza o bien a un establecimiento que venda miel natural.

Jalea real

La jalea real se obtiene de la secreción de las glándulas hipofaríngeas de las abejas, que la utilizan para alimentar a los recién nacidos (larvas) y a la reina durante toda su vida.

Es una sustancia semilíquida y blanquecina, de sabor ácido, que debe mantenerse en la nevera para que no pierda sus valores terapéuticos. Podemos considerarla uno de los alimentos más completos y concentrados que existen en la naturaleza, porque tiene un equilibrado conjunto de vitaminas, proteínas (12%), lípidos, minerales, hormonas y otros elementos vitales. Gracias a todos estos componentes, desempeña un papel decisivo en los procesos de restitución celular. Entre las vitaminas que contiene, destacan: niacina, inositol, tiamina, rivoflamina, piridoxina, y vitaminas C, D y E.

La usaremos en la preparación de jarabes destinados a reforzar el sistema inmunitario o bien en casos de inapetencia, astenia y trastornos nerviosos. Su riqueza en vitaminas, en particular en vitamina E y proteínas, la hace una aliada preciosa de nuestra belleza.

En cosmética natural, la utilizaremos directamente sobre arrugas, estrías y cicatrices o bien mezclada con otros ingredientes en la preparación de mascarillas, cremas nutritivas y regeneradoras. Retrasa el envejecimiento cutáneo.

Podemos disfrutar de sus propiedades antioxidantes y regeneradoras, ingerida por vía interna, un mes al principio de la primavera y otro mes en otoño.

También los estudiantes bajo estrés por los exámenes pueden beneficiarse de su acción positiva sobre el sistema nervioso. Por vía interna se tomará en pequeñísimas cantidades (se vende con una cucharita dosificadora) por la mañana en ayunas, por vía sublingual, o sea, mantenida unos segundos bajo la lengua para ser asimilada completamente.

Para las preparaciones externas, aconsejo mantenerla en la nevera en su estado original y añadirla en el último momento a las mascarillas.

Propóleo

Es una mezcla pegajosa, producida por las abejas a partir de resinas y sustancias gomosas procedentes de las yemas de los árboles. Contiene, además de resinas, polen y miel. Como la jalea real, el propóleo también es el resultado de la acción de ciertas secreciones glandulares de las abejas.

Con este producto, las abejas defienden sus colmenas de virus y bacterias; lo usan en la construcción de las paredes mismas, para cerrar agujeros y para embalsamar a los enemigos voluminosos que no pueden sacar de las colmenas y que podrían pudrirse.

El propóleo es rico en aceites esenciales y en resinas balsámicas; contiene además derivados del ácido benzóico, del benzaldehído, compuestos terpénicos y flavonoides. La composición del propóleo confirma sus propiedades antisépticas, antibactéricas y fungicidas. Lo utilizaremos como antiséptico, desinfectante, cicatrizante y antiinflamatorio en la preparación de jarabes destinados a curar las afecciones respiratorias. Es también un ingrediente básico en la preparación de ungüentos destinados a curar patologías de la piel como eritemas, eccemas, acné, dermatitis, herpes, etc.

Lo emplearemos puro, en polvo, en forma de aceite o de tintura.

Tintura de propóleo

Se obtiene macerando durante 9 días en alcohol puro el propóleo, que debe quedar completamente sumergido en el líquido. Trascurrido este tiempo, la tintura ha tomado una coloración marrón oscura y está lista para ser usada. Si queremos pasarla al aceite, haremos que se evapore el alcohol al baño maría y, cuando el propóleo quede prácticamente disuelto, se añade el aceite y se mezcla.

Aceites esenciales

Mención aparte merecen las esencias, fáciles de emplear y verdaderamente indispensables a fin de obtener unas preparaciones de calidad superior. Su coste es elevado, dada la concentración de principios activos en ellas contenidos, pero unas cuantas botellitas serán suficientes para asegurarnos cierta versatilidad en las preparaciones.

Ademas de conferir a bálsamos, ungüentos y aceites destinados al masaje un perfume imposible de alcanzar con las solas maceraciones de plantas, las esencias ofrecen al producto final sus particulares propiedades medicinales y actúan como conservantes del producto mismo. Se añaden a las preparaciones en el último momento, cuando ya están frías, porque el calor volatiliza sus propiedades.

Una vez añadidos, se mezclan con el resto del compuesto (aceite, crema, ungüento, jarabe, etc.) y se cierra bien el recipiente.

Las esencias son solubles en aceite y en alcohol, y deben conservarse bien cerradas, a resguardo del aire y de la luz, para que no pierdan sus propiedades.

Los aceites esenciales que utilizaremos para nuestras preparaciones deben ser lo más puros posible y de primera presión, ya que aquellos que aparentan ser más económicos a menudo pueden ser adulterados y rebajados con alcohol, aceite normal, jabón animal o gelatina.

Una gota de una esencia de primera presión nos puede dar el mismo rendimiento que 20 gotas de un aceite esencial de dudosa calidad.

Pueden usarse de varias formas: por vía interna, añadidas a tinturas, jarabes, infusiones y alcoholaturos; para uso externo, añadidas a bálsamos, ungüentos, sales de baño, aceites para el masaje, etc.

Los aceites esenciales son productos oleosos volátiles, que se extraen de los vegetales de varias formas: por destilación a vapor, por incisión del vegetal, por separación con la ayuda del calor y disolventes, y por extracción por medio de sustancias grasas.

Hoy día se sabe de ellas que son mezclas de numerosos componentes: terpenos, fenoles, alcoholes, etc. Todas las plantas pueden ser destiladas, pero solamente se pueden extraer las esencias de aquellas que son fuertemente aromáticas.

Desde siempre las esencias se han considerado antisépticas, virtud que bien conocían los egipcios hace miles de años, cuando para conservar las momias recubrían los cadáveres con resinas y aceites esenciales. Los antiguos, en general, conocían las virtudes de las esencias y, aún sin entender su mecanismo, utilizaban cada día sus cualidades antisépticas a través del ajo, la cebolla, el clavo y la canela, tanto en la cocina como en forma de humos (vahos) para la prevención y cura de las epidemias. Un ejemplo en el mundo antiguo fue la epidemia de peste en Atenas, combatida por Hipócrates con difusiones de humos de esencias. También las propiedades antiparasitarias de las esencias son conocidas desde entonces.

Las esencias de lavanda, geranio y orégano alejan insectos, polillas y mosquitos, y su aplicación da resultados óptimos en la cura de picaduras de avispas, arañas e insectos en general.

A título indicativo, las esencias de limón, lavanda, espliego, naranja y niaouli son todas ellas superiores al fenol por lo que concierne a su poder antiséptico. La esencia de tomillo tiene un poder antiséptico y antiparasitario absolutamente superior al del agua oxigenada y al del permanganato de potasio. Su alto grado de acidez (el ph de las esencias es muy bajo) explica también en parte sus propiedades como bactericida.

La mayor parte de las esencias están dotadas también de propiedades antitóxicas y antivenenosas; neutralizan el veneno. En los Alpes, los cazadores de gamuzas frotan las picaduras que las víboras hacen a sus perros con esencia de lavanda o bien restregando esta misma planta sobre la picadura.

En casos de quemaduras y llagas infectadas y gangrenosas, las esencias llegan a neutralizar las toxinas micróbicas y a contener la degeneración del tejido. También por vía interna poseen esta propiedad antitóxica.

Numerosos aceites esenciales presentan propiedades antirreumáticas y antineurálgicas cuando son disueltos en el baño o bien mezclados a ungüentos específicos. Es el caso del romero, de la lavanda y del enebro.

La aplicación de las esencias sobre la piel influye sobre los órganos más profundos; de hecho, tienen una sorprendente facilidad de propagación a través de la piel y de allí llegan a la circulación sanguínea y a los varios órganos, para ser al final eliminadas, sobre todo, a través de los riñones y de los pulmones, cediendo a estos dos órganos sus propiedades antiespasmódicas, desinfectantes o, según el caso, estimulantes.

Muchos aceites esenciales, entre ellos los de salvia, malva, verbena, ginseng, hiedra y ciprés, poseen además propiedades hormonales, y actúan positivamente sobre las glándulas suprarrenales, los ovarios, el tiroides, etc. La esencia de ciprés, por ejemplo, es lo mismo que las hormonas ováricas, mientras la de agujas de pino es un estimulante córtico-suprarrenal. Su acción reguladora sobre las glándulas endocrinas se exterioriza dinamizándolas, o sea, devolviéndoles su vitalidad.

El doctor Jean Valnet, uno de los mayores especialistas contemporáneos en aromaterapia, afirma que «las esencias son para las plantas lo que las hormonas son para las glándulas endocrinas». Los cambios que los aceites esenciales producen en el organismo son rápidos y fáciles de apreciar; la esencia de hisopo, por ejemplo, al eliminarse por los pulmones estimula la secreción del moco tras fluidificarlo. Además de actuar como expectorante, elimina los espasmos bronquiales.

Las propiedades de los aceites esenciales son numerosísimas y varían según las plantas de las que han sido extraídos; a este propósito, consultar el apartado dedicado a cada una de las plantas medicinales.

Debemos recordar que se trata de un producto extremadamente concentrado; baste pensar que para extraer 200 gr de esencia de tomillo se necesitan 100 kg de planta. Es por este motivo que debemos utilizarlas en soluciones muy diluidas. A menudo se obtienen resultados tanto más importantes cuanto menor es la dosis; algo parecido a lo que pasa con la homeopatía.

El peso y la edad de una persona condicionan la dosis de esencia a tomar. Usualmente se administra 1 gota por cada 25 kg de peso, 3 veces al día y durante un mes. En los casos agudos serán suficientes unos pocos días de tratamiento.

Podemos, en general, clasificar algunas de la esencias como sigue:

Antidiabéticas: eucalipto, cebolla, geranio.

Antiespasmódicas: lavanda, mejorana, ruda, verbena, ciprés, anís, clavo.

Antifermentativas: cebolla, anís, enebro, tomillo.

Antirreumáticas: romero, lavanda, pino, enebro, orégano.

Antisépticas: limón, lavanda, tomillo, niaouli, trementina, pino, eucalipto, eugenia... (y casi todas las demás).

Balsámicas: niaouli, tomillo, pino, trementina, eucalipto.

Cicatrizantes: lavanda, salvia, romero, geranio, tomillo.

Coleréticas: lavanda, menta, salvia, tomillo.

Diuréticas: cebolla, hinojo, enebro.

Emenagogas: ruda, valeriana, artemisia, albahaca, canela, lavanda, melisa, salvia.

Estimulantes: pino, geranio, basílico, salvia, satureja, romero (todas ellas revitalizan las glándulas suprarrenales). La cebolla, el ajo, y el limón son tonificantes. La cebolla, la canela, el borneol y la satureja incrementan las capacidades sexuales.

Expectorantes: hisopo.

Galactíferas: perejil, menta, salvia.

Galactógenas: anís, hinojo, verbena.

Hipertensoras: hisopo, romero, salvia, tomillo. Todas ellas liberan adrenalina.

Hipotensoras: lavanda, espliego, mejorana, hisopo, ajo.

Vermífugas: tomillo, ajenjo, ajo, manzanilla, cebolla, bergamota, canela.

Las esencias que aseguran a nuestro botiquín un mínimo de preparaciones destinadas a cubrir las necesidades más comunes son: lavanda, pino, eucalipto, tomillo, menta, canela, clavo, orégano, enebro, geranio, romero, azahar, melisa, naranja y limón.

plantas medicinales

El presente libro no pretende ser un tratado sobre plantas medicinales, por lo cual las plantas que se presentarán son únicamente aquellas que yo misma he comprobado e incluido en mi botiquín personal.

La mayoría de ellas, como el romero, el tomillo o la lavanda, pertenecen a la flora típica mediterránea; empecé a utilizarlas porque eran parte de mi entorno inmediato y son probablemente las más conocidas. Otras, como el árnica o la genciana, han llegado poco a poco a formar parte de mi botiquín personal, ganándose mi confianza y resultando después imprescindibles a los fines de mis preparaciones.

En un principio dudaba en utilizar plantas que yo misma no había podido recoger o cultivar, un poco por la desconfianza hacia los métodos de cultivo comerciales y sobre todo por mi filosofía de establecer una cierta relación amistosa con las plantas mismas mientras están todavía vivas.

Muchísimas plantas medicinales contienen principios activos parecidos, y en cada lugar existen remedios vegetales para toda ocurrencia, por lo cual siempre es mejor servirnos de lo que tenemos más cerca, ya que indudablemente su estructura se armonizará más concretamente con nuestra necesidad. Pero hay alguna planta tan especial y de tan gran utilidad a los fines terapéuticos que resulta necesaria o, por lo menos, mucho más efectiva que sus hermanas para determinados fines.

Siempre que puedo, pues, trabajo con plantas salvajes o cultivadas por mí misma, porque solamente de esta forma hay una relación profunda y sutil con la planta todavía viva, y nunca preparo una mezcla donde todos los componentes sean comprados; estos últimos son una pequeña parte de los ingredientes totales.

Si vivís en una ciudad y no podéis hacerlo de otra forma, procuraos hierbas biológicas en un buen herbolario, pero nunca tendréis la sensación de estar cooperando con un ser vivo cuya alma y amistad interviene en el poder curativo final de las preparaciones.

La mayoría de las plantas pueden consumirse frescas o secas, aunque algunas proporcionan efectos terapéuticos más concretos cuando están frescas y otras después de haber sido secadas. La hiedra y el berro, por ejemplo, siempre deben ser utilizadas en el momento de la recolección, ya que de otra forma sus principios activos se vuelven tóxicos. Otras, como la cáscara sagrada y el tusílago, solamente se deben emplear secas, porque el secado transforma las sustancias tóxicas que contienen en otras de acción medicinal. Las plantas consideradas en ese libro (aparte la hiedra y el tusílago) pueden usarse frescas o secas. Personalmente, siempre que puedo prefiero utilizar plantas frescas, por lo menos en preparaciones de uso inmediato como son las tisanas, las cataplasmas o los baños. Por lo que concierne a las preparaciones a largo plazo (maceraciones, tinturas, etc.), depende de la cantidad de humedad contenida en cada planta, pero generalmente es aconsejable usar plantas desecadas.

No me entretendré en presentar la morfología y otras características que se encuentran en la mayoría de los libros sobre plantas medicinales, sino en sus virtudes y aplicaciones, sirviéndome a veces de leyendas o anédoctas amenas que mucho me han servido para entender las plantas y recordarme sus virtudes.

De todas las plantas, he considerado importante presentar los principios activos, porque si queremos trabajar con ellas debemos poco a poco conocerlas en su esencia. Así como sabemos que el limón contiene vitamina C y por eso previene infecciones, debemos saber que la malva es emoliente porque contiene mucílago o que el hipérico cicatriza gracias a su contenido en tanino.

Familiarizarnos con los principios activos más importantes nos servirá para descubrir por nosotros mismos las potencialidades de una planta o sus incompatibilidades a partir de sus componentes.

Muchas de las plantas que trataremos, ya desde los tiempos antiguos han sido consideradas una especie de panaceas y se les han atribuido numerosas y a menudo milagrosas cualidades. El significado de sus nombres nos revela la gran consideración de que siempre han sido objeto. Para ofrecer algunos ejemplos prácticos, el nombre «salvia» deriva del latín y significa «salvar» (en inglés, el nombre *sage* sirve para «salvia» y para «sabio»); hipérico deriva del griego «por encima de todo lo concebible». Altea significa «yo curo» y celidonia deriva del latín y significa «regalo del cielo». Todas ellas, y muchas más que iremos estudiando en detalle, llegarán a ser insustituibles compañeras de aquellos que quieren aprender el arte de preparar los medicamentos.

Las familias

Las plantas medicinales se agrupan en familias; estas fueron catalogadas a partir de 1753 por Carl von Linné, naturalista sueco conocido en el mundo mediterráneo como Linneo, en base a características físicas o químicas similares entre ellas. Así, la familia de las **labiadas** toma el nombre de la forma de las flores que recuerdan unos labios abiertos (romero, salvia, melisa, etc.). Las plantas de esta familia, muy extendida en la zona mediterránea, son particularmente ricas en aceite esencial y destacan por su poder antiséptico (lavanda, tomillo...).

A las **umbelíferas** pertenecen plantas cuya flor recuerda un paraguas (*umbella* en latín) como la angélica, el anís y el hinojo; son plantas en general estomacales y carminativas.

La familia de las **compuestas** presenta una flor que parece compuesta de varias flores (manzanilla, caléndula, árnica, genciana, cardo) y se caracteriza por su alto contenido en principios amargos, lo que justifica el uso de muchas de ellas en los trastornos hepáticos y biliares.

La similitud entre las plantas pertenecientes a la familia de las **malváceas** se advierte principalmente en su química: no contienen alcaloide alguno, por lo que son completamente inocuas y son ricas en mucílago, compuesto que determina sus virtudes emolientes y antiinflamatorias (malva, malvavisco…).

Las flores de las **crucíferas** tienen cuatro pétalos puestos en forma de cruz, de ahí el nombre. La mayoría de las plantas que pertenecen a esta familia contienen azufre y vitamina C, por lo cual proporcionan un cierto poder antibiótico y antiescorbútico (col, rábano, mostaza…).

La amapola y la adormidera, así como la celidonia, pertenecen a la familia de las **papaveráceas**; todas ellas producen alcaloides con efectos más o menos narcóticos.

La teoría de las signaturas
(Signatura rerum)

En un libro escrito para aspirantes a hadas no podía faltar una referencia a la «teoría de las signaturas», como fue definida en la última parte de la Edad Media, cuando se atribuyeron sus leyes a los médicos de la Escuela Salernitana.

La base de esta teoría se puede encontrar en casi todas las culturas antiguas y se basa en un desarrollado don de la intuición, perdido en la actualidad a causa de la multitud de información que nos impide agudizar nuestros sentidos para ver más allá de las formas. En base a este principio, los pueblos primitivos de todo el mundo han preparado medicamentos basados en flores de pétalos amarillos para curar la ictericia, o bien han confeccionado ungüentos para curar las afecciones de la piel utilizando plantas con las hojas maculadas. Estos métodos expresaban la certidumbre de que el entorno humano tiene un fin y un significado y que los secretos de la salud se encuentran al alcance de la comprensión humana.

Es interesante descubrir que culturas tan lejanas como la mediterránea, la de Extremo Oriente y la de los indios de América llegaron a coincidir en el hecho de que si observamos a fondo una planta, examinamos las formas de sus hojas, de sus flores o bien de sus raíces, si indagamos su color, su olor y eventualmente su sabor, sabremos exactamente para qué dolencia nos puede ser útil. Como confirmación de esta universalidad de pensamiento, Pérez de Barradas escribe en su libro *Plantas mágicas americanas:* «Es extremadamente curioso cómo, en el siglo XIV, el pensamiento de Paracelso, gran figura de la medicina europea, coincidió con el de los indios americanos sobre que una enfermedad puede ser curada por aquello que tenga con ella alguna semejanza. Esto prueba que la medicina europea no estaba tan adelantada como nuestro orgullo nos permite sospechar, ni la de los indios tan baja».

La teoría de las signaturas se resume en estas palabras de Paracelso: *«Todo vegetal está señalado por la naturaleza; y para lo que él nos significa, para eso es bueno»*.

Hay plantas que muestran muy claramente sus propiedades; la **salvia** es una de ellas. Sus hojas, en forma de lengua con papilas gustativas representadas por su ruda textura, nos indican su poder terapéutico sobre las enfermedades de la boca.

Las hojas de **hipérico**, llenas de puntitos transparentes que justifican el nombre latino *perforatum*, o sea, perforado, nos conduce a la más fundamental virtud de la planta, que es la de cicatrizar.

La forma acorazonada de las hojas de **melisa** nos revela su efecto cordial, o sea sostenedor del corazón, mientras la forma de órgano genital masculino del **ojo del diablo**, que ya le valió el explícito nombre latino de *Ithiphallus impudicus*, explica por qué se usa como afrodisíaco para encelar al ganado y favorecer su cría.

Los negros rabillos del **culantrillo de pozo** recuerdan los cabellos y no en vano se utiliza, entre otras cosas, como tónico capilar contra la caída del pelo y para cubrir las canas.

Hay plantas cuyos nombres, además de justificar su forma, indican las enfermedades para las cuales están indicadas: ejemplos son **la hierba de la desfeta** (*Trifolium pratense*), que lleva impresa la señal de la catarata, y **la hierba de la pigota**, o sea de la viruela (*Polypodium vulgaris*), en el revés de cuyas hojas se distinguen muy bien unos montoncitos de esporangios con forma de pústulas virulentas.

Las hojas laceradas de la **pulmonaria** atestiguan su valor en la cura de las úlceras pulmonares; tal propiedad, ya sostenida por Dioscórides, está científicamente probada hoy día, analizando los componentes aislados en la planta: mucílagos y alantoina (emolientes) y saponina (expectorante). Las flores de la **aristoloquia** (palabra que en griego significa «parto excelente»), con clara forma de aparato sexual femenino, se utilizan para facilitar el parto; esta planta contiene efectivamente un alcaloide de acción oxitócica, que contrae el útero y acelera las contracciones.

Las hojas de la **hiedra rampicante**, parecidas a la palma de la mano, eran utilizadas para curar las heridas de las extremidades superiores; todavía hoy día la medicina popular afirma que pueden sustituir a una venda. Siempre avalándose por esta «teoría simpática» por la cual el símil conduce al símil, la **nuez** fue utilizada en muchas culturas arcaicas para tratar las enfermedades mentales; de hecho, este fruto recuerda la forma de un cerebro humano encerrado en una cáscara con clara forma de cráneo.

También en la medicina oriental tradicional encontramos estas relaciones. Las algas **izijiki**, en forma de capilar, se administran en las insuficiencias circulatorias y en casos de varices y hemorroides.

La **raíz de bardana**, que recuerda el miembro masculino, se utiliza en las enfermedades del sistema genital masculino; los **azuki**, pequeñas judías de soja roja con forma de riñón, están indicados en las afecciones renales; la **raíz de loto** cortada en diagonal recuerda claramente los alveolos pulmonares y se utiliza en las enfermedades respiratorias.

Además del claro lenguaje de su forma, las plantas nos hablan a través de su color, su olor, su sabor, el lugar donde crecen y por medio de otras señales más sutiles que se descubren en un trato más cercano con ellas. A las flores de color amarillo, como la **caléndula** y la **genciana**, se asocia, por ejemplo, la cura del hígado y de la vesícula biliar.

Analizando en breve algunas plantas que requieren una intuición más refinada, recordamos la **consuelda** (*sinphitum*), cuyas hojas parecen pegadas al tallo en un buen tramo y se arrancan de este con dificultad. Su propiedad, gracias al contenido en alantoina (base de numerosas pomadas farmacéuticas), no en vano es la de soldar y unir partes divisas o relajadas.

El poder altamente cicatrizante y regenerador del **aloe vera** es atestiguado por la rapidez con la cual, en cuanto se corta un trozo de hoja, la misma planta cicatriza su propia herida y vuelve a crecer.

Está claro que es demasiado ingenuo creer con fe ciega en estas señales, como solía hacerse en el Renacimiento; lo cierto es, por otra parte, que las virtudes de las plantas más eficaces se han hallado gracias a la sabiduría popular, sabiduría en la cual la teoría de las signaturas ha tenido un lugar altamente considerable. También es preciso señalar que los estudios científicos a los cuales han sido expuestas las plantas medicinales en nuestro siglo han confirmado definitivamente y para la mayoría de las plantas examinadas lo que la intuición había descubierto por sí sola.

Plantas medicinales y modas

Las plantas tampoco escapan a la influencia de las modas; desde la antigüedad, cada una de ellas ha sido la protagonista de una época y se la ha considerado una panacea.

A título informativo, el nombre panacea deriva de Panace, hija de Esculapio, el dios de la medicina para los griegos, que poseía la virtud de poder curar todas las enfermedades.

Este papel de protagonista ha correspondido en distintos momentos históricos a la salvia, a la genciana, a la celidonia, al ginseng (que, por cierto, no se ha librado del apodo en su nombre científico: *Panax ginseng*) y más recientemente a la equinácea y al aloe vera.

Es por este motivo que, a propósito del aloe vera, debemos prestar muchísima atención a todos los productos milagrosos supuestamente confeccionados a partir de esta planta y que la sociedad de consumo nos pretende ofrecer. Personalmente, soy contraria a las panaceas absolutas y, sin querer quitarle nada a esta maravillosa planta, antes de hablar de ella revindico los derechos de otras compañeras suyas que nada tienen que envidiarle, aparte el hecho de que son menos exóticas y no están de moda. Hablo del romero, del tomillo, de la salvia y también de la humildísima col, y de muchísimas otras, todas ellas verdaderas farmacias ambulantes siempre al alcance de nuestras manos y de nuestras posibilidades.

La recolección

*La recolección es el más noble
y natural de todos los deportes.
Cuanto más alto es el árbol y más
baja la tierra, más prolífica
resultará la búsqueda del fruto
o de la flor. ¡Coged vuestros capazos!
Y partid hacia la «recogida».
Cada vez que salís de vacaciones o
pasais el fin de semana en el campo,
no olvidéis llenar el maletero
del coche con todos los tesoros del
campo: ramitos de tomillo,
de lavanda y de menta;
ajos y cebollas, miel natural
de la cual conocéis la colmena....*

(Maurice Messegué)

Recoger plantas medicinales tendría que constituir un verdadero ritual. Durante todo el tiempo hay que mantener una postura de agradecimiento hacia las plantas que vamos cogiendo, tratándolas con respeto y cariño. Esta actitud es lo que más difícil resulta en una cultura como la nuestra, donde estamos acostumbrados a sentir la naturaleza como una propiedad de la cual podemos abusar para nuestro propio placer.

Quien estudia y trabaja con plantas poco a poco las ama, porque encuentra en ellas una vida y un espíritu bien

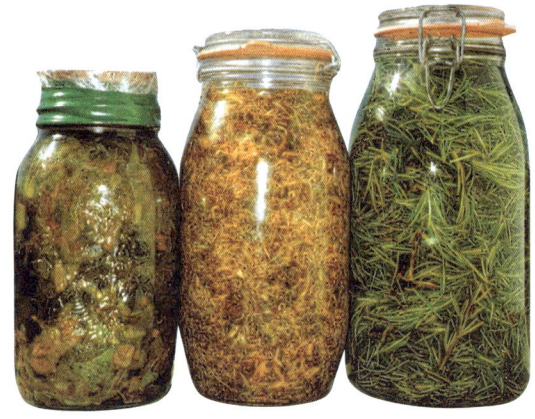

El frasco con flores de hipérico y aceite de oliva extra virgen se deja al aire libre día y noche durante 40 días agitándolo cada día (como todos los oleomacerados)

marcado y este descubrimiento le llevará naturalmente a respetarlas. Es importante, por ejemplo, no recoger nunca más de la cantidad que necesitamos; desnudar una planta la debilita muchísimo, provocando una segunda cosecha menos consistente.

Si nos encontramos ante un campo de tomillo salvaje, por ejemplo, lo ideal es ir cogiendo un poco de cada planta; esta manera de proceder es tan favorable para nuestra cosecha como para la salud de la planta.

Las mejores estaciones para recoger las partes aéreas de las plantas (hojas, flores) son en general la primavera y el verano, época de sus floraciones; es entonces cuando contienen el máximo de principios activos.

Las hojas se recolectan como norma en el momento más próximo a la floración, y las sumidades floridas, en el momento mismo de la floración, justo antes de que la corola esté completamente abierta; es este el momento en el cual los pétalos contienen más principios activos. La corteza se recolecta en primavera, antes de la floración, momento en el cual hay más savia circulando por las ramas y los tallos. Raíces, rizomas y tubérculos, en cambio, se recogerán en otoño.

Hay plantas, como el romero, que florecen a lo largo de todo el año, por lo cual la recolección no tendrá un momento preciso, aunque hay que prestar atención a que no haya llovido durante varios días.

En determinados casos hay que esperar años antes de poder recoger una planta. La genciana, por ejemplo, no empieza a dar flores hasta después de los 10 años de vida. Otras, como el alcanforero, no se pueden utilizar con fines medicinales hasta que hayan alcanzado los 30 años de edad. Las plantas que producen alcaloides también necesitan años para desarrollar estas sustancias, por lo cual muchas que son tóxicas e incluso mortales cuando son adultas, de jóvenes son inocuas (el acónito, por ejemplo).

El clima del lugar donde vivimos nos tiene que guiar también, ya que adelanta o retrasa la época de floración.

El hipérico, por ejemplo, cuyo nombre vulgar es hierba de San Juan por el hecho que suele florecer a mitad de junio, en los lugares especialmente soleados está en flor a principios de mayo, mientras que por San Juan ya está seco; en la montaña, en cambio, está en flor hasta el final de agosto.

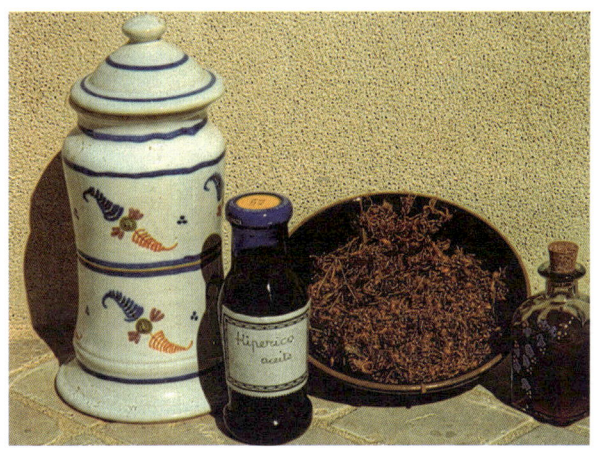

Es uno de los pocos oleomacerados que precisan flores frescas para su preparación

Personalmente, preparo aceite de hipérico en mayo en Formentera y en agosto en los Apeninos toscanos, obteniendo dos productos totalmente distintos ya sea en el color, ya en su consistencia y valor terapéutico. El aceite preparado en Formentera es de color rojo sangre, denso y brillante, y de calidad tan superior que para distinguirlo del otro lo etiqueto como «superhipérico». La razón se encuentra en la escasez de lluvia de las islas Pitiusas, lo que transforma cada pequeña planta en un concentrado de principios activos. Estos últimos varían también en relación a la altitud: las plantas ricas en alcaloides, como la belladona, a mayor altitud bajan su riqueza en principio activo; aquellas que son ricas en glucósidos, al contrario, la aumentan.

Nunca se deben recoger las plantas después de que haya llovido, ni tampoco por la mañana temprano, cuando todavía las cubre el rocío. Hay que esperar días secos, soleados y elegir las horas calientes del mediodía o de la primera parte de la tarde.

Por lo que concierne a las plantas ricas en esencias, es conveniente recogerlas a media mañana, ya que el calor intenso del mediodía hace que se evapore parte de sus esencias.

No es conveniente guardar las hierbas recolectadas en bolsas de plástico ya que, además de no permitir que las plantas reciban aire, conservan el calor y las hacen sudar, con el riesgo de que se descompongan en pocas horas. Pueden utilizarse, en cambio, cuencos de barro, cestos de fondo plano o bien cajas de madera.

De vuelta a casa hay que proceder cuanto antes a las preparaciones que necesiten plantas frescas (maceraciones, alcoholaturos, etc.) o bien secar aquellas que queremos almacenar.

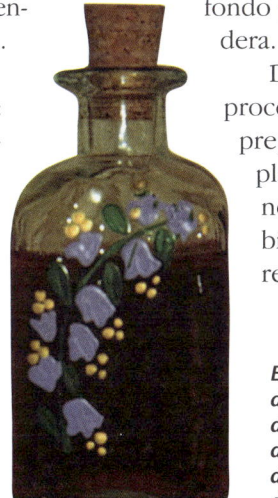

El resultado es un aceite de color rojo sangre, debido a la presencia de la gran cantidad de taninos que las flores de hipérico contienen

Los botes de cierre hermético permiten una perfecta conservación de las plantas, una vez secadas

El secado

El objetivo del secado es extraer el agua de las plantas a fin de asegurar su conservación; debe empezarse cuanto antes después de la recolección.

Para que las plantas conserven inalterados sus perfumes y sus principios activos, muchos de los cuales se deterioran con la humedad y con la luz, debemos ponerlas a secar en un lugar seco, ligeramente ventilado, donde no les pueda dar directamente la luz del sol.

El sol directo no debe utilizarse como método de secado; su calor es demasiado rápido e intenso y puede modificar las características básicas de las plantas, disminuyendo su riqueza en sustancias volátiles, en esencias por ejemplo.

La temperatura debe ser bastante alta pero no debe superar los 32°C; de otra forma, las plantas perderían el color y el aroma originales.

Las hierbas se extenderán sobre una superficie de madera, sobre rejillas de metal, papel secante o en cajas de cartón bien amplias para permitir una justa separación entre ellas. Nunca tienen que permanecer aplastadas, ya que esto varía el color de la flores y entorpece el secado.

Durante las primeras 24 horas se removerán repetidas veces para asegurar un secado uniforme; los días siguientes será suficiente mezclarlas 1 o 2 veces. El estar bien extendidas hará que el secado sea más rápido y evitará que la humedad produzca moho.

Una planta húmeda es fácil presa de hongos y bacterias, que pueden producir sustancias tóxicas. Las bacterias necesitan el 40% de humedad para reproducirse; los hongos, el 15-20%. Una planta seca no contiene más del 10% de humedad, y es por ello que en ella los microorganismos no pueden reproducirse.

El polvo es, junto con la humedad y el calor excesivo, un elemento dañino para la conservación de las plantas, por lo cual hay que controlar que se mantenga limpio el lugar en el cual realizamos el secado.

Por lo que concierne al tiempo del secado, las flores necesitan de 4 a 8 días, mientras que las hojas, de 3 a 6 días; si el tiempo es frío, el secado se prolongará. Durante el invierno y la primavera, un invernadero con el techo de madera y las paredes de cristal es el lugar ideal para secar las plantas, eligiendo días soleados y llevando las plantas al interior durante la noche.

los principios activos

Una vez secas, hecho que se comprueba cuando las hierbas al manipularse se quiebran, se guardarán en frascos de cristal transparente con cierre hermético, o bien en bolsas de papel bien cerradas, eligiendo un lugar fresco y oscuro para almacenarlas.

Por lo que concierne a las raíces, una vez cortadas se limpian, se lavan y se dejan secar unas horas en un lugar caliente, exponiéndolas después a pleno sol hasta que estén secas. Otro procedimiento es ponerlas en el horno previamente calentado a 80°C, dejando la puerta del horno entreabierta. Cuando se quiebran y se rompen a la menor presión, ya están preparadas para ser utilizadas o almacenadas.

Es preferible no triturar las plantas antes de guardarlas; enteras se defienden mejor del ataque de moho y hongos.

Es necesario revisar de vez en cuando el estado de nuestra cosecha, para comprobar que no tenga humedad ni parásitos. La humedad, la luz y el calor son los principales enemigos de nuestro botiquín, que por regla general tendría que ser renovado cada dos años.

Los principios activos son aquellas sustancias producidas por las plantas que determinan su acción medicinal. El efecto terapéutico de una determinada planta a menudo resulta de la asociación de varios principios activos. Estas sustancias no aparecen de manera uniforme en toda la planta, están localizadas y aumentan o disminuyen su acción según el lugar donde aquella ha crecido y la forma en la cual ha sido preparada para ser administrada.

Usamos una parte específica de la planta porque justamente allí se da la presencia más importante de principios activos. Es por esta razón que de la genciana y de la valeriana se utilizan las raíces; de la menta, las hojas; del tomillo y de la lavanda, las sumidades; de la manzanilla y del árnica, las cabezuelas floridas; del enebro, los gálgulos; y del ricino, las semillas.

En algunas plantas los principios medicinales se localizan en una parte mientras que en las restantes se hallan sustancias tóxicas: es el caso de la consuelda, cuya raíz es un maravilloso cicatrizante mientras en las hojas y en el tallo se encuentran alcaloides peligrosos. En el ginseng estos principios se limitan a la raíz, siendo el resto de la planta indiferente desde un punto de vista medicinal; el naranjo, en cambio, tiene principios activos diferentes según las partes que lo constituyen: las flores son sedantes; los frutos (las naranjas), tonificantes, y la corteza es digestiva y aperitiva.

Por todas estas razones hay que conocer suficientemente bien los principios activos, cómo actúan a nivel terapéutico, su posible toxicidad y, sobre todo, en qué parte de la planta se localizan para obtener de la misma un adecuado rendimiento.

Los principios activos más importantes, son los siguientes:

Alcaloides

Se trata de sustancias orgánicas nitrogenadas, alcalinas, que pueden ser tóxicas e incluso mortales; aun en dosis pequeñas producen grandes efectos sobre el organismo.

Saber que una planta contiene alcaloides sirve para tratarla con mucha precaución, usarla en dosis mínimas o utilizarla exclusivamente para uso externo.

Plantas como la belladona, el acónito, el opio y la marihuana contienen grandes cantidades de alcaloides; otras, como el sen, los contienen en medida menos importante y pueden ser toleradas. Su sabor suele ser amargo, hecho que ha sido considerado como una advertencia por parte de la misma planta para indicar su toxicidad.

Los efectos más destacados de los alcaloides sobre el organismo, son: alteración del sistema nervioso y vegetativo; acción excitante o paralizante; acción sobre la tensión arterial; acción anestésica y calmante.

En dosis muy pequeñas y usadas con conocimiento, constituyen, como decía Paracelso, «remedios heroicos», ya que todas las virtudes de las plantas parecen estar contenidas en ellos. Por dar un pequeño ejemplo, la atropina (el alcaloide contenido en la belladona) es responsable de las fatales consecuencia a las cuales se expone quien usa esta planta (muchísimas funciones biológicas se paralizan), pero usada con conocimiento calma los cólicos intestinales más rebeldes. Una vez más citamos a Paracelso para recordar que no existen venenos, es la cantidad lo que define el veneno.

Los alcaloides, tomados junto con el resto de principios activos de las plantas que los contienen, son mucho menos peligrosos que tomados aislados en forma de fármaco.

En la práctica, el opio, que contiene una mezcla de 25 alcaloides, entre ellos la morfina, resulta en tisana mucho menos tóxico que la morfina en estado puro.

Principios amargos

Se trata de sustancias fácilmente reconocibles, ya que tienen un característico sabor amargo; su más destacada calidad consiste en estimular las secreciones digestivas. Se dividen en amargos puros (genciana), aromáticos (ajenjo) y agrios (gengibre). Los primeros estimulan la secreción de los jugos gástricos, facilitando la digestión; los aromáticos contienen aceites esenciales que otorgan otras propiedades, y los agrios contienen otras sustancias que les permiten ser utilizados no solamente para el sistema digestivo, sino también para estimular la circulación.

Glúcidos o hidratos de carbono

Son de las sustancias más importantes en cantidad, ya que pueden llegar a constituir el 75% del peso de una planta seca. Están constituidos por hidrógeno, oxígeno y carbono.

Entre los glúcidos se encuentran: glucosa, fructosa, celulosa, almidón, inulina, pectinas, mucílagos; cada uno de ellos contiene determinadas propiedades.

- **Glucosa y fructosa:** Presentes sobre todo en las frutas maduras y la miel, son los que otorgan el sabor dulce. Tienen efectos energéticos y tonificantes.
- **Celulosa:** Forma parte de las paredes de las células y es útil para el buen funcionamiento del intestino: aumenta el peristaltismo o movimiento intestinal.
- **Almidón:** Es para las plantas lo que la grasa para los animales; en el organismo se transforma en glucosa. Las plantas que contienen almidón tienen una acción suavizante y antiinflamatoria sobre la piel y las mucosas.
- **Inulina:** Está presente en las raíces de algunas plantas, como por ejemplo la achicoria; favorece las funciones del hígado.
- **Pectina:** Presente en algunos frutos, sobre todo en las manzanas. Actúa como lubrificante y suaviza el paso de las heces.
- **Mucílagos:** Por su importancia terapéutica, merecen un lugar de honor entre los glúcidos. Se trata de sustancias gelatinosas, emolientes y antiinflamatorias, parecidas a la goma. Su principal efecto terapéutico consiste en proteger las mucosas; al depositarse sobre ellas y formar una capa protectora, las desinflaman y lubrifican, protegiendo la capa mucosa de todo el conducto digestivo que desde la boca llega hasta el ano.

Su acción consiste también en disminuir las secreciones y facilitar la cicatrización. Tienen también una acción laxante. Las plantas ricas en mucílago, como la malva, la borraja, el lino y el malvavisco, se llaman mucilaginosas, y resultan útiles en todas las afecciones inflamatorias.

Glucósidos o heterósidos

Son sustancias compuestas por un azúcar y otro componente llamado genina, responsable de sus propiedades medicinales. Son sustancias muy activas y por esta razón se deben administrar y dosificar con prudencia. Los glucósidos más importantes son:

- **Glucósidos antocianínicos:** Además de tener propiedades antisépticas, antiinflamatorias y protectoras capilares, constituyen los pigmentos que otorgan a partes de las plantas los colores azul, violáceo y rojo. Actúan en particular sobre los capilares de la retina, mejorando el riego sanguíneo en esta zona y favoreciendo la producción de pigmentos sensibles a la luz. El aciano, así como otras plantas que contienen antocianinas, mejora la agudeza visual y la visión nocturna.

- **Glucósidos sulfurados:** Contienen azufre, por lo cual confieren a la planta una acción antiséptica y antibiótica (ajo, cebolla, coles). Tienen además propiedades coleréticas, colagogas, rubefacientes, balsámicas y antirreumáticas.

- **Glucósidos cumarínicos:** Las plantas que los contienen presentan propiedades anticoagulantes (la vitamina K o dicumarol es un derivado de la cumarina), antiespasmódicas, antibióticas y sobre todo venotónicas. El derivado cumarínico más importante a nivel venoso es la esculina (castaño de Indias).

- **Glucósidos fenólicos:** Interesan por el empleo que de ellos se hace en la preparación de ácido salicílico. Tienen un efecto febrífugo y sudorífico (sauce blanco), además de ejercer una acción antiséptica y antiinflamatoria frente a las afecciones del sistema urinario (brezo).

- **Glucósidos flavónicos:** Se trata de un grupo muy variado de sustancias. Su efecto terapéutico es diurético (cola de caballo), espasmolítico y con cierta acción sobre la permeabilidad de los vasos capilares (ruda, roble), a los que refuerza, mejorando el intercambio de sustancias y de oxígeno entre la sangre que circula por ellos y los tejidos. Confieren una acción tonificante al corazón (espino blanco), hemostática (bolsa de pastor) y antiinflamatoria.

- **Glucósidos antraquinónicos:** Son derivados de la antraquinona y actúan sobre el intestino grueso, estimulándolo. La acción laxante o purgante se manifiesta después de 6 horas de su ingestión. Presentan además propiedades colagogas, coleréticas y digestivas. Se desaconseja el uso de plantas que los contienen (sen, aloe vera) en el embarazo, durante la regla y en caso de padecer hemorroides.

- **Glucósidos saponínicos:** Son una clase de glucósidos cuya característica es producir espuma cuando se diluyen en agua. El nombre deriva de la raíz de saponaria, desde siempre usada como jabón. La acción de estas sustancias es fluidificante y expectorante. Tienen también una acción hemolizante, o sea destructora de los glóbulos rojos, por lo cual hay que tomar con mucha precaución las plantas que los contienen en cantidad importante, o bien evitarlas (ciclamen). Confieren a las plantas propiedades expectorantes (saponaria, gordolobo, regaliz), diuréticas, cicatrizantes y analgésicas (hiedra).

Taninos

Tienen un sabor amargo y se descomponen rápidamente en contacto con el aire, por lo cual hay que consumir rápidamente las preparaciones que los contienen.

Se encuentran generalmente en la corteza de los árboles (robles y similares). Su acción es fundamentalmente astringente y cicatrizante (hipérico, agrimonia, nogal). Constituyen los astringentes más enérgicos que se conocen. Al actuar sobre un tejido inflamado, lo endurecen provisionalmente hasta que se forma el tejido sano. Son además hemostáticos, antisépticos, antiinflamatorios, analgésicos y tonificantes.

Intolerados por los estómagos delicados, la forma ideal de tomar las plantas que los contienen es la maceración en agua fría. Con este procedimiento, en la tisana precipitan los otros principios activos y el tanino se queda pegado a la planta (necesita calor para despegarse). En dosis elevadas o tomadas durante períodos de tiempo considerables, las plantas ricas en tanino impiden la absorción de ciertos minerales como calcio y hierro, y de algunas vitaminas. Por este motivo se aconseja no seguir la cura durante más de un mes.

Antibióticos

Actúan sobre el crecimiento de microorganismos, destruyéndolos. La palabra deriva del griego y significa literalmente «contra la vida», entendiendo en este caso por vida los microorganismos patógenos.

Vitaminas

Sirven para acelerar determinadas reacciones orgánicas. Algunas plantas, siempre que se usen recién recolectadas, las contienen en buena cantidad.

Resinas

No son muchas las plantas que producen resinas útiles para fines medicinales. Estas resinas tienen diferentes propiedades; pueden ser purgantes, antisépticas, urinarias, antiespasmódicas, rubefacientes y antirreumáticas. Estas dos últimas cualidades se encuentran, por ejemplo, en la resina del pino y del abeto.

Minerales y oligoelementos

Se trata de sustancias tan indispensables para la vida como las vitaminas. Las plantas que los contienen son remineralizantes (ortigas, cola de caballo) y producen además efectos terapéuticos específicos relativos al mineral que contienen en mayor cantidad.

Ácidos orgánicos

Se encuentran generalmente en la fruta. Los más conocidos son:
- **Ácido cítrico:** Ejerce acción diurética, laxante y ligeramente antiséptica (naranja, limón).
- **Ácido gálico y málico**: Son astringentes.
- **Ácido tartárico:** Junto a los ácidos cítrico y málico, aumenta la producción de saliva, limpia la cavidad bucal y disminuye el número de bacterias causantes de caries e infecciones bucales. Tiene acción aperitiva, laxante y diurética.
- **Ácido salicílico:** Sus principales propiedades son la antiinflamatoria, la analgésica y la antipirética. Tiene también una acción antirreumática. A partir de él se obtiene el ácido acetilsalicílico (aspirina). Las plantas que lo contienen (caléndula, manzanilla, sauce, ulmaria...) actúan como la aspirina, pero de forma más suave y sin presentar contraindicaciones.
- **Ácido oxálico:** Constituye una de las sustancias más abundantes en el mundo vegetal. Se encuentra sobre todo en las hojas verdes, donde se halla junto al potasio y al calcio. Las plantas ricas en ácido oxálico, por su contenido en minerales, están contraindicadas en las personas que sufren de litiasis urinarias (cálculos en la vejiga).

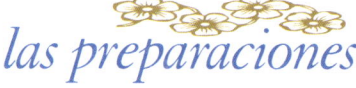

las preparaciones

Las virtudes benéficas de una planta se exteriorizan ya sea por uso interno o bien externo.

Los métodos más comunes de utilizar una planta por vía interna, son: la tisana, el zumo, el vino, la tintura y el jarabe. Por vía externa elegiremos entre: lociones, cataplasmas, baños, compresas, aceites, vinagres, colirio, gárgaras, irrigaciones vaginales, ungüentos y bálsamos. En este capítulo trataremos de las preparaciones que se realizan tradicionalmente a partir de una sola planta medicinal, como la tintura, los extractos, etc. Aquellas preparaciones que por regla general necesiten el empleo conjunto de más plantas serán tratadas en el capítulo 2.

Tisana

Es la forma más conocida y más usada de administrar una o más plantas medicinales; se obtiene usando como vehículo el agua, a la cual pasan los principios activos. Con el nombre de tisana se definen tres formas de preparación: la infusión, la maceración en agua y la decocción o cocimiento.

● **La infusión** se obtiene vertiendo agua hirviendo sobre las plantas elegidas. Se tapa completamente y se deja reposar durante 5 o 10 minutos antes de filtrar. Es importante tapar el recipiente que contiene la infusión, ya que de otra forma algunos principios activos se podrían evaporar (las esencias, por ejemplo, son volátiles).

● **La maceración** consiste en dejar reposar la planta durante varias horas a temperatura ambiente en un líquido. Se utiliza cuando los principios activos de una planta determinada son solubles en frío o bien se verían perjudicados por el calor.

Las plantas que contienen mucílago, como la malva y la altea, por ejemplo, tendrían que ser tratadas de esta forma. También las plantas que contienen tanino, como los robles y el hipérico, tendrían que ser tratadas en frío, sobre todo en casos de gastritis, ya que el calor hace precipitar todo el tanino en el agua (ya vimos cómo este principio activo es tóxico en dosis altas). El tiempo ideal de maceración es de 12 horas para la parte blanda de la planta (hojas, flores) y de 24 horas para las partes duras (raíces, rizoma, corteza y semillas).

La maceración en agua no debe prolongarse más de 24 horas, ya que la tisana podría convertirse en un verdadero caldo de cultivo para bacterias. Es por este motivo que se recurre como norma a las maceraciones en vino, en vinagre de sidra, en aceite (oleomacerados) o en alcohol (tinturas).

● **La decocción** se obtiene hirviendo las plantas en agua durante varios minutos y luego dejándolas macerar un tiempo (normalmente hasta que el líquido esté tibio) antes de filtrarlas.

Este método se aplica generalmente a las plantas cuyos principios activos resultan difíciles de extraer, ya sea por ser contenidos de la parte leñosa de la planta, ya por necesitar más calor para desprenderse. Inevitablemente, la cocción de la planta supone el sacrificio de buena parte de los principios volátiles, como las esencias, por lo cual no posee las mismas virtudes que la infusión.

Para las hojas son suficientes dos minutos de cocción, mientras que las partes más duras, como raíces, semillas, ramas y corteza, necesitan más tiempo.

En general, podemos atenernos a las siguientes indicaciones:

Hojas duras	2 minutos
Raíces	5 minutos
Cortezas	5 minutos
Granos enteros	8 minutos

La decocción, habiendo hervido el agua un tiempo y presentándose por lo tanto esterilizada, puede conservarse más tiempo que la infusión.

Tintura

Consiste en la maceración de una planta seca en alcohol, normalmente diluido (70°) y en algunos casos prácticamente puro (90°). Las proporciones para prepararlas son normalmente de 1 parte de planta seca por 5 partes de alcohol. Se deja macerar la planta de 9 a 15 días, luego se filtra y se guarda en botellas de vidrio oscuro (las tinturas son sensibles a la luz)

Las tinturas sirven para aislar principios activos solubles en alcohol, como los alcaloides, los principios amargos, los ácidos orgánicos, etc. Son muy útiles para conservar la planta durante mucho tiempo; el hecho de usarlas en gotas y añadirlas sencillamente al agua hace que resulten muy cómodas en los viajes o durante el trabajo.

Contienen alcohol, por lo cual no son indicadas para las personas que sufren afecciones estomacales o hepáticas graves o las que tienen una marcada sensibilidad hacia el alcohol. Estas contraindicaciones son en realidad muy limitadas porque, tratándose de una preparación que se administra a gotas y diluida en mucha agua, la concentración alcohólica que resulta es tan minimizada que solamente en casos muy específicos y graves no puede ser administrada. Contenido alcohólico aparte, la utilización de las tinturas para uso interno exige precaución, ya que en ellas la concentración de principios activos es alta; por este motivo, nos limitaremos en este libro a la preparación de tinturas a partir de plantas inocuas.

Habitualmente, preparo para uso interno **tinturas hidroalcohólicas**, usando como vehículo alcohólico el orujo de procedencia casera. Esta elección ha sido dictada por la escasa fe en los alcoholes comprados en la farmacia (el alcohol para desinfectar es muy tóxico e irritante si se ingiere) y sobre todo por el hecho de que el orujo, como la grapa italiana, contiene una graduación alcohólica de unos 46°, muy aceptable para la preparación de tinturas para uso interno. Para preparar tinturas destinadas a uso externo, en cambio, podemos usar alcohol de farmacia, especificando que se usa para tales preparaciones. Este alcohol cuesta el doble del que se usa corrientemente como desinfectante, pero no tiene los efectos colaterales del primero.

El siguiente cuadro indica las proporciones de alcohol y de agua destilada necesarias para obtener los grados alcohólicos deseados en la preparación de las tinturas.

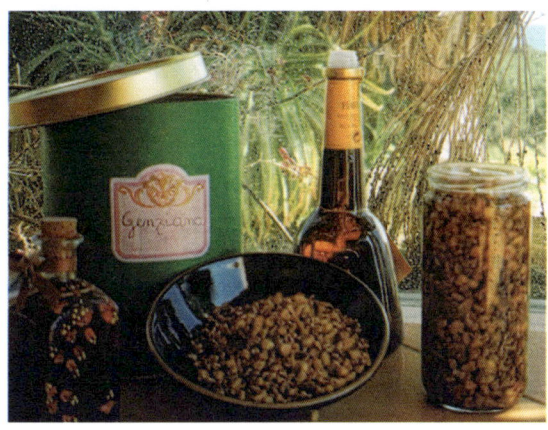

Las tinturas hidroalcohólicas, generalmente de uso interno, se preparan a partir de grapa u orujo, y se filtran después de 15 días de maceración

Grados deseados	Alcohol de 95°	Agua destilada
90°	927 gr	73 gr
80°	796 gr	204 gr
70°	676 gr	324 gr
60°	565 gr	435 gr
50°	460 gr	540 gr
45°	410 gr	590 gr

Alcoholaturos

Se trata de tinturas realizadas a partir de plantas frescas. Una cantidad de planta fresca o de su zumo se deja macerar en alcohol durante 9 días. Se filtra y se guarda en botellas oscuras. Los alcoholaturos se administran en gotas.

Aceites de plantas medicinales u oleomacerados

Con buena parte de las plantas medicinales presentadas en este libro se pueden preparar maceraciones en aceite. Este procedimiento permite aislar de las plantas preciosos principios activos, sobre todo los que tienen una naturaleza lipídica, como las esencias, y conservarlos durante un tiempo que va de seis meses a dos años.

Las maceraciones en aceite son fundamentales para luego preparar a partir de ellas los ungüentos y los bálsamos detallados a lo largo del libro; determinados aceites estarán presentes en nuestro botiquín para ser usados tal como estén; tan importante es su valor terapéutico. El aceite de hipérico es un válido ejemplo de la utilidad y de la versatilidad de las maceraciones en aceite.

Como norma, en la preparación de oleomacerados usaremos plantas secas, ya que la conservación de un oleomacerado se vería amenazada por el agua que las plantas frescas contienen en abundancia. En algunos casos, como con el hipérico, las plantas se emplearán frescas; en lugares calientes y especialmente soleados como las islas Baleares, también los aceites de romero, tomillo, salvia y lavanda se prepararán a partir de plantas frescas.

Otra norma a seguir es la de preparar los aceites durante los meses de primavera adelantada o del verano, cuando el calor del sol es más evidente.

La mayoría de los aceites necesitan de tres semanas a 40 días para estar hechos.

Preparación. En un tarro de cristal transparente, se echa la planta elegida hasta llenar bien el recipiente, apretando un poco las plantas si es necesario, y se cubre enteramente con aceite. Esperar un tiempo antes de tapar, ya que el nivel de aceite suele bajar y si sobresale una parte de hierbas se formará moho. Se tapará entonces herméticamente el tarro.

Si este es particularmente grande, es mejor sellarlo con tira adhesiva de empaquetar. Es de suma importancia que el tarro esté bien cerrado, para conservar los aceites esenciales, que de otra forma se evaporan fácilmente.

Se pone entonces el tarro a sol y luna durante 40 días, agitándolo de vez en cuando, para que las células de la planta se abran y dejen salir los principios activos. Transcurrido este tiempo, se filtra el oleomacerado (exprimiendo las plantas con las manos de vez en cuando) sirviéndose de papel de filtro o mejor aún, de una tela de algodón, y se guarda el líquido en botellas de vidrio oscuro.

Zumos frescos

Se obtienen a partir de plantas frescas, por lo que contienen todos los minerales y las vitaminas de las plantas de origen. Para obtener el zumo podemos servirnos de una licuadora o bien exprimir la planta fresca con la manos después de haberla machacado en un mortero y puesta en una gasa de algodón. Se tomará a razón de una cucharadita de café disuelta en agua, leche, etc.

Los zumos se pueden usar también para uso externo (por ejemplo, el zumo de col).

Su conservación es muy limitada; es mejor consumirlos de inmediato o a lo largo del día, conservándolos en la nevera.

Polvos

Es una forma muy sencilla de administrar una planta. Se machaca en un mortero la planta indicada, que tiene que estar muy seca (prolongando su tiempo de secado más de lo habitual), hasta obtener un polvo muy fino, con el cual, si se quiere, se prepararán comprimidos. Con este método se aprovechan al máximo los principios activos de la planta, sobre todo cuando se deben utilizar las partes más duras, por ejemplo las raíces. Permite también una exacta dosificación en casos de plantas que, por contener principios relativamente tóxicos, deben ingerirse en dosis muy pequeñas (pocos gramos).

El polvo se puede administrar mezclado con miel o disuelto en un líquido. Al ser alta su concentración en principios activos, hay que seguir escrupulosamente las dosis indicadas.

Compresa

Es una forma de administración tópica, o sea local. Se prepara empapando una tela de algodón, una gasa o una toalla (según la amplitud del área a tratar) en una tisana de plantas medicinales. Se escurre bien la tela y se aplica directamente sobre la zona afectada. Las compresas son muy útiles en casos de dolores reumáticos y musculares, luxaciones, etc.

Cataplasma

Es una preparación hecha a partir de plantas medicinales frescas machacadas, o bien tisanas, las cuales se mezclan con arcilla, harina, etc. hasta conseguir una crema que se aplica directamente sobre la zona afectada. Cuando usamos una planta blanda, como por ejemplo la col, la cataplasma se puede poner en contacto directo con la epidermis. Si, en cambio, la planta a utilizar es irritante, ácida o agresiva (mostaza, por ejemplo) es recomendable interponer una tela fina entre la cataplasma y la piel. La temperatura de una cataplasma no debe superar los 45°C; la mayoría de las plantas medicinales, de hecho, pierden sus virtudes rubefacientes, revulsivas y lenitivas al superar los 50°. Las cataplasmas de col o de arcilla suelen aplicarse tibias. La duración de una cataplasma varía desde unos pocos minutos a varias horas, según los ingredientes que la componen.

Emplastes

Se trata de preparaciones destinadas a uso externo, sólidas, donde las plantas comúnmente se mezclan con grasas o resinas que actúan como emolientes y rubefacientes.

Baños

Pueden considerarse la quintaesencia de los tratamientos externos, ya que a las propiedades de las plantas medicinales añadimos las maravillas de la hidroterapia.

Los principios activos de las plantas penetran rápidamente a través de los poros de la piel y en algunos casos llegan a los órganos enfermos más rápidamente que los preparados para uso interno que tienen las mismas propiedades. Se pueden practicar baños completos o parciales; estos últimos toman el nombre de baños de asiento, maniluvios (baños de manos) y pediluvios (baños de pies).

Maniluvios y pediluvios

Considerando que las manos y los pies son las partes más receptivas de nuestro cuerpo, estos dos tipos de baño son ampliamente utilizados en fitoterapia. Los principios activos de las plantas entran a través de los capilares de las manos y de los pies, y pasan rápidamente a la circulación sanguínea, como si se tratara de una inyección intravenosa.

Es una forma excepcional de absorber las propiedades de plantas medicinales relativamente tóxicas si son ingeridas, pero extremadamente útiles cuando se trata de enfermedades específicas. Es el caso, por ejemplo del muérdago y de la celidonia.

● **Preparación:** Se ponen a hervir dos litros de agua, se apaga el fuego y se echan las plantas indicadas (al tratar las plantas individualmente se definirán las dosis). Luego se deja macerar la planta en agua de 6 a 8 horas y se filtra. En el momento de tomar el baño se calienta el líquido hasta lograr la temperatura deseada, que debe ser lo más caliente que se pueda aguantar sin quemarse, naturalmente. La preparación obtenida se puede guardar varios días (hasta 3), volviendo a calentarla cada vez, prestando atención a que no hierva. Para los baños no se deben utilizar nunca cuencos de metal ni de plástico; los de barro son los ideales. Salvo indicaciones contrarias, el momento ideal para los pediluvios es por la mañana en ayunas, mientras para los maniluvios es la tarde antes de cenar. La duración media será de 8 a 15 minutos.

Baños de asiento

Constituyen el tratamiento complementario externo más indicado para prevenir y curar las enfermedades del sistema genital femenino. En mi libro *Madre Tierra, Hermana Luna,* publicado en esta colección está largamente detallada y aconsejada esta técnica hidroterapéutica.

El baño de asiento es un baño parcial en el cual quedan cubiertos por el líquido toda la zona genital y el vientre hasta el ombligo. La preparación de la tisana es idéntica a la señalada para los maniluvios y pediluvios, pero la cantidad de agua será de 5 litros. En el momento de tomar el baño se calentará la maceración hasta conseguir los 37°C y se procederá al baño sentándose en un recipiente lo bastante grande para permitir esta operación. Hay que cubrir las partes del cuerpo que quedan fuera del agua con una manta, ya que un baño de asiento tomado sintiendo frío no proporciona ninguna ventaja. A ser posible, realizar el baño cerca de una fuente de calor. Se mantendrá al lado un recipiente con agua caliente para ir añadiéndola de forma que la temperatura del baño no descienda. La duración del baño, que se tomará lejos de las comidas, será generalmente de 15 a 20 minutos.

A nivel preventivo, 1 o 2 baños por semana son suficientes para asegurar una perfecta higiene íntima. Si, en cambio, los baños de asiento constituyen un complemento externo para una cura determinada, es aconsejable proceder a tres baños por semana. En los casos agudos (infecciones, por ejemplo) es recomendable un tratamiento de choque de uno o dos baños al día durante tres días, seguidos de irrigaciones vaginales. Los baños de asiento detinados a tonificar y revitalizar el organismo se tomarán usando agua del tiempo y no prolongando el baño durante más de tres minutos. En casos de hemorroides y de fisuras anales, se recomienda también el baño de asiento frío.

Los baños de asiento calientes están indicados prácticamente en todas las patologías del aparato reproductor: leucorrea, menstruaciones irregulares, infecciones, inflamaciones, tumores, esterilidad, frigidez, etc.

Irrigaciones vaginales

Como los baños de asiento, son útiles para tratar patologías del sistema genital femenino o para asegurar una buena higiene íntima sin tener que recurrir a los preparados comerciales, fácilmente agresivos a causa de su composición química. Los órganos genitales femeninos son extremadamente delicados y su mucosa se irrita fácilmente, por lo cual estos lavados a base de hierbas son la forma ideal de mantenerlos limpios.

Se procede prepararando una tisana de plantas medicinales a razón de tres cucharadas de plantas por medio litro de agua hirviendo. Se deja en maceración hasta que alcance los 37° y se prosigue a la irrigación, que consiste en hacer penetrar el líquido dentro la vagina, ayudándonos de un aparato apropiado que se vende en las farmacias. Para mantener una perfecta higiene íntima se aconsejan 2 o 3 irrigaciones por semana. En casos específicos (infecciones, inflamaciones, etc.), se pueden practicar dos lavados por día. Evitar esta práctica durante el embarazo.

Vahos

Consisten en el vapor resultante al hervir una cierta cantidad de hierbas en agua. Una vez apagado el fuego, se le pueden añadir aceites esenciales y se pone sobre el vapor la cabeza o bien la parte del cuerpo que se quiera tratar. La parte a vaporizar debe estar cubierta con una toalla, al fin de retener la mayor cantidad posible de vapor. La duración del baño será de 5 a 15 minutos. Los vahos se utilizan sobre todo en afecciones respiratorias, ginecológicas y como tratamiento de belleza para la limpieza del cutis.

Gárgaras

Como base para las gárgaras usaremos tisanas de plantas medicinales, a las cuales se pueden añadir, según el caso, sal marina integral o aceites esenciales. Las usaremos bien calientes para acentuar su acción. Son benéficas para todas las afecciones de la boca y de la garganta; limpian la mucosidad, eliminan los gérmenes y las células muertas que se depositan en estas zonas en casos de irritación, inflamación o infección. El líquido no se debe tragar después de haber efectuado las gárgaras, pues está contaminado con las sustancias absorbidas.

Extractos

Los extractos se obtienen por la acción de un disolvente, que puede ser alcohol, éter, glicerina, aceite, etc., sobre la parte activa de la planta. Su elaboración consiste en macerar la planta en el disolvente y efectuar posteriormente una concentración, haciendo evaporar el líquido a fuego lento. Según su consistencia, se habla de extractos fluidos (consistencia de la miel), líquidos, blandos (consistencia de pomada) y secos. Estos últimos, parecidos a una masa sólida, pueden convertirse en polvo.

La ventaja de los extractos reside tanto en una mayor concentración de principios activos (sobre todo aquellos que son solubles en el disolvente empleado) como en su disponibilidad; al estar ya preparados, siempre los tenemos a nuestro alcance.

Si el extracto no ha sido realizado de forma correcta, los principios activos de la planta pueden perderse, por lo cual las pocas veces que en el presente libro se indica la utilización de un extracto para añadir a nuestras preparaciones, lo adquiriremos en un herbolario de confianza.

las plantas del botiquín una por una

Aciano

**(Centaurea cyanus)
Familia: Compuestas**

Plantita común en los trigales y en los prados, se reconoce por sus bellísimas flores formadas por diminutas estrellitas azules. Son justamente las flores lo que se utiliza con fines medicinales, y se recolectan desde el mes de mayo en adelante.

Contiene flavonoides, cianina, centaurina, cianidina, saponinas, taninos y sales potásicas.

Antiguamente se utilizaba la planta entera como febrífugo y sólo su contenido en centaurina justificaría su uso.

Actualmente se utilizan únicamente las flores: el aciano es diurético, astringente y expectorante, pero su empleo en medicina natural se refiere, sobre todo, a las afecciones oculares.

Llamado vulgarmente en Francia *casse-lunette*, o sea «rompe lentes», nombre también atribuido a la eufrasia, el aciano es un oftálmico muy efectivo en la prevención y en la cura de inflamaciones e irritaciones oculares: blefaritis, conjuntivitis, etc.

El aciano parece activo no solamente frente a las enfermedades de los ojos sino que también aclara, fortalece y conserva la vista. La propiedad antiinflamatoria y sedante que ejerce como oftálmico también es útil en las irritaciones de la mucosa de la boca y de la garganta.

● **Cocimiento:** 3 cucharadas de sumidades floridas por litro de agua. Hervir 3 minutos y dejar macerar hasta enfriarse. 2-3 tazas al día.

● **Colirio:** 1 cucharadita de flores por taza de agua previamente hervida durante unos minutos. Retirar inmediatamente del fuego y dejar enfriar antes de filtrar. Se aconseja filtrar con una tela. Proceder al lavado ocular dos veces al día, sirviéndose de una bañerita ocular. Preparar cada vez una infusión nueva.

Agrimonia
(Agrimonia eupatoria)
Familia: Rosáceas

Planta típica de los lugares soleados, la agrimonia florece en primavera y de ella se utilizan las sumidades floridas que se recogen desde mayo hasta agosto.

Entre sus componentes principales encontramos: tanino (en gran cantidad), mucílago, ácido salicílico, fitosterina, eupatorina y vitaminas C y K.

Parece que desde las épocas prehistóricas los hombres han utilizado la agrimonia para fines medicinales. El papiro egipcio, cuyo uso se remonta a 2.500 años antes de Cristo, atestigua que esta planta era utilizada para curar las enfermedades de los ojos.

Mitrídates Eupator, rey de Ponto, famoso por su afición a los filtros mágicos y a los venenos, le dio su nombre.

Santa Hildegarda la prescribía para curar fiebres y estados de confusión mental (amnesia, etc.), mientras que otros famosos médicos del pasado, como Dioscórides, la tuvieron en gran estima por sus virtudes diuréticas, depurativas y purgantes. Era empleada también para curar úlceras y dolencias hepáticas. Todavía hoy día se confía en ella para curar colecistitis, prevenir cólicos hepáticos y restaurar el estado general en el hepatismo crónico y en la ictericia.

Además de poseer tales propiedades, la agrimonia es la planta más indicada para curar las enfermedades de la boca y de la garganta: aftas, anginas, ulceraciones del paladar y de la lengua. Las gárgaras a base de agrimonia son indicadas también para todos los profesionales del canto que necesiten cuidar y mimar la zona física alrededor de las cuerdas vocales y mitigar a menudo los dolores que comporta el uso excesivo de la voz. Educadores, conferenciantes y, en general, todas las personas que abusan de la voz debido a su profesión, tendrían que usar regularmente la agrimonia para prevenir inconvenientes desagradables.

Podemos también usar esta planta para curar llagas y heridas: es cicatrizante y astringente gracias a su riqueza en tanino, mientras que el contenido en mucílagos la convierte en antiinflamatoria. A este respecto, hay que subrayar que el vino en el cual se macera la planta se considera, desde hace siglos, muy válido para limpiar y medicar úlceras, varices y llagas de todo tipo. La agrimonia es también antidiarreica, vermífuga y diurética.

● **Infusión:** 2 cucharaditas por taza de agua. Tener en infusión 1 hora. 3 tazas al día, lejos de las comidas.

● **Cocimiento:** 100 gr de hojas secas desmenuzadas en 1 litro de agua. Hervir 5 minutos. Tomar a cucharadas a lo largo del día.

● **Tintura:** 30 gr de sumidades floridas por 120 gr de alcohol de 60°. Macerar 15 días. Usar diluida, ya sea para gárgaras o para lavar llagas, úlceras, etc.

● **Cocimiento para uso externo:** 100 gr de planta hervida en 1 litro de agua hasta que se reduzca el líquido a una cuarta parte. Añadir 50 gr de miel rosada (ver el apartado «Las hierbas en la cocina»). Utilizar en gárgaras para todas las enfermedades de la boca y de la garganta.

● **Vino:** 200 gr de planta seca hervida durante 5 minutos en 1 litro de vino tinto. Dejar macerar 1 hora y filtrar. Únicamente para uso externo.

Ajedrea
(Satureja montana)
Familia: Labiadas

La ajedrea se recoge en verano; la planta entera se utiliza con fines medicinales.

Es rica en aceite esencial, que principalmente contiene timol, cineol y carvacrol. También contiene mucílagos y taninos.

Su nombre científico deriva de «sátiro» y confirma la gran consideración de la cual esta planta gozaba como afrodisíaco. Los griegos la dedicaron a Dionisio, el Baco de los romanos, no faltando esta hierba en las orgías organizadas en su nombre. También en la Edad Media se recomendaba como estimulante general de las glándulas sexuales, tanto que en esta misma época los frailes tenían prohibido plantarla en sus huertas.

El nombre con el cual la ajedrea es conocida en Alemania, *bohnenkraut*, o sea, «hierba de las judías», nos revela otra virtud importante de la planta, la de ser carminativa y eliminar gases y flatulencia, cuando acompaña a un alimento que provoca tales reacciones.

La ajedrea es digestiva, tónica, antiséptica y aperitiva; constituye un excelente condimento culinario, ya sea por el delicioso gusto que confiere a los alimentos o por la digestibilidad que a estos proporciona.

Ejerce un marcado efecto antiespasmódico sobre los músculos del intestino, relajándolos y eliminando crisis de diarrea y dolorosos retortijones abdominales. Es útil para las personas que sufren de gastritis; también tiene una acción reconstituyente en niños débiles e inapetentes.

Los aceites esenciales que contiene la hacen expectorante y balsámica, utilizable en las bronquitis y en los ataques de asma.

Se la puede añadir tanto a platos de verduras como a los de carne; junto al tomillo y al hinojo, constituye un óptimo aderezo para las aceitunas.

Tiene un ligero efecto hipertensor y tonificante del sistema nervioso, resultando indicada en casos de fatiga crónica, debilidad, hipotensión y astenia.

● **Infusión:** 1 cucharadita por taza de agua. Después de las comidas.

● **Esencia**: 3-5 gotas después de las comidas.

La variedad llamada hortensis o ajedrea de jardín no posee las mismas virtudes medicinales y se utiliza únicamente como condimento.

Ajo
(Allium sativum)
Familia: Liliáceas

Algunos autores naturistas suponen que no es una casualidad que en Asia central, región de la cual es originario el ajo, se encuentren los hombres más longevos de la Tierra. Del ajo se utiliza principalmente el bulbo, especialmente rico en principios activos. Contiene un glucósido sulfurado, la aliina, un enzima, vitaminas A, B1, B2, C y niacina.

Las sustancias sulfúricas contenidas en el ajo son altamente volátiles y, transportadas por la sangre una vez ingeridas, impregnan todos los órganos y tejidos del organismo, en particular aquellos a través de los cuales estas sustancias son eliminadas: riñones, pulmones, bronquios y piel. Quede bien claro que el ajo del cual vamos a enumerar maravillosas virtudes no es el que encontramos en los mercados en paquetitos preparados, sino aquel que nos puede ofrecer un agricultor de confianza que cultive productos biológicos.

Los egipcios y los griegos lo consideraban ya una fuente preciosa de fortaleza física y lo incluían en la dieta de esclavos y atletas para incrementar su vitalidad.

El ajo conquistó Egipto desde el principio de su historia; los egipcios preparaban collares de ajo y se los ponían a los niños para protegerlos de los parásitos. Fue con el ajo que Ulises venció los maleficios de la maga Circe y logró que no lo transformase en cerdo.

Considerado una panacea por Dioscórides y por Galeno, en tiempos más recientes el conocido herborista provenzal Messegué afirma que no debería haber un día sin ajo, así como no debería haber un día sin pan. En realidad, el ajo es una de las plantas medicinales con mayor número de propiedades demostradas científicamente; entre ellas las principales son la hipotensora y la hipoglucemiante.

El ajo provoca un descenso de la tensión arterial (sea de la máxima o de la mínima), tiene efecto vasodilatador y fluidifica la sangre, siendo por tanto aconsejable su uso a las personas que sufren de hipertensión, arterioesclerosis y trastornos circulatorios en general, o bien a cuantos hayan padecido trombosis, embolias u otros accidentes vasculares causados por falta de riego sanguíneo.

Reduce el nivel de colesterol y de azúcar en la sangre. Es un antibiótico y antiséptico general, probablemente gracias a su alto porcentaje de azufre, y se ha demostrado su acción bactericida frente a estafilococos, estreptococos, salmonela, hongos y virus de diverso tipo (el virus del herpes, por ejemplo). En las infecciones intestinales, una vez ingerido, no solamente elimina las bacterias patógenas sino que, a diferencia de los antibióticos químicos, respeta y regula la flora intestinal.

Es probablemente preventivo de los tumores del aparato digestivo ya que, al eliminar el estreñimiento, reduce la probabilidad de acúmulos e intoxicaciones.

Mediante uso externo es útil para eliminar verrugas y callos; para este fin se aplica directamente sobre la parte interesada, protegiendo la piel de alrededor con una tirita.

Es un complemento útil en todo tipo de infección urinaria, bronquial, intestinal, etc., en cuyo caso, además de destruir los microorganismos patógenos, estimula las defensas del organismo, aumentando la producción de glóbulos blancos. Por este mismo motivo los naturistas lo incluyen como complemento terapéutico en casos de tumores y de sida.

Por último, parece ser que el consumo regular de ajos estimula y conserva la virilidad.

● **Cocimiento:** Una cabeza entera de ajo por litro de agua. Hervir 10 minutos.

● **Tintura:** Macerar durante 48 horas una cabeza de ajo en alcohol, cubriéndola.

● **Jarabe:** Dos cabezas de ajo ralladas y mezcladas con 100 gr de azúcar y un vaso de agua. 2 cucharadas al día en casos de presión alta.

● **Licor de ajo:** Machacar en un mortero 50 gr de ajo pelado y dejarlo macerar en un tarro de cristal junto a 200 ml de alcohol de 95° durante 21 días. Pasarlo todo a otro tarro más grande y añadir 1 litro de vino blanco seco. Dejar reposar 1 día, filtrar y embotellar. 1 cucharada antes de las principales comidas para regularizar la presión arterial y el corazón.

● **Bálsamo para fricciones:** Machacar 2 dientes de ajo con 3 cucharadas de aceite de oliva. Sirve para friccionar el abdomen en caso de gusanos intestinales; la planta de los pies en casos de tensión alta y la columna vertebral en casos de vértigo y de impotencia.

Albahaca
(Ocymum basilicum)
Familia: Labiadas

Planta originaria de Asia, se ha adaptado fácilmente al clima mediterráneo, haciéndonos olvidar que se trataba de una especie autóctona.

Muy apreciada por los antiguos romanos, que le dieron el nombre de *basilicum*, o sea, «hierba real», florece en primavera y en verano, y de ella se utilizan las hojas y las flores.

Contiene una esencia rica en estragol, eugenol, cineol, linalol, tanino y saponina.

La albahaca se cultiva fácilmente en macetas (que en la antigüedad eran llamadas «albahaqueras»); requiere agua limpia y mucho sol, pero no directo.

Es digestiva, carminativa, antiespasmódica y sedante.

Se la puede emplear en los trastornos estomacales (gases, dispepsias), sobre todo en los de origen nervioso; los niños que tienen sueños agitados y las personas nerviosas, víctimas de vértigos, cólicos, migrañas de origen nervioso o gástrico, se verán beneficiados por su uso. Es indicada también en casos de estrés provocado por un exceso de trabajo intelectual y para calmar la tos espasmódica (tipo tosferina).

En la antigüedad se la utilizaba en crisis epilépticas.

Su efecto sobre la actividad cerebro-espinal es de disminuirla después de haberla estimulado en un primer momento.

Además de ser un tónico nervioso, tiene también una acción tónica sobre las glándulas suprarrenales.

La albahaca es también galactogoga (o sea, estimula la producción de leche), es emenagoga y cura las aftas bucales.

Su uso externo aleja los insectos.

No hay que olvidar su preciosa contribución al arte culinario, donde se emplea para enriquecer con su

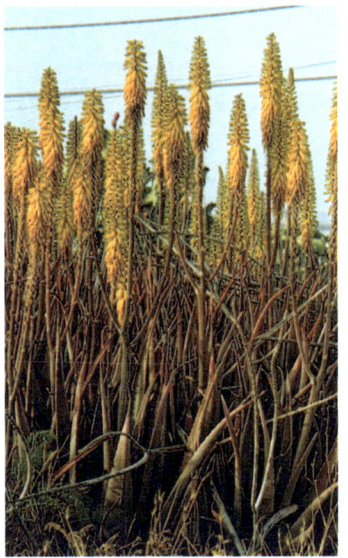
Aloe vera en flor

aromático gusto los platos más comunes (sopas, pastas, ensaladas).

● **Infusión:** 1 cucharadita de hojas y flores secas por taza de agua. 3 tazas al día, después de las comidas.

● **Cocimiento:** Un manojo pequeño de planta por litro de agua. 2 tazas al día (para estimular la producción de leche)

● **Esencia:** 2-5 gotas tres veces por día. Se puede emplear en uso interno y también aplicada localmente sobre picaduras de insectos.

Aloe vera
Familia: Liliáceas

Del aloe se usa el zumo de las hojas, que se recogen en invierno, cuando la planta no está en periodo vegetativo. Para uso medicinal se utilizan las hojas de más de tres años de edad y se cortan por la base, donde alberga una cantidad más importante de principios activos.

El aloe contiene cerca de 75 ingredientes diferentes, entre los cuales se encuentran resinas, antraquinonas como la aloina, vitaminas A, C, E, B_{12}; minerales (sodio, potasio, magnesio, cobre, cromo...), enzimas, sustancias antisépticas (saponina...), sustancias antiinflamatorias, etc. Todos estos componentes actúan en sinergia, o sea apoyándose y potenciándose los unos a los otros.

Posee una increíble capacidad de penetración que le permite llegar hasta las capas más profundas de la epidermis y curarlas. Dos son las cualidades más importantes del aloe: una de ellas es la de actuar sobre el epitelio y, por lo tanto, regenerar todas la mucosas del organismo y las membranas que revisten los órganos internos; la otra es estimular el sistema inmunitario. Debido a su acción, las células vuelven a unirse y a regenerarse.

Desde los tiempos más antiguos, el aloe es conocido y apreciado por sus virtudes terapéuticas, afirmadas por los antiguos egipcios, los médicos de Extremo Oriente, del norte de África y de Grecia.

Los árabes fueron los mayores consumidores de aloe y usaban el acimar preparado a partir de él para curar las más variadas enfermedades.

Llamado también «la hormona de las heridas» por su poderoso efecto cicatrizante, el aloe ha sido recientemente definido como la más asombrosa mez-

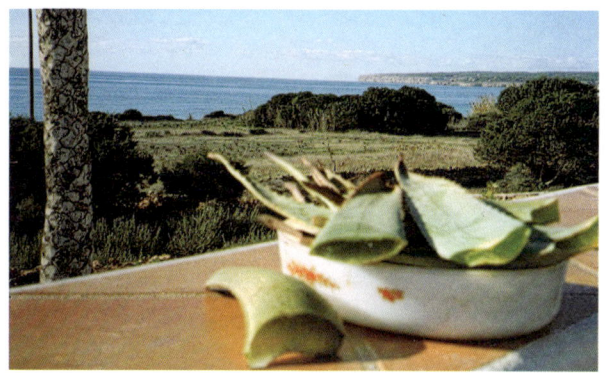

Aloe vera

cla de antibiótico, agente coagulante, inhibidor del dolor y estimulante del crecimiento de los tejidos que se conoce en la naturaleza.

Actualmente se le atribuyen propiedades preventivas y de apoyo en la curación del cáncer y del sida, probablemente por su acción sobre el sistema inmunitario. Si se emplea el aloe en estos casos, se deberá utilizar directamente la planta fresca y no los preparados comerciales.

Una planta de aloe, una vez recolectada y dejada entera con sus raíces, puede sobrevivir un año, por lo cual no es necesario tenerla en el propio jardín. Las hojas, en cambio, una vez cortadas sólo se pueden guardar en la nevera una semana, mientras que el jugo exprimido pierde sus propiedades en sólo 24 horas.

El aloe estimula, tonifica y aumenta las funciones protectoras del organismo. Se le reconoce gran eficacia en el tratamiento de las enfermedades gastrointestinales agudas y crónicas (úlceras, estreñimiento, disentería, inflamaciones intestinales, etc.).

Para combatir el estreñimiento se come un trocito de pulpa con la parte verde incluida (es la que contiene an-traquinona, el principio laxante) por la mañana en ayunas o se toma el jugo endulzándolo, si es necesario, con miel o azúcar. Al cortar sus anchas hojas brota un líquido muy amargo pero efectivo como purgante si es ingerido. Se toma en pequeñas cantidades y está contraindicado en las embarazadas y los niños.

La pulpa interior transparente es la que se utiliza en la mayoría de los trastornos, prestando atención a quitarle bien la piel y la parte verde en contacto con ella; el gusto de la gelatina es insípido pero aceptable.

Mientras que los árabes han recalcado la importancia del aloe en la cura de los órganos internos, los indios americanos han usado más concretamente esta misma planta como vulneraria y cicatrizante en casos de heridas, quemaduras y problemas de la piel en general.

La planta pertenece a una especie llamada xeroides, cuya particularidad es la de cerrar inmediatamente sus estomas ante cualquier corte, evitando la pérdida de agua. Esta reacción es la que probablemente ha inducido a los chamanes americanos a indagar el poder cicatrizante del aloe.

En casos de herida o de quemadura, se corta transversalmente una hoja y se aplica directamente la parte interna gelatinosa sobre la zona afectada, previamente limpiada. Se mantiene la cataplasma con una tela y se deja que actúe durante una hora o más, según la gravedad del caso, pudiendo mantenerla hasta 48 horas. Al ser tan largo el tiempo de aplicación de la cataplasma, tendremos que renovarla de vez en cuando.

Se puede también mojar una gasa en el jugo del aloe y aplicarla sobre la parte afectada, mojando a menudo la gasa para que se mantenga bien húmeda.

Esta misma preparación es útil en casos de quemaduras, sean causadas por el fuego o por el sol, mordeduras de insectos, de medusas, etc.

En casos de quemaduras se puede preparar un ungüento de aloe con base de aceite. El aloe, de hecho, es notablemente astringente, por lo cual el aceite evitará que se reseque demasiado la piel.

La aplicación del aloe en uso externo, tanto en forma de pulpa como de ungüento, es de extrema versatilidad: desde hongos (pie de atleta, cándidas vaginales) y herpes (genitales o labiales) hasta la prevención de estrías en el embarazo. Asimismo, es útil para curar las dermatitis de los bebés causadas por los pañales, y para secar las ampollitas que se forman.

● **Jugo:** Una cucharada por la mañana como preventivo de las enfermedades gastrointestinales y del cáncer. También puede usarse la pulpa (3 cucharadas al día).

● **Tintura hidroalcohólica:** Se cortan a trocitos muy pequeños una o dos hojas grandes de aloe y se dejan macerar en un tarro de cristal durante 15 días, cubriéndolas con orujo.

Al filtrar se dejará que los trocitos escurran bien el jugo. 1 cucharadita antes de las tres comidas, en un poco de agua.

● **Tintura madre:**

1 – Se licúan o se machacan en un mortero 350 gr de hojas de aloe completas, hasta conseguir una pasta homogénea. Se añade 1 litro de alcohol de 96° y se deja el compuesto a macerar durante 9 días, agitando cada día el frasco durante 1 minuto. Filtrar y envasar en botellas de vidrio oscuro.

2 – Si se quiere realizar una tintura con menos graduación alcohólica, se puede rebajar el alcohol con agua destilada (550 cc de alcohol y 450 cc de agua). Se procederá como para el n°1, pero la maceración en este caso se prolongará a 21 días.

● **Acíbar:** Es conveniente prepararlo en los meses más cálidos. En un recipiente de cristal puesto al sol, se dejan escurrir las hojas de aloe cortadas transversalmente. Se pone el jugo a fuego lento hasta que se forme una jalea que al enfriarse quede condensada. El acíbar se toma a razón de 0,10 gr al día.

● **Licor:** 1 kg de hojas de aloe frescas, lavadas y licuadas, se mezclan con 750 gr de miel y se dejan reposar en la nevera durante 15 días, agitando la mezcla cada día para que su energía se potencie. Trascurrido este tiempo, se añade al compuesto 1 litro de grapa (o bien de orujo), se envasa en una botella oscura y se deja reposar durante 3 meses en un lugar fresco y oscuro, sin tocarlo. 1 copita al día (20-30 cc).

Considerada la importante acción terapéutica que ejerce el aloe sobre la piel, volveremos a considerarlo en el capítulo 3.

Amapola
(Papaver rhoeas)
Familia: Papaveráceas

Fácilmente detectable en los campos y en los trigales, de la amapola se utilizan los pétalos, que se recolectan en primavera, en cuanto se abren.

Son muy frágiles, por lo cual hay que recogerlos con cuidado; una vez secos deben presentar su color rojo original, de otra forma significaría que la humedad los ha estropeado. Los frutos o cápsulas también contienen los mismos principios activos; estos se recogen todavía verdes, antes del verano.

La amapola contiene un principio alcaloide, la readina, además de ácido mecónico, un colorante rico en antocianos y mucílagos. Pertenece a la misma familia que la adormidera, de la cual se extrae el opio y, como aquella, posee virtudes ligeramente hipnóticas y sedantes. Las dos se diferencian principalmente en su principio activo peculiar: en la adormidera encontramos la morfina, mientras en la amapola, en cambio, se localiza la readina (también presente en el opio), que actúa como calmante y emoliente sin provocar daños colaterales. Por este motivo, Messegué define la amapola como «el opio inocuo del botiquín familiar».

Las flores son consideradas levemente narcóticas, sudoríficas, expectorantes y, sobre todo, sedantes. Concilian el sueño, reequilibrando los estados nerviosos alterados y calmando la tos, sobre todo aquella que se agudiza durante la noche. Su propiedad calmante y somnífera estaba representada en la mitología griega por Morfeo, dios del sueño, que tocaba con una amapola a cuantos quería adormecer.

Es preferible utilizar la amapola junto con otras plantas con propiedades similares; se recomienda en casos de trastornos respiratorios como anginas, bronquitis, faringitis, tos, tos rebelde, tosferina, asma y pulmonía, y también en la cura de trastornos nerviosos. Ademas, es útil para resolver neuralgias faciales, espasmos estomacales, ansiedad y angustia.

En los dolores de muelas, los enjuagues realizados con la infusión de sus pétalos logran paliarlos sensiblemente.

Los antiguos griegos acostumbraban a consumir los pétalos y las hojas más tiernas de la amapola en ensalada; seria útil seguir este hábito, sobre todo en la cena. La amapola, junto a la lechuga, proporcionará un sueño tranquilo.

Los pétalos, aplicados en cataplasma sobre los ojos, son eficaces en las enfermedades oculares.

● **Infusión:** 1 cucharadita de pétalos por taza de agua. En casos de insomnio, tomar la última taza media hora antes de acostarse. 2 tazas al día.

● **Loción:** Preparar una infusión con un puñado de pétalos frescos por medio litro de agua. Macerar 15 minutos. Sirve para conservar la frescura del cutis.

● **Cocimiento de cápsulas:** 2-3 cápsulas por media taza de agua. Unas cucharadas antes de acostarse o bien utilizar como gárgaras en caso de anginas.

● **Jarabe:** Preparar una infusión con 10 gr de pétalos secos por 170 gr de agua hirviendo. Macerar 5 minutos, filtrar y volver a calentar añadiendo 340 gr de azúcar moreno. Muy bien tolerado por los niños que padecen tos o insomnio. Suministrar a razón de 1-2 cucharadas al día. No sobrepasar las dosis indicadas.

Angélica
(Angelica archangelica)
Familia: Umbelíferas

Es una planta típica del norte de Europa; en España no se encuentra en estado salvaje, pero la incluimos en este botiquín debido a sus virtudes terapéuticas.

De la angélica se usan principalmente la raíz y las semillas, si bien la planta es activa en todas sus partes. Cultivarla es relativamente fácil.

Las hojas de la angélica son muy parecidas a las de la cicuta, planta sumamente venenosa, por lo cual hay que saber distinguirla antes de recolectarla.

Sus principios activos contienen aceite esencial, principios amargos, taninos, resinas, cera, ácido angélico, furocumarina, azúcar de caña, ácido málico y valeriánico.

La angélica, popularmente conocida como «hierba de los ángeles», es esencialmente estomacal, estimulante, depurativa, sudorífica y carminativa.

Está considerada la planta por excelencia en casos de inapetencia, debilidad y dispepsia, y está especialmente indicada para las personas que padecen de estómago caído.

Alivia los dolores menstruales, favorece todas las secreciones, cura la aerofagia, las náuseas espasmódicas, las tensiones abdominales, las migrañas, las jaquecas de origen nervioso, los vértigos y el asma nerviosa.

Asimismo se la puede usar en casos de depresión, neurosis y debilidad nerviosa.

Estas propiedades hacen de la angélica una planta preciosa, sobre todo hoy día, cuando los trastornos digestivos se asimilan fácilmente al estrés nervioso. Esta propiedad explica que, en los preparados destinados a curar el cuerpo y la mente, la angélica se encuentre al lado de la melisa, planta psíquica por excelencia.

Posee otras importantes cualidades, como la de fortalecer las membranas bronquiales y pulmonares, y la de presentar una acción cardiotónica. Es también aperitiva y expectorante.

Las hojas, en cataplasma, son útiles para cicatrizar las heridas.

En casos de reuma, se aconsejan los baños de manos y de pies, útiles también para tonificar el organismo y relajarlo. Los estudiantes bajo presión de exámenes, así como los atletas y los que realizan un trabajo pesado y agotador, pueden beneficiarse largamente de los baños de angélica. No obstante sus reconocidas virtudes, no hay que abusar de estos baños porque, al ser la planta extraordinariamente activa, el abuso puede provocar inflamaciones cutáneas. Los baños no deben superar los 3 minutos de duración; hay que prestar atención a que los ojos no entren en contacto con el agua o con la planta misma.

A partir del siglo XVIII, debido a la popularidad de sus virtudes medicinales, se empezó a usar la angélica en la preparación de licores especialmente considerados estomacales, como el Chartreuse y el Benedictine.

Es ingrediente fundamental del Agua del Carmen (ver recetas en el capítulo 2).

La angélica se ha de administrar con prudencia; una sobredosis puede ser perjudicial.

Si utilizamos las semillas, que son aún más concentradas y activas con respecto a la raíz, tendremos que reducir las dosis indicadas.

● **Infusión:** 10-20 pizcas de raíz rallada por litro de agua (o 5 gr de raíz por taza de agua). Hasta tres tazas al día.

● **Ponche:** 8 gr de extracto de angélica, 40 gr de coñac, 40 gr de jarabe de azúcar (obtenido hirviendo durante 10 minutos 20 gr de agua y 20 gr de azúcar), 20 gr de orujo, y agua caliente para completar 1 litro de líquido. Añadir corteza de naranja o de limón y tomar el ponche hirviendo en varias tomas (como prevención del resfriado).

● **Infusión:** 5 pizcas de semillas por litro de agua. 1 taza al día.

● **Vino:** Un manojo entre semillas, raíz y hojas trituradas por 1 litro de vino rojo. Dejar macerar durante 48 horas y filtrar. 1 copita al día antes de la comida, como fortificante y digestivo.

● **Pediluvios, maniluvios:** Un manojo entre semillas, hojas y raíz en 3 litros de agua. 1 baño diario.

● **Baño:** 100 gr de planta en 1 litro de agua hirviendo. Dejar enfriar la maceración y añadirla al agua del baño.

Anís
(Pimpinella anisum)
Familia: Umbelíferas

El anís es una especie cultivada, o sea, que no se encuentra en estado silvestre. De ella se recogen en otoño las semillas, que son ricas en esencias, especialmente anetol y metilcavicol, y en aceites grasos.

Procede de Oriente y constituyó una de las plantas más apreciadas en la antigua farmacopea de China y de India.

En Europa se empezó a conocer en el siglo VIII, pero solamente desde el siglo XIII, gracias a Alberto Magno, se utilizó como planta medicinal.

Constituye uno de los más valiosos aliados del sistema digestivo. Es el prototipo de las plantas que tienen acción carminativa, aperitiva, digestiva y tonificante sobre el estómago.

Combate gases y putrefacciones intestinales, además de aliviar los síntomas que acompañan los trastornos del sistema digestivo (cefaleas, migrañas, náuseas, etc.)

Las semillas de anís estimulan el organismo entero, activan sus secreciones, tonifican el corazón, protegen de las infecciones, regularizan el ciclo menstrual y activan las funciones de las neuronas.

Se utiliza también para calmar la tos, el asma y la bronquitis, y para regularizar los trastornos circulatorios. En estos últimos casos es aconsejable usarlo junto a plantas más específicas, a las cuales aportará su delicioso sabor.

El anís puede ayudar a quienes quieran dejar de fumar; actúa, de hecho, como antídoto de la nicotina y de los alquitranes del tabaco. Libera los bronquios de las mucosidades y regenera las células de las mucosas.

Las semillas se emplean para acrecentar la producción de leche en las mujeres que amamantan. Es útil recordar que el anís se elimina con la leche, por lo cual al tomarlo las madres que amamantan, benefician a su bebé facilitándole la digestión y evitándole la dolorosa presencia de gases intestinales.

Tomado en dosis excesiva o durante largas temporadas puede resultar tóxico y actuar como estupefaciente, trastornando la circulación y provocando congestión cerebral.

● **Infusión:** 1 cucharadita de semillas por taza de agua. 1-2 tazas al día, como estimulante de las funciones digestivas.

● **Cocimiento:** 4 cucharadas por litro de agua. Hervir unos minutos. Aplicar sobre los pechos en compresas, para acrecentar el flujo de leche.

● **Tintura:** 60 gr de semillas por medio litro de orujo. Macerar 15 días y filtrar. 1 cucharadita de café en medio vaso de agua, como estomacal.

● **Licor:** Se prepara con 40 gr de semillas machacadas, 1gr de canela, 500 gr de azúcar por 1 litro de orujo. Macerar por 6 semanas. Una copita después de comer (digestivo, carminativo).

Árnica
(Arnica montana)
Familia: Compuestas

Como explica su nombre en latín, el árnica es una planta de montaña, muy común en los Alpes y en el Pirineo catalán. De ella se utilizan las raíces y principalmente las flores, que se recogerán en julio y agosto recién abiertas. Contiene aceites esenciales, arnicina (que es la responsable de su actividad terapéutica), heterósidos, flavónicos, caroteno y magnesio.

El árnica se conoce por varios nombres, entre ellos «tabaco de montaña»; en los Alpes, de hecho, se confeccionaban con ella cigarrillos aptos para curar la tos, el asma y la bronquitis. Ingerida, puede irritar el tubo digestivo, por lo cual nos limitaremos exclusivamente a su uso externo.

Su propiedad principal consiste en aumentar la circulación a nivel local, por eso está indicada en casos de contusiones, chichones, hematomas, esguinces, dolores musculares y neuralgias. Es probablemente el remedio soberano en casos de traumas y contusiones: aplicada externamente, ayuda a los tejidos a regenerarse, eliminando los eventuales hematomas más rápidamente que cualquier otra medicación.

No es aconsejable, en cambio, usarla sobre las heridas abiertas; el árnica es una planta tóxica, cuyos principios activos podrían entrar en el organismo a través de la sangre y provocar consecuencias desagradables.

La tintura de árnica, valioso componente de un botiquín natural, nunca debe aplicarse pura, ya que podría dañar la piel, sino diluida en agua.

● **Tintura:** Macerar 20 gr de flores secas en 80 gr de alcohol de 90° durante 9 días. Filtrar y guardar. Se usa diluida en agua a razón de 1 parte de tintura por 4 de agua. Con este líquido se pueden empapar gasas y confeccionar compresas que se aplican directamente sobre la zona traumatizada.

Esta misma tintura se añade pura en gotas a los ungüentos destinados a masajes locales (traumas, hematomas, dolores reumáticos y musculares).

Artemisa ajenjo

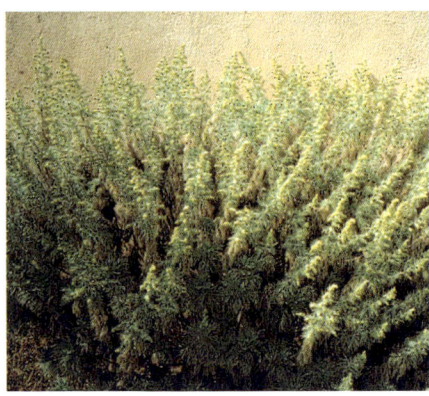

Artemisa
(Artemisia vulgaris y Artemisia absinthium)
Familia: Compuestas

«Si la mujer supiera la virtud de la artemisa, siempre la llevaría colgando de la camisa».

(Refrán provenzal)

Hay dos tipos de artemisa, útiles ambos por sus destacadas propiedades: la artemisa vulgar y el ajenjo. Este último resulta tóxico si no se respetan las dosis recomendadas; aconsejo utilizarlo en asociación con otras plantas, en dosis mínimas o bien para uso externo.

En dosis pequeñas, el ajenjo (*Artemisa absinthium*) estimula el apetito y el sistema inmunitario, es vermífugo y un óptimo tónico general; resuelve las insuficiencias hepáticas y restablece a los enfermos de hepatitis. Nuestros antepasados lo usaban antes de descubrir la quinina.

Tomado en dosis excesiva, se transforma en una droga que no perdona: ataca al sistema nervioso provocando alucinaciones, crisis epilépticas, parálisis y, en última instancia, la muerte. Las mujeres embarazadas y las personas que sufren de hemorragias de estómago o de intestino deben evitarlo por completo.

Consideraremos sus aplicaciones en el capítulo 2, únicamente como apoyo para otras plantas medicinales más benignas.

La **artemisa**, en cambio, no presenta tales contraindicaciones, aunque en dosis excesivas presenta cierta toxicidad. Su nombre deriva de la diosa Artemis, la Diana de los griegos, protectora de la naturaleza y de los partos.

Cuenta la leyenda que cuando Artemis fue llamada para regresar al Olimpo, dejó todos sus poderes a una sola planta que de ella tomó el nombre: la artemisa.

Entre sus componentes encontramos esencias (cineol, tuyona, eucaliptol), terpenos, taninos y principios amargos. De la artemisa usaremos las sumidades floridas que recogeremos en primavera y en verano.

La artemisa es tónica, aperitiva, estomacal, antiespasmódica, emenagoga y colagoga. La utilizaremos para combatir la inapetencia y la anorexia, los espasmos digestivos y las insuficiencias hepáticas y biliares. Sus más destacadas virtudes están en relación con el aparato genital femenino y con el sistema circulatorio.

Es emenagoga y regulariza la menstruación pero, a causa de su directa acción sobre el útero, no hay que usarla durante el embarazo.

Sedante y antihistérica, como la diosa que le dio el nombre, es de gran utilidad en los partos. Cuando, por ejemplo, este se retrasa, para estimular las contracciones se puede aplicar por debajo del ombligo un emplaste de artemisa cocida con harina de cebada. En Japón, tradicionalmente, la artemisa se administraba junto con arroz dulce a las mujeres después de haber parido, para fortalecerlas y evitar hemorragias postparto.

Esta planta contiene, de hecho, vitamina K, la que rige la coagulación sanguínea. En medicina oriental se considera la artemisa una planta sumamente útil en todos los problemas relativos a la circulación de la sangre: además de ser cicatrizante y cortar las hemorragias, aumenta el número de glóbulos rojos y blancos, reforzando el sistema inmunitario.

Por este mismo motivo, los cigarrillos destinados a la moxibustión (técnica que se basa en las mismas reglas que la acupuntura) están confeccionados con hojas de artemisa pulverizadas

● **Infusión:** Media cucharadita por taza de agua. 2-3 veces al día.

Azahar
(Citrus aurantium)
Familia: Rutáceas

Las flores de azahar o de naranjo amargo, que producen el aceite esencial tan apreciado en perfumería y cosmética, son útiles también terapéuticamente.

Con ellas podemos preparar tisanas excepcionalmente sedantes, calmantes y antiespasmódicas. Pocas plantas medicinales nos proporcionan iguales virtudes en este sentido.

Las flores de azahar contienen linalol, limoneno, gerianol, ésteres benzoicos y fenilacéticos. Sus propiedades consisten en disminuir la amplitud de las contracciones cardíacas, reducir la sensibilidad de los centros simpáticos y actuar como ligero hipnótico.

Las personas ansiosas, angustiadas, hipernerviosas, histéricas; aquellos que sufren de insomnio, taquicardia, crisis de agitación y trastornos digestivos causados por el estrés o por el estado nervioso, encontrarán alivio en las flores de naranjo.

Usaremos el azahar en las preparaciones compuestas detalladas en el capítulo 2, todas ellas destinadas a calmar el corazón y a equilibrar las emociones.

● **Infusión:** 1 cucharadita en 1 taza de agua. 3 veces al día.

● **Esencia:** 1-3 gotas al día.

Bardana

(Arctium lappa)
Familia: Compuestas

La parte más activa de esta planta es la raíz, que se recolecta después de su segundo año de vida en primavera, antes de que la planta florezca. Las raíces se pueden secar directamente al sol, pero siempre que sea posible habría que utilizarlas frescas, porque son más efectivas.

Entre sus principios activos destacan: inulina, fitosterina, aceite esencial de bardana y sales minerales ricas en potasio.

La bardana es la reina de las plantas depurativas; es un óptimo diurético y sudorífico.

Sea por vía externa o interna, es efectiva en las enfermedades de la piel: acné juvenil, forúnculos, impétigo, dermatitis, tiña, úlceras, quemaduras, hongos, etc.; parece particularmente activa como antibiótico contra las bacterias gram-positivas.

En casos de forúnculos, aplicada en cataplasma, calma el dolor inmediatamente, resuelve el forúnculo y evita la formación de otros.

En uso interno, es aconsejable tomarla cada vez que se requiera una depuración de la sangre, así como en los trastornos hepáticos y biliares.

Eficaz eliminadora del ácido úrico, es efectiva en casos de gota y, según estudios detallados, es antirreumática e hipoglucemiante.

Algunos autores muy fiables la consideran efectiva en el tratamiento de enfermedades venéreas como, por ejemplo, la sífilis y la gonorrea. En medicina oriental, su raíz, cocinada con otros vegetales, está particularmente indicada en las enfermedades del aparato reproductor masculino.

El aceite esencial de bardana se emplea contra la caspa.

Conocida es también la utilidad de la bardana en casos de caída del pelo, virtud que le ha valido nombres populares como «aguantapelo».

● **Cocimiento:** 1 cucharada de raíz por taza de agua. Hervir 10 minutos. 3 tazas al día.

● **Loción:** Se puede usar el mismo cocimiento anterior (problemas de la piel).

● **Tintura para uso externo:** 10 gramos de raíz por 50 gr de alcohol.

● **Loción contra la caída del pelo:** Machacar tres manojos abundantes de raíz fresca y ponerla a macerar durante 15 días en medio litro de ron. Masajear el cuero cabelludo.

● **Jarabe:** Hervir durante 5 minutos 100 gr de raíz fresca troceada en 850 gr de agua. Filtrar y disolver en el líquido 800 gr de azúcar moreno. 1 cucharada al día como depurativo y diurético.

● **Cataplasma:** Hervir unas cucharadas de raíces en poca agua y, cuando esta se haya evaporado, machacarlas hasta formar una pasta que se aplica directamente (o bien entre dos gasas) sobre el forúnculo. Dejar actuar media hora.

La cataplasma se puede confeccionar también a partir de hojas frescas, aplicadas directamente sobre la parte a curar.

Boldo
(Peumus boldus)
Familia: Moniáceas

El boldo contiene cerca de 20 alcaloides que derivan de la aporfina, entre ellos la boldina, que llega a representar el 25% del total. También contiene aceite esencial, flavonoides y glucósidos. Es una de las plantas más empleadas en el tratamiento de las enfermedades del hígado y de la vesícula biliar, órganos en los cuales restablece un funcionamiento normal. Parece que esta planta tiene propiedades que tampoco pueden igualar los productos químicos de síntesis.

El boldo es esencialmente colerético y colagogo; está indicado en casos de congestión hepática y trastornos biliares, cálculos incluidos. No tiene la propiedad de deshacer los cálculos pero, al hacer más fluida la bilis, le impide formar nuevos cálculos o bien que aumente el tamaño de los que ya existen.

Tiene también influencia sobre el estómago, actuando como aperitivo y aliviando molestias digestivas como pesadez de estómago y estreñimiento. Debido a la potencia de sus principios activos, es conveniente asociarlo con otras plantas hepáticas o laxantes, según el caso. A causa de su contenido en alcaloides, es necesario respetar las dosis indicadas y no prolongar su consumo.

En dosis elevadas, el boldo actúa como anestésico del sistema nervioso central. Las mujeres embarazadas y los niños deberían evitar su ingestión.

Bolsa de pastor
(Capsella bursa-pastoris)
Familia: Crucíferas

Florece casi todo el año, pero es preferible recogerla en primavera. Sus principios activos son: colina, acetilcolina, flavonoides, tiramina, vitamina C y diosmina. Esta última sustancia entra en la composición de medicamentos farmacéuticos destinados a aumentar la resistencia de la pared de los capilares.

En la Edad Media se la conocía como «sanguinaria» y se le atribuían excepcionales virtudes hemostáticas. Todavía hoy día se la emplea para curar heridas, llagas y hemorragias de todo tipo.

Es insuperable como remedio de primer auxilio en casos de hemorragia, particularmente en las hemoptisis (sangre de la nariz) y en las metrorragias o hemorragias uterinas. En este último caso actúa haciendo que se contraiga rápidamente el útero y deteniendo la sangre.

También es un óptimo remedio contra las menstruaciones demasiado abundantes o largas.

Es una planta de gran utilidad para la mujer desde la adolescencia hasta la vejez: además de regularizar el ciclo, ayuda a hacer más llevadero el crítico periodo de la menopausia. Es un excepcional tónico uterino, para usarse tanto en casos de metritis (inflamaciones uterinas) como de miomas; acelera el parto cuando este se detiene, y cura la leucorrea.

Su acción parece ser la de tonificar y estimular los vasomotores centrales.

Se recomienda su uso a los que sufren de tensión baja; quien padezca hipertensión deberá vigilar su estado general durante el tratamiento con bolsa de pastor.

En casos de regla demasiado abundante, se deberá iniciar la cura una semana antes de la supuesta aparición de la regla.

● **Infusión:** 2 cucharadas de planta fresca o bien 1 cucharada de seca por litro de agua. De 4 a 5 tazas al día en casos de hemorragias (tratamiento de urgencia en metrorragia y en menstruaciones particularmente abundantes).

● **Jugo de planta fresca:** Se obtiene con licuadora o bien machacando la planta y exprimiéndola con la ayuda de una gasa. Este jugo, en el cual se empapará un trocito de algodón, se pondrá directamente dentro de la nariz para detener la sangre.

● **Cocimiento:** 10 gr de planta recién cortada en 100 gr de agua. Hervir 5 minutos. Tomar 3 tacitas al día

● **Tintura hidroalcohólica:** 100 gr de planta fresca en 500 gr de orujo. Dejar macerar 9 días. Tomar 2 cucharadas soperas al día, una semana antes de la supuesta aparición de la regla.

Borraja
(Borago officinalis)
Familia: Borragináceas

La borraja puede decir, y no es mentira:
«Yo te conforto el corazón y engendro alegría.»
(Escuela Salernitana)

La borraja, utilizada habitualmente como verdura más que como planta medicinal, florece en primavera; de ella se usan las hojas, que se recogen durante buena parte del año, y las flores cuando están bien abiertas.

Es una planta particularmente rica en mucílago (hasta el 30%); contiene sales minerales (sobre todo potasio), taninos, materias resinosas y ácido salicílico en notable proporción.

Durante la Edad Media y el Renacimiento se le atribuían propiedades benéficas en los trastornos físicos y emocionales del corazón. Alberto Magno la definía como «engendradora de buena sangre» y la Escuela Salernitana de Medicina, en el siglo XI, resumía estas virtudes en los versos poéticos que encabezan este apartado.

Al principio del siglo XX se la prescribía en casos de colapso cardíaco para calmar las fiebres y los delirios. Sus propiedades emolientes resultan útiles en casos de bronquitis, catarros e infecciones de las membranas internas (pleura, peritoneo).

Esta misma propiedad, unida al hecho de que la borraja es sumamente antiinflamatoria, la hacen indicada, en forma de cataplasmas locales, en la cura de erupciones de la piel, acné, forúnculos y abscesos. La cura externa debería complementarse con una cura interna también a base de borraja.

Constituye un válido antirreumático y antigotoso, es sudorífica (las flores) y se la puede emplear en casos de gripe y de fiebre. Además de ser diurética, ayuda a eliminar la urea, el ácido úrico y otras sustancias de desecho. Por tales motivos se beneficiarán de ella los que padecen enfermedades reumáticas, gota y nefritis.

Altamente depurativa, está particularmente indicada en las curas desintoxicantes de primavera, donde su propiedad diurética refuerza su acción. Aconsejo emplear la borraja como un vegetal más para añadir a sopas y tartas saladas, o bien consumirla en forma de jugo fresco licuado. En tisanas es conveniente mezclarla con otras plantas depurativas, como la bardana y la ortiga.

El **aceite de semillas de borraja**, muy rico en ácido linoleico, tiene un efecto hipolipemiante, o sea, que hace descender la tasa de colesterol en la sangre. Es además un regulador hormonal que normaliza los trastornos ováricos y menstruales.

● **Infusión:** 1 cucharada por taza de agua hirviendo. Dejar reposar media hora y filtrar. 3-4 tazas al día.

● **Infusión de flores:** 1 cucharada por taza de agua (sudorífica).

● **Cocimiento:** 30 gr de sumidades florales por litro de agua. Hervir 10 minutos. 5 tacitas al día.

● **Zumo de planta fresca:** 2-3 cucharadas al día (enfermedades del bazo y del hígado). Hasta un vaso al día por la mañana en ayunas, en las curas desintoxicantes.

● **Cataplasma de hojas:** Se pasan las hojas por agua hirviendo y se aplican directamente sobre la parte afectada, como emolientes, intentando mantenerlas lo más calientes posible (granos, forúnculos, inflamaciones...)

Flores de brezo

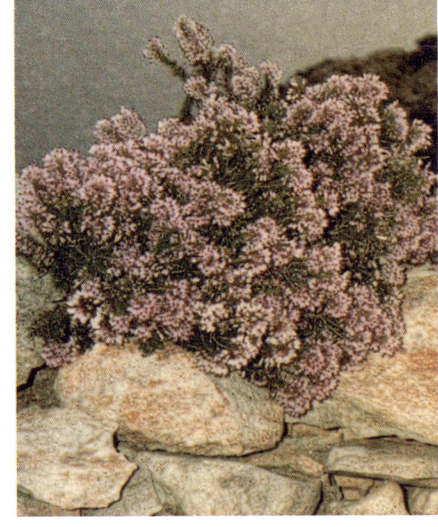

● **Aceite de semillas:** 75-150 mg. 3 veces al día.

Como verdura, la borraja, hervida y aliñada con aceite de oliva y sal marina, sustituye perfectamente a las espinacas. Es ligeramente laxante y el caldo de su cocción resulta diurético y depurativo. Las hojas dan un rico sabor a sopas de verdura y tartas saladas, mientras que las flores se pueden emplear en ensalada.

Brezo
(Calluna vulgaris)
Familia: Ericáceas

Del brezo o brecina usaremos las hojas y las sumidades floridas.

En su composición destacan: quercetina, cricinol, ercina, saponinas, taninos y glucósidos flavónicos. Toda la planta contiene arbutina, que las bacterias intestinales transforman en hidroquinona, potente antiséptico urinario.

Florece dos veces al año, en primavera y en otoño, épocas en las cuales se recoge para secar.

Debido a la aburtina, el brezo se convierte en un excepcional diurético y desinfectante de las vías urinarias; elimina los excesos de ácido úrico ya sean debidos a un escaso funcionamiento de los riñones o a cálculos o arenilla urinaria.

Es útil en todos los casos de infección de las vías urinarias y del aparato genital: cistitis, blenorragias, leucorrea, nefritis, inflamaciones de la próstata, etc. En las inflamaciones de la vejiga, el brezo actúa clarificando la orina, aumentando su cantidad y normalizando su olor.

En virtud del tanino que contiene, la planta destaca también por su propiedad astringente, por lo cual resulta útil en casos de diarrea. Los baños de brezo, acompañados por una cura interna a base de esta misma planta, constituyen un excelente antirreumático. Aplicada sobre el cutis como loción, la tisana aclara la piel y las pecas; elimina las irritaciones y la *couperose*.

● **Infusión:** 1 cucharada de planta por taza de agua. 3 tazas al día (diurética).

● **Cocimiento:** Un manojo abundante de sumidades floridas por litro de agua. 3 tazas al día (cistitis, infecciones genito-urinarias).

● **Baños:** Echar la planta generosamente (varios manojos) en el agua del baño.

● **Loción:** 2 cucharadas de sumidades floridas por taza de agua (*couperose*, dermatosis).

Calabaza
(Cucurbita pepo)
Familia: Cucurbitáceas

La acción más importante de la calabaza la determina la cucurbitacina, un principio activo que posee propiedades interesantes frente a las afecciones del sistema reproductor masculino. Este principio activo, localizado principalmente en las semillas, es lo que actúa como antiprostático, desinflamando la próstata e impidiendo su crecimiento excesivo (hipertrofia). La cucurbitacina bloquea de hecho la división de las células glandulares de la próstata (acción antimitótica) frenando el crecimiento de la misma. Las semillas de calabaza contienen también el oligoelemento zinc, usado por sí mismo en medicina natural en alteraciones del sistema reproductor como, por ejemplo, la esterilidad y la impotencia.

Las pipas de calabaza están indicadas en casos de inflamación urinaria, cistitis, incontinencia urinaria y vejiga neurógena (deseo constante de orinar). Actúan también como vermífugas, tanto en casos de tenia como de otros parásitos intestinales. Al estar esta acción completamente exenta de riesgo, se recomienda su utilización en niños que sufren de lombrices.

La pulpa de la calabaza, tomada en sopas, cremas y pasteles o bien hervida al horno, es un óptimo emoliente de todo el conducto digestivo, proporcionando una acción diurética y desinflamatoria. Está indicada en las afecciones estomacales y pancreáticas, así como en casos de hemorroides y de afecciones renales.

Caléndula
(Calendula officinalis)
Familia: Compuestas

Existen dos variedades de caléndula: una cultivada y la otra salvaje. Ambas poseen las mismas virtudes terapéuticas. De esta planta, compuesta por calendulina, un aceite esencial rico en carotenoides, carotina, saponina, ácido salicílico y principios amargos, usaremos las flores, recogiéndolas cuando están bien abiertas y sin humedad.

Analizando en detalle las propiedades que se le atribuyen no puede sorprendernos el nombre vulgar de «maravilla» con que se la conoce.

La caléndula, durante siglos confundida con el diente de león, ya era muy apreciada en la Edad Media, cuando grandes figuras de la medicina, como Santa Hildegarda y Alberto Magno, la prescribían para las enfermedades del intestino y del hígado, y también para curar picaduras de insectos y de serpientes.

Mattioli, en en siglo XI, la recomendaba para curar las enfermedades de los ojos.

Hoy día destaca sobre todo por sus virtudes antiinflamatorias, antiespasmódicas, antisépticas, depurativas y regularizantes del ciclo menstrual.

Su efecto sobre el hígado y la vesícula biliar, recalcado por los seguidores de la teoría de las signaturas a causa del color amarillo de sus pétalos, es ahora reconocido y ha sido demostrado científicamente. La caléndula soluciona las deficiencias hepáticas y es colerética.

Su acción terapéutica sobre el sistema reproductor femenino es grande: provoca el menstruo retrasado, regulariza el ciclo, reduce la reglas demasiado abundantes y los efectos colaterales de la menstruación como dolores abdominales, ansiedad, depresión, insomnio, etc. Es útil tanto en casos de dismenorrea como de amenorrea. Una cura de caléndula iniciada una semana antes de la regla ayudará a superar el periodo sin dificultad.

Recientemente se le han atribuido efectos anticancerígenos, sobre todo si se aplica en pomada sobre los tumores de la piel.

Es una de las plantas que más destacan como vulneraria. Para uso externo tiene propiedades cicatrizantes, antiinflamatorias, emolientes y antisépticas, por lo cual podemos usarla sobre heridas, llagas, eccemas, contusiones, callos, verrugas, impétigo, úlceras, inflamaciones cutáneas y, como colirio, en casos de conjuntivitis.

En uso interno cicatriza las úlceras de estómago y de duodeno, y resulta efectiva en casos de gastritis y gastroenteritis. Su efecto terapéutico parece más evidente cuando se la asocia con la ortiga. Es una fantástica aliada de la belleza del cutis, por lo que volveremos a hablar de ella en el capítulo 3.

● **Infusión:** 1 cucharada de flores por taza de agua. 3-4 tazas al día.

● **Infusión para uso externo:** Doble dosis que la precedente. Como loción facial y colirio. Para lavar heridas y efectuar lavados vaginales.

● **Tintura:** 200 gr de planta seca por medio litro de alcohol puro de 96°. Dejar macerar 9 días y filtrar. Para uso externo.

● **Tintura hidroalcohólica:** Macerar durante 15 días 100 gr de flores en 500 gr de orujo. Tomar 20 gotas en agua tres veces al día.

● **Aceite:** Llenar un tarro de cristal con flores secas de caléndula y verter aceite de sésamo o de germen de maíz hasta cubrir las flores. Macerar durante 40 días.

En forma de aceite y de tintura es componente imprescindible de un botiquín natural.

Canela
(Cinnamomum zeylanicum)
Familia: Lauráceas

De la canela se utiliza la corteza y, sobre todo, la esencia, cuyas importantes cualidades antisépticas son esenciales en preparaciones herborísticas mixtas.

Pertenece a la misma familia del laurel y del alcanfor y con ellos comparte la importancia de sus principios activos. Contiene: aldehído cinámico, eugenol, alcoholes terpénicos, pineno, mucílago, eugenol, linalol.

La canela estimula las funciones circulatoria, cardíaca y respiratoria. Facilita la digestión y es esencialmente antiséptica y antiputrefacción.

En los siglos pasados, para protegerse de las enfermedades infecciosas se llevaban unas cajitas llenas de plantas: entre ellas la canela era insustituible.

Según Chamberland, en 1887, solamente tres esencias tenían el más alto poder antiséptico: la canela de Ceylán (que es la más rica en virtud), la canela china y el orégano.

Usaremos la esencia de canela en casos de bronquitis e infecciones respiratorias, diluyendo unas pocas gotas en el agua de los vahos.

En infusión o en preparados compuestos (ver capítulo 2) está indicada en casos de aerofagia y de infecciones intestinales. Tonifica el aparato digestivo produciendo un aumento de los jugos gástricos; su uso está indicado para los que padecen inapetencia, digestiones pesadas, atonía gástrica y flatulencia. En cambio, está contraindicada en casos de úlcera gastroduodenal, afección en la cual ya se verifica un exceso de jugo gástrico ácido.

Favorece el menstruo y, de hecho, a veces ha sido acusada de ser abortiva. Es ligeramente afrodisíaca. En uso externo es bactericida y antiparasitaria.

La canela forma parte de composiciones como el alcoholado de melisa y de preparaciones herborísticas como pastillas pectorales, dentífricos, elixires bucales, etc.

● **Infusión:** 8-10 gr de corteza por litro de agua. La eficacia de esta infusión se reduce al endulzarla.

● **Vino caliente y canela:** estados gripales, resfriados.

● **Esencia:** 2-3 gotas diluidas en agua o tisana varias veces al día.

Capuchina

(Tropaeolum majus)
Familia: Tropeoláceas

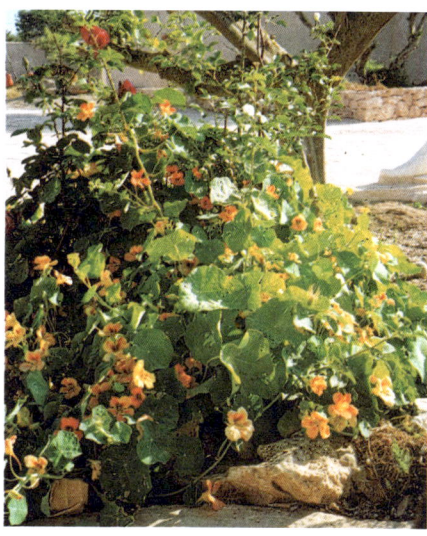

A pesar de ser una planta procedente de América del Sur, se ha aclimatado bien en las zonas mediterráneas y embellece huertas y jardines con sus flores rojas, anaranjadas y amarillas. Contiene un glucósido azufrado (glicotropeolina), dextrosa, sulfato ácido de potasio, azufre, esencia de berro (su gusto recuerda mucho al berro) y pigmentos del grupo de las carotinas.

Esta planta produce una sustancia antibiótica y bacteriostática, activa contra estafilococos, colibacilos y otros gérmenes patógenos, sin ser en absoluto dañina para la flora intestinal, ni siquiera después de un uso prolongado. Esta sustancia está formada por la glicotropeína, que junto a un enzima librado por la misma planta al triturarla forma un aceite esencial azufrado de poderoso efecto antibiótico. Una vez ingerida la planta, este aceite pasa a la sangre y se elimina a través de las vías urinarias y respiratorias, alcanzando mayor concentración en los órganos de dichos conductos, donde impide la proliferación bacteriana. Es por esta razón que la propiedad antibiótica de la capuchina se nota sobre todo en las infecciones de las vías urinarias y respiratorias.

A veces los cuentos tienen algo que enseñarnos, como la fábula de La Fontaine referente al melocotón y la capuchina, que nos instruye sobre estas capacidades antibióticas que se extienden a los parásitos de las plantas. En este cuento se relata cómo una humilde plantita de capuchina se había instalado a los pies de un hermoso árbol frutal y, si bien al principio fue rechazada e incluso humillada por él, la moraleja del cuento está en el hecho de que aquel año ningún piojo atacó al árbol. Donde crece la capuchina desaparecen los pequeños parásitos destructores.

Rudolf Steiner, en sus métodos de agricultura biodinámica, también aconseja el uso de la capuchina para alejar los insectos. Personalmente, suelo rodear todos los rosales de capuchina y se mantienen constantemente libres de enfermedades.

La capuchina es planta activa contra el escorbuto, las irritaciones bronquiales y pulmonares, y las disfunciones renales; es particularmente efectiva en las infecciones del aparato urinario. Por su contenido en azufre, que justifica también su poder desinfectante, es idónea para los ancianos y los convalecientes, a quienes devuelve fuerza y vigor.

Es ligeramente laxante; en baños de asiento sirve para regularizar el ciclo femenino y aplicada en lociones sobre el cuero cabelludo combate la alopecia y la calvicie.

Tiene un elevado contenido en vitamina C (5 veces más que el limón), detalle que nos explica aun más concretamente su efecto curativo frente a las infecciones.

En Francia se la llama «flor de amor» y se le atribuyen propiedades afrodisíacas.

De la capuchina se usan flores, hojas y semillas. Las hojas se pueden emplear en sopas de verduras, y las flores crudas, en ensaladas; además de ser preciosas, son aperitivas y su sabor picante mejora el gusto, sustituyendo dignamente a las alcaparras.

● **Infusión:** 1 cucharada de flores, hojas o una cucharadita de semillas (o mezcla de los tres) por taza de agua. 2-3 tazas al día.

● **Emplaste contra la caída del pelo:** Se machaca la planta (hojas, flores y semillas) en un mortero y se aplica directamente sobre la cabeza.

● **Loción:** Macerar durante 15 días 200 gr de planta en medio litro de alcohol de 90°. Filtrar y usar para masajear el cuero cabelludo.

Cardo mariano
(Silybum marianum)
Familia: Compuestas

Florece en los meses de primavera, pero de la planta se usan principalmente las semillas, que se recogen a final de verano. Los principios activos en el cardo mariano son: silimarina, principios amargos, taninos, flavonas, aceites, histamina y tiroidina. El componente más importante es la silimarina, que actúa como regeneradora del parénquima hepático.

Usaremos el cardo mariano siempre que haya necesidad de protección hepática: en congestiones hepáticas, hepatitis agudas y crónicas, ictericia, cálculos biliares y afecciones de la vesícula biliar. El cardo mariano es colerético y colagogo.

Es tónico del aparato cardiovascular y está indicado en casos de hipotensión y en los estados de debilidad postoperatoria. Santa Hildegarda aconsejaba usarlo en casos de punzadas al corazón, mezclando el jugo de la planta fresca con un poco de agua y tomándolo en pequeños sorbos dos o tres veces al día.

La planta entera (raíz, hojas, flores) es útil para estimular el apetito y en casos de estreñimiento crónico; es hemostática y tonifica los vasos sanguíneos.

El cardo mariano tiene propiedades febrífugas y antialérgicas; su contenido en histamina lo hace útil en casos de fiebre del heno, crisis asmáticas y erupciones cutáneas (urticaria, etc.)

Las dosis indicadas a continuación pueden aumentarse, al estar la planta exenta de toxicidad. En casos de hemorragias y menstruaciones demasiado abundantes, se administra una cucharada de cocimiento cada hora.

● **Cocimiento:** Una cucharadita de semillas por taza de agua. Hervir 10 minutos.

● **Cocimiento de hojas:** 3 cucharadas de hojas secas por litro de agua. En uso externo, para acelerar la cicatrización de llagas, úlceras, etc.

Para descongestionar el hígado se pueden tomar las hojas, comiéndolas crudas en ensalada o bien hervidas como si fueran una verdura común.

Castaño de India
(Aesculus hippocastanum)
Familia: Hipocastanáceas

El término hipocastaño significa «castaño de caballo» porque los árabes utilizaban esta planta para curar la tos de sus caballos.

A pesar del nombre con el cual es conocido en España, este árbol no procede de la India, sino de Grecia.

Las partes normalmente usadas como droga son la corteza y el fruto (las castañas), que se recogen en otoño y contienen: saponinas, fitosterinas, tanino y glucósidos cumarínicos, entre ellos la esculina. Tal sustancia, venotónica y protectora capilar, ejerce una poderosa acción sobre el sistema venoso y sobre la circulación sanguínea en general.

El castaño de India, gracias a la esculina, resulta un válido vasoconstrictor y activador de la circulación sanguínea; puede considerarse el remedio por excelencia para los trastornos venosos.

En las varices y en las flebitis actúa reduciendo el volumen de las venas, y utilizado en la cura de las hemorroides no solamente reduce progresivamente su volumen, sino que calma también el dolor.

Usaremos el castaño de India también en inflamaciones, congestiones e hipertrofia de la próstata; en tales casos la planta resulta muy efectiva usada en baños de asiento. Reduce el tamaño de la glándula y facilita la salida de la orina. También lo utilizaremos en casos de piernas pesadas, congestiones hepáticas y metrorragias, aunque es en la fragilidad capilar y en los trastornos venosos donde ejerce sus mejores cualidades.

La corteza de las ramas más jóvenes, además de tener un efecto vasoconstrictor, es claramente febrífuga.

Con las castañas recién caídas del árbol se prepara un alcoholaturo útil para curar las hemorroides, y con la harina de las mismas castañas, rica en saponina, se prepara un jabón cosmético de efecto suavizante y protector.

● **Infusión:** 1 cucharadita de fruto molido por taza de agua. 3 tazas al día.

● **Cocimiento:** Hervir durante 15 minutos una cucharada de corteza desmenuzada por cada taza de agua. 2 tazas al día (hemorroides, flebitis).

● **Alcoholaturo:** Macerar corteza fresca en alcohol de 95°. El mismo peso de corteza que de alcohol. Después de 9 días, filtrar. 15-20 gotas antes de las comidas, durante 15 días. Esperar dos semanas antes de repetir eventualmente la cura.

● **Compresas:** Preparar una decocción con 50 gr de corteza por litro de agua. Aplicar las compresas sobre hemorroides o úlceras varicosas.

● **Baño de asiento:** Usar la misma proporción que para las compresas (hemorroides y afecciones prostáticas).

● **Baño de belleza:** Hervir medio kilo de semillas machacadas por litro de agua durante 5 minutos. Preparar un baño caliente y añadir el cocimiento al agua. La piel quedará particularmente limpia y suave.

Celidonia

(Chelidonium mayus)
Familia: Papaveráceas

La cerigueña de todos los males es dueña.

(Refrán asturiano)

A pesar de su aspecto, la celidonia es una planta aparentemente débil, pero resiste, en cambio, donde las demás plantas no pueden sobrevivir. La parte más activa de la planta es el precioso líquido anaranjado que destila, aunque las demás partes también son muy efectivas.

En su composición destacan varios alcaloides, los mismos que están presentes en todas las plantas de esta familia; por ese motivo debe usarse con muchísima precaución.

Entre estos alcaloides destaca la homoquelidonina por ser un poderoso anestésico local.

La celidonia contiene, además, ácido málico y ácido cítrico.

Fueron los alquimistas quienes le dieron este nombre, que se traduce del latín «don del cielo» y, como ya vimos en el caso de la alquimilla, la usaban para la búsqueda de la piedra filosofal.

Paracelso la definió, según los parámetros de la medicina de las signaturas, como «hierba ensangrentada», o sea, apta para curar los trastornos circulatorios, y la aconsejaba en calidad de «hierba amarilla» para las enfermedades del hígado y de la vesícula biliar.

Su afinidad con la sangre surgió seguramente a causa de la transformación que tiene su jugo cuando se extrae y se conserva en un frasco: adquiere el color de la sangre oscura y tiende a coagular.

Después de haber sido olvidada durante muchos años, vuelve ahora a ser considerada gracias a sus virtudes terapéuticas. Una leyenda cuenta que la celidonia hace llorar al hombre que está para morir y reír a aquel que está en vías de curarse.

Algunos herboristas la consideran la más cruel y a la vez la más benigna de las plantas.

Es verdad que para uso interno es una planta de la cual es mejor prescindir, ya que en dosis elevadas es peligrosa, pero usada tópicamente nos puede resultar útil en enfermedades importantes como tumores y cánceres.

Uno de los nombres vulgares de la celidonia es «hierba de las golondrinas», porque estos pájaros suelen usar su jugo lechoso para curar la ceguera de sus pollitos.

A este propósito, es interesante notar que *kelidon*, en griego, significa golondrina.

Uno de los empleos más comunes de la celidonia es en la cura de las oftalmias crónicas y en las enfermedades de los ojos en general.

Siempre en uso externo, que es el único al cual nos limitaremos, su jugo cura las dermatosis, la tiña y las verrugas. Al aplicarlo hay que proteger las zonas de alrededor.

Aplicada en compresas sobre el vientre, sirve como vermífugo; en baños de asiento regulariza las menstruaciones, y en pediluvios elimina los callos.

En las mezclas de plantas medicinales actúa de forma sinérgica, amplificando las virtudes de otras plantas.

A la celidonia se le atribuyen también efectos anticancerígenos; las formas de utilizarla en estos casos son los pediluvios y los maniluvios. Sin duda calmará por lo menos los terribles dolores que esta enfermedad presenta; la celidonia es estricta pariente de la adormidera de opio, por lo cual puede constituir una especie de morfina natural.

Siempre en maniluvios y pediluvios, podemos aprovechar su efecto sedante en casos de insomnio, espasmos orgánicos, angustia, asma, arterioesclerosis y angina de pecho. Siendo un fármaco específico para el hígado, se puede aplicar externamente sobre la zona hepática para curar tanto los trastornos de este órgano como los de la vesícula biliar.

Aún para uso externo hay que respetar escrupulosamente las dosis indicadas.

- **Infusión de hojas:** Medio manojo de hojas secas por litro de agua (compresas, lociones…).
- **Cocimiento de raíces:** 3 raíces por litro de agua. Hervir unos minutos (baños locales, fricciones).
- **Jugo fresco:** Es la leche amarilla de la planta. Aplicar sobre verrugas, callos.
- **Colirio:** 2 cucharaditas de jugo fresco o una de jugo desecado en un vaso de agua.
- **Maniluvios y pediluvios:** Un pequeño manojo de hojas y tallos secos por litro de agua (arterioesclerosis, tumores, artritis, alergias, urticaria, trastornos hepáticos).

Centáurea menor
(Erytaea centaurium)
Familia: Gencianáceas

La centáurea florece en verano y es durante esta época cuando se recolectan hojas y flores, dejándolas secar después a la sombra.

La planta contiene glucósidos amargos: genciopicrina, eritaurina y eritrocentaurina, sustancia que le confiere el característico sabor amargo.

Conocida y apreciada por los griegos, se le dio el nombre de centáurea porque, según cuenta la mitología, el centauro Quirón sanó con ella una herida infligida al pie de Hércules.

Esta anédocta atestigua que los antiguos usaban la centáurea como vulneraria; Dioscórides, de hecho, habla de ella en sus escritos, considerándola útil para cerrar las heridas y limpiar las llagas.

Laguna confirma estas propiedades añadiéndole la virtud de actuar benéficamente sobre el hígado, la vesícula biliar y el bazo, virtudes todas ellas ampliamente confirmadas y apreciadas hoy día.

Se define también como «hiel de la tierra» por su intenso amargor; de hecho, junto a la genciana y al trébol (las tres plantas pertenecen a la misma familia), se la considera la «amara tónica» por excelencia.

La centáurea, además de constituir un óptimo tónico amargo, es digestiva, aperitiva, elimina las fermentaciones intestinales y aumenta la producción de bilis. Parece que con sólo tomar contacto con las mucosas de la boca produce por vía refleja el aumento de la motilidad intestinal y la secreción de jugo gástrico.

Ejerce además un efecto sedante en casos de dispepsias dolorosas; no debe sorprendernos pues que, como veremos ampliamente en el próximo capítulo, sea ingrediente esencial de muchísimas preparaciones destinadas a la cura de las afecciones estomacales y hepáticas.

Se le atribuyen también propiedades febrífugas, y utilizada en cosmética natural proporciona al pelo reflejos rubios.

- **Infusión:** 1 cucharadita de planta seca desmenuzada por taza de agua. 3 tazas al día. Antes de las comidas.
- **Vino:** Macerar 60 gr de planta seca en 1 litro de vino de Jerez claro, durante 9 días. Filtrar. Tomar una copita antes de las comidas.
- **Loción:** Hervir durante 2-3 minutos 50 gr de sumidades floridas en 1 litro de agua. Enjuagar el pelo y friccionarlo con la decocción para obtener reflejos rubios.

Clavo

(Eugenia caryophillata)
Familia: Mirtáceas

De la eugenia se utilizan las yemas florales conocidas vulgarmente como «clavos de especia». Contienen goma, tanino, eugenol, aceteugenol, vainilina, salicilato de metil y carofilene.

Su propiedad más destacada es la de ser antiséptico: la esencia posee un valor antiséptico 3 o 4 veces superior al fenol.

Se puede utilizar el clavo como prevención de enfermedades infecciosas (en los siglos pasados se usaba para protegerse de la peste), en la desinfección de llagas, ulceraciones de las piernas y como parasiticida contra mosquitos y polillas. Este marcado poder antiséptico de la eugenia ha sido confirmado por un relato histórico: cuando los holandeses en las islas Molucas (uno de los países productores de clavo) diezmaron los árboles de eugenia, el país fue devastado por varias epidemias hasta entonces desconocidas.

Hace tan sólo unos decenios, los cirujanos y las enfermeras utilizaban la eugenia para la desinfección de las manos.

Leclerc recuerda que la esencia de eugenia es una excelente medicación para el cordón umbilical de los recién nacidos: es cicatrizante y analgésica, sin tener efecto tóxico o irritante alguno.

Suministrada por vía oral es excitante, tonifica el útero durante el parto y actúa benéficamente sobre el estómago: es carminativa y facilita la digestión, aunque tomada en dosis excesiva irrita el sistema digestivo provocando náuseas y vómitos.

Como regla general, deberían abstenerse de usarla las personas que sufren de úlcera gastroduodenal y gastritis.

Tiene propiedades antineurálgicas y antiespasmódicas, resultando muy útil en las neuralgias dentales.

Las propiedades afrodisíacas del clavo empezaron a indagarse en el Renacimiento, cuando los médicos del tiempo vieron en su forma un pene en erección con testículos en la base. Si bien esta propiedad no ha sido confirmada científicamene, el clavo, como el ginseng, es un estimulante general del organismo, por lo cual activa todas las funciones.

El clavo entra en la composición de muchísimas preparaciones naturales (ver capítulo 2), como dentífricos, elixires bucales, licores estomacales, etc.

También se añade a perfumes, popurris y ambientadores destinados a mantener el ambiente puro, protegiéndolo de eventuales epidemias e infecciones.

● **Infusión:** 2-4 clavos por taza de agua.

● **Esencia:** 2 gotas. 3 veces por día.

Col
(Brassica oleracea)
Familia: Crucíferas

Los antiguos utilizaban la col únicamente como planta medicinal. Grandes médicos de la Grecia antigua la tenían en gran estima: Crisipo le dedicó un tratado entero y Pitágoras alabó sus virtudes, mientras que Hipócrates la prescribía para curar diarreas y cólicos.

En la Roma imperial, Catón el Viejo afirmaba que si los romanos pudieron prescindir de los médicos durante siglos fue gracias a la col. La tomaban también al final de sus famosos banquetes para suavizar los efectos del alcohol.

Parece, de hecho, que haya una enemistad visceral entre la col y la vid; algunos autores antiguos afirmaban que si cultivamos coles cerca de una vid, esta morirá. Es quizás la misma sabiduría popular que los alemanes siguen intuitivamente cuando acompañan sus fiestas de cerveza con el chucrut.

Llamado durante siglos «el médico de los pobres», un eminente estudioso en la materia, el doctor Blanc, ha escrito sobre la col: «Ser raro, provenir de un país lejano, llevar un nombre extraño, difícil y exótico y, sobre todo, ser caro son atributos que valorizan un medicamento y de los cuales la humilde hoja de col está completamente desprovista». La col contiene, entre otros componentes, calcio, azufre, magnesio, hierro, potasio, vitaminas A, C, B_1, B_2, PP y D_2.

Sus propiededes cicatrizantes, que se utilizan en las úlceras estomacales, se deben, además del azufre, al alto contenido en mucílago, en vitamina U, protectora de las mucosas, y en vitamina K, antihemorrágica.

Las formas mejores de utilizar la col para uso interno son en zumo y tomada cruda en ensalada. También cocinada durante pocos minutos al vapor conserva la mayoría de sus preciosos minerales. Hay que remarcar que la col, a igualdad de peso, contiene 4 veces más calcio que la leche de vaca y que el único motivo que hace de ella un alimento indigesto es una cocción demasiado prolongada.

Otra manera de consumirla es fermentada, o sea, en forma de encurtido o chucrut; además de las propiedades citadas, la vitamina B12 y los fermentos lácticos desarrollados durante la fermentación convierten a la col en un óptimo desinfectante intestinal, sobre todo en casos de colibacilosis, estreñimiento, etc. La riqueza en minerales y en oligoelementos explica sus virtudes remineralizantes, antianémicas y reconstituyentes.

La cocción destruye su gran riqueza en clorofila, que en el cuerpo humano se transforma en hemoglobina, por lo cual las personas anémicas y débiles deberán tomar la col cruda, en zumo o mejor aún en forma de chucrut.

Recientemente se atribuye a la col (bajo este nombre caben las varias especies de col: brécol, coliflor, coles de Bruselas, col china, etc.) una acción preventiva frente al cáncer, debida probablemente a su alto contenido en caroteno (vitamina A). En las dietas macrobióticas especialmente estudiadas para tal enfermedad, la col aparece a diario en los menús, tanto hervida ligeramente al vapor como en forma de chucrut. Naturalmente, las coles utilizadas deberán porvenir de cultivos biológicos.

El zumo deberá ser extraído con la licuadora en el momento del uso: proporciona un mejoramiento rápido y general del organismo, un aumento de la vitalidad y de la energía, y la desaparición de trastornos intestinales, digestivos, urinarios y respiratorios.

Si bien los componentes justifican las propiedades de la col en uso interno, todavía no se puede explicar científicamente su gran eficacia en las aplicaciones externas. Parece que las hojas de col tienen una particular afinidad con los humores corruptos, obligándolos a salir de los tejidos. Es suficiente una aplicación limitada a algunos puntos de la afección para que las toxinas lejanas sean atraídas hacia el centro y expulsadas.

Favorece la cicatrización de heridas simples y complejas; cura las úlceras externas, las llagas infectadas y gangrenosas, así como todo tipo de erupción cutánea.

En forma de zumo se la puede emplear en casos de acné, conjuntivitis y dermatitis; en loción, este mismo zumo constituye una maravillosa mascarilla nutritiva y revitalizadora.

En la mayoría de las enfermedades la emplearemos en forma de cataplasma: anginas, inflamaciones, flemones, bronquitis, cólicos, insolación, migrañas, hemorroides, flebitis, llagas, gangrenas, tumores y quemaduras.

Actúa como antirreumático y antigotoso. Para este fin se aconseja hervir las hojas en agua o en vino blanco y aplicarlas sobre las zonas afectadas.

En casos de úlceras, llagas infectas, gangrenas, eccemas, etc. es posible que la aplicación de cataplasmas de col provoque un empeoramiento temporal y que reaparezcan los dolores. Estos fenómenos son debidos a la acción altamente depurativa de la planta y a su efecto estimulador de la regeneración celular. Se procederá en estos casos aplicando cataplasmas más distanciadas entre sí y de menor duración, limpiando cada vez el pus y la sangre negra que eventualmente salen a la superfície.

- **Zumo de col:** 1 vaso repartido durante el día. Se puede mezclar con zumo de zanahorias para mitigar el fuerte sabor, y con zumo de patatas en casos de úlceras.

- **Cataplasma de col:** Se utilizan las hojas más grandes y verdes de una col biológica. Se cortan las venas centrales, y se ponen una sobre la otra aplastándolas un poco con un rodillo de amasar o bien con una botella, para que el jugo salga de ellas.

Para calentarlas un poquito se les puede pasar por encima una plancha caliente. Se aplican directamente sobre la zona afectada durante 2-4 horas. En casos graves hay que repetir la operación dos o tres veces al día. La cataplasma de la noche se puede mantener hasta la mañana siguiente, sujetándola con vendas de algodón. La aplicación alterna de cataplasmas de col y de arcilla es aconsejada en casos de tumores ya sean benignos o malignos.

Cola de caballo
(Equisetum arvense)
Familia: Equisetáceas

Es una planta primitiva, por lo cual carece de frutos y de flores. Muy común y fácilmente localizable, de ella se recogen los tallos a final de primavera o principio de verano, cuando llegan a su madurez. Se secan al sol.

Esta planta es muy rica en sales minerales, sobre todo en silicio y potasio.

Contiene además calcio, equisetina, ácido oxálico, ácido málico, ácido silicílico, flavonas, fitosterol, tanino y saponina.

Desde tiempos remotos, la cola de caballo ha sido considerada uno de los más valiosos diuréticos conocidos en la naturaleza.

Gracias a su aporte en minerales, es remineralizante, hemostática y antianémica; útil en casos de desmineralización, raquitismo, osteoporosis, rupturas de huesos, hemorragias de cualquier naturaleza, menstruaciones demasiado abundantes y hemorroides sanguinolentas. Tiene un efecto excelente en casos de hemorragias que interesan al estómago, los pulmones y el útero.

Aplicada sobre llagas y heridas, la cola de caballo actúa como vulneraria y cicatrizante, además de detener eventuales hemorragias. El silicio y el calcio contenidos en la planta regeneran las células de los tejidos afectados, acelerando la curación.

Son estos dos minerales los que también confieren a la cola de caballo propiedades interesantes a la hora de curar afecciones cutáneas; la infusión se puede utilizar como loción antiedad y para reforzar el pelo demasiado débil.

Se la emplea también en casos de tuberculosis. Tiene un acción estimulante sobre los órganos productores de glóbulos rojos y blancos, y sobre el intercambio celular.

Su acción altamente diurética encuentra aplicación en las afecciones reumáticas, gota, hidropesía y edemas.

● **Cocimiento:** 30-50 gr de planta seca por medio litro de agua. Hervir media hora. Dejar enfriar y filtrar. Tomar en tres veces. En casos de hemorragia, usar la dosis máxima (50 gr).

● **Cocimiento (uso externo):** Doblar la cantidad de planta respecto al cocimiento anterior.

● **Cataplasma de hojas frescas:** Se aplican directamente, después de haberlas machacado un poco, sobre las heridas sanguinolentas.

● **Zumo:** Se extrae de la planta fresca. 2-4 cucharaditas al día, diluido en agua.

● **Polvo:** Triturar muy finamente los tallos y las ramitas secas. 1-2 gr al día como remineralizante.

● **Tintura:** 20 gr de planta seca en 80 gr de orujo. Macerar durante 15 días. 2 cucharadas al día.

Consuelda
(Symphitum officinalis)
Familia: Boragináceas

De la consuelda se utiliza exclusivamente la raíz, ya que las otras partes de la planta contienen alcaloides capaces de paralizar el sistema nervioso.

La raíz se recolecta cuando la planta «duerme», en otoño y en primavera, épocas en las cuales contiene mayor cantidad de alantoína, sustancia que se emplea para conseguir una rápida regeneración de las células sanas y la eliminación de gérmenes infecciosos.

Contiene, además, resina, goma, mucílago, colina y asparagina.

Pertenece a la misma familia que la borraja y comparte con ella varias propiedades, como ser emoliente y expectorante. Pero la virtud más destacada, que desde los tiempos más antiguos ha caracterizado a la consuelda, es la que su propio nombre expresa: la propiedad de soldar.

Es altamente cicatrizante, favoreciendo más que ninguna otra planta la limpieza y la curación de llagas y heridas y promoviendo la formación de células nuevas en los tejidos. Parece que esta propiedad se relaciona con el hecho que la consuelda desarrolla levaduras y otros tipos de hongos o bacterias benignos.

Es considerada también el mejor remedio para curar las llagas internas, como las úlceras estomacales e intestinales; siempre que haya una herida, la consuelda «suelda».

En casos de hemorroides y fisuras anales se usa con éxito en forma de baños de asiento, mientras que las compresas se utilizarán directamente, aplicadas sobre heridas y zonas que presenten fracturas óseas. También en este último caso la soldadura está asegurada.

La planta fresca se aplica directamente sobre llagas, heridas, fracturas, grietas, grietas de los pezones, úlceras varicosas, tumefacciones articulares y reumáticas.

En este caso se limpia la raíz raspándola y se machaca hasta obtener una pulpa que se aplica y se cubre con una gasa, renovándola a diario.

Además de utilizarla en ungüentos en casos de llagas, hemorroides, fracturas, etc., emplearemos la consuelda como ingrediente de cremas antiarrugas, a las cuales cederá propiedades regeneradoras, cicatrizantes, rejuvenecedoras y reafirmantes.

En infusión concentrada se la puede usar como tónico facial y como loción reafirmante para aplicar en las partes sensibles del cuerpo (pechos, brazos, muslos, por ejemplo).

No es aconsejable hervir la consuelda ya que algunos de sus componentes como el tanino y el mucílago, esenciales en la cura de las heridas, resultarían inutilizables.

● **Infusión:** 200 gr de raíz seca y desmenuzada por litro de agua hirviendo. Macerar durante toda la noche. Beber a lo largo del día siguiente.

● **Tintura:** 40 gr de raíz seca en 120 gr de orujo. Macerar durante 15 días. 20 gotas, 2-3 veces al día.

Diente de león
(Taraxacum officinalis)
Familia: Compuestas

Es una planta que florece y que se recolecta durante casi todo el año; de ella se usan todas las partes.

Contiene taraxicina, inulina, mucílagos, principios amargos, fitosterol, esteroles y taninos.

En el siglo XVI, los médicos reconocieron su virtud diurética, que le ha valido nombres como *pissenlit*, o sea «pipí en la cama» en francés, o «hierba urinaria».

Toda la planta es activa, pero la raíz es la parte que contiene más propiedades.

Además de ser diurético, el diente de león es depurativo, cura los trastornos hepáticos (cólicos, insuficiencia hepática) y sus fenomenologías (dermatitis, eccemas, irritaciones de la piel). Sirve para eliminar los cálculos biliares, renales y de la vejiga.

Es laxante, ayuda a la digestión estimulando las secreciones del hígado, del estómago y del páncreas. En uso externo calma las inflamaciones y alivia las enfermedades de la piel.

Junto a la ortiga, es planta idónea para las curas desintoxicantes de primavera; se puede tomar crudo en ensalada o bien hervido al vapor.

Su raíz, tostada, constituye un válido sustituto del café, sin tener los efectos colaterales de este último.

● **Infusión:** 1 cucharada de planta por vaso de agua. 3 tazas al día.

● **Cocimiento de raíces y hojas:** 60 gr entre raíz cortada y hojas por litro de agua. Hervir 5 minutos. 3 tazas al día, antes de las comidas.

● **Zumo de planta fresca:** 2-3 cucharadas al día (cucharaditas en caso de niños). Como digestivo, depurativo, diurético y colagogo.

● **Vino:** Macerar 2 raíces hermosas y frescas en medio litro de vino blanco durante 3 días. 1 copita en casos de fiebre.

● **Cataplasmas de hojas y flores trituradas:** Aplicar directamente, en casos de dermatitis.

● **Café:** Limpiar con cuidado las raíces y tostarlas en el horno después de haberlas cortado en trocitos pequeños. Moler y utilizar como café.

*Ene*bro
(Juniperus communis)
Familia: Cupresáceas

Del enebro se utilizan con fines medicinales las bayas, que se recogen en otoño. Las hojas o agujas no tienen todas las propiedades de las bayas, pero se pueden emplear también como diuréticas y antirreumáticas; se recolectan desde la primavera hasta el otoño.

Entre los principios activos del enebro se encuentran: aceite esencial, resina, pinenos, terpeno, ácidos acético y málico, juniperina y azúcares.

Segun Font Quer, existen en Europa pocas plantas que posean tantas virtudes curativas como el enebro; desde el siglo XVIII se le han atribuido virtudes que hoy día, estudiada la planta más científicamente, han sido confirmadas.

Las bayas, también llamadas «enebrinas», se emplean para aliviar la gota y los dolores reumáticos; son diuréticas y aumentan la eliminación de sustancias tóxicas y de ácido úrico a través de la orina.

Se utilizan también en casos de cistitis y como aperitivo; estimulan los jugos gástricos y las glándulas endocrinas.

Son además balsámicas, expectorantes, sudoríficas y antisépticas tanto de las vías urinarias como de las respiratorias.

Font Quer le atribuye también propiedades emenagoga y antihistérica, además de tenerlo en gran consideración como estomacal: el enebro es carminativo, elimina los gases y libera el vientre. Puede resultar útil a los diabéticos porque posee propiedades como hipoglucemiante.

Altamente antiséptico, ha sido utilizado en el pasado para prevenir contagios; para este fin se hacían quemar sus bayas como si fuesen incienso y con ellas, previamente machacadas en vinagre, se lavaban la ropa íntima y las vajillas.

Esta planta está contraindicada en las inflamaciones renales (nefritis...) ya que su uso agravaría la situación.

Muchas son las preparaciones a base de bayas de enebro que podemos incluir en nuestro botiquín; la mayoría de ellas, al ser compuestas, las encontraremos en el siguiente capítulo, pero hay unas cuantas, como el vino de enebro, por ejemplo, que merece la pena prepararlas en su receta original, que desde hace siglos se ha utilizado con éxito.

● **Infusión:** 1 cucharadita de bayas trituradas por taza de agua. 3 tazas al día. Diurético y estomacal.

● **Cocimiento de madera de enebro:** 50 gr por litro de agua. Hervir 10 minutos. Cicatrizante, se usa para el lavado de heridas y llagas.

● **Bayas crudas:** Hasta 12 al día, para estimular las funciones orgánicas y como hipoglucemiante en casos de diabetes.

● **Vino:** Macerar 50 gr de bayas secas trituradas en 1 litro de vino blanco durante 15 días. Un vasito antes de las comidas. Aperitivo y diurético.

● **Ratafía:** Macerar durante 15 días 50 gr de bayas trituradas en 1 litro de cava. En el momento de filtrar, añadir azúcar moreno y canela.

● **Tintura:** 35 gramos de bayas trituradas por 80 gr de orujo. Macerar 15 días. Tomar 20-30 gotas tres veces al día.

● **Tintura para uso externo:** 30 gr de bayas trituradas por 80 gr de alcohol. Macerar durante 9 días. Usar diluido en fricciones en casos de reuma y gota.

● **Esencia:** 3 gotas 3 veces al día. Quemada, la esencia desinfecta el ambiente.

● **Baños:** Macerar durante una hora un buen manojo de bayas trituradas en 1 litro de agua hirviendo. Filtrar y añadir a la bañera. También se pueden añadir al baño las agujas y la corteza del mismo árbol. Estos baños son excelentes en las afecciones reumáticas.

Equinácea
(Echinacea purpurea)
Familia: Compuestas

Originaria de América, esta planta se adapta bien a los climas mediterráneos, que recuerdan los calores de México.

Florece en los meses de verano, época en la cual se recoge toda la planta, menos la raíz que se dejará para el otoño.

En sus países de origen se la empleaba tradicionalmente como desinfectante y analgésica en casos de heridas, pero recientemente se han aislado en esta planta otras aplicaciones medicinales. Contiene aceite esencial, que parece ser el responsable de su acción estimulante del sistema inmunitario, y una sustancia (cis1, 8-pentadecadieno) que *in vitro* posee propiedades antitumorales. En su composición figuran además: equinacósido (glucósido con marcada acción antibiótica), poliacetilenos (bactericidas y fungicidas) y un factor inhibidor de enzimas producidos por varias bacterias que hace a la equinácea capaz de bloquear la difusión de los gérmenes por los tejidos.

Las más importantes propiedades de la equinácea, a partir de sus principios activos que por ser tan especiales he detallado, son la bacteriostática y la fortalecedora del sistema inmunitario. Tales cualidades han hecho que actualmente se la emplee como coadyuvante en las curas naturistas destinadas a luchar contra el cáncer y el sida.

La equinácea es además béquica, antiinflamatoria, sedante y somnífera, aplicable a patologías del sistema nervioso, como alteraciones e insomnio, tos, resfriado, gripes y bronquitis.

En ningún botiquín puede faltar esta planta, sobre todo en tintura, forma ideal de asimilarla para evitar infecciones y prevenir contagios. Además de las enfermedades ya citadas, la utilizaremos en casos de angina, fiebre, peligro de septicemia y en todo tipo de infección interna y externa (cistitis, faringitis, laringitis, mastitis, impétigo, hongos, afecciones de la piel, etc). La equinácea ayuda al organismo a enfrentarse a todo tipo de bacterias, aumentando el número de glóbulos blancos en la sangre y reforzando así el sistema inmunitario. Se utiliza en las afecciones prostáticas por su efecto descongestionante de las glándulas prostáticas y como desinfectante de las vías urinarias. En las lesiones de la piel actúa como antiinfecciosa, cicatrizante y regeneradora de los tejidos.

En casos de abscesos, heridas y quemaduras infectadas, dermatosis y eccemas, se la usará por vía interna o externa.

Se aconseja usar la equinácea fresca siempre que se pueda.

● **Infusión:** Una cucharadita por taza de agua. 3 tazas al día

● **Tintura:** Macerar la planta fresca en alcohol de 45° (orujo) durante 15 días. Tomar 20-30 gotas tres veces al día. Previene y cura infecciones.

● **Tintura:** Macerar la planta fresca en alcohol de 90°. Solamente en uso externo, diluida para desinfectar heridas, llagas, grietas y quemaduras.

● **Cataplasma de hojas frescas:** Se aplican directamente sobre las heridas o las zonas infectadas.

A pesar de toda la publicidad de que goza hoy día la equinácea, no se trata de una panacea universal. Sencillamente, tiene la suerte de estar de moda y, como siempre sucede, antes o después tendrá que dejar su papel de *prima donna*. A pesar de apreciarla y confiar en sus destacadas virtudes, no la considero en absoluto más excepcional que la genciana, planta más cercana a nosotros en cuanto a origen y desarrollo.

Espino blanco

(Cratageus oxyacantha)
Familia: Rosáceas

Del espino albar se recolectan flores y hojas durante la primavera y el verano; en algunos casos se usan también la corteza y los frutos, que se recogerán en otoño.

En su composición encontramos esencias, quercitrina, tanino, triterpenos y diversas flavonas, a la cuales se debe la acción cardíaca de la planta.

Las flores están particularmente indicadas para regular el ritmo cardíaco y la tensión arterial. Regularizan la circulación sanguínea.

Es una planta amiga del corazón, con efecto antiespasmódico y tranquilizador; se la puede emplear en casos de espasmos nerviosos, arterioesclerosis, angina pectoris, insomnio, hipertensión e hipotensión, taquicardia, vértigos, zumbido de oídos, trastornos de la menopausia y dificultad respiratoria.

Una cura a base de espino blanco debe ser mantenida durante un tiempo bastante largo; su acción sobre el corazón es relativamente lenta comparada, por ejemplo, con la del digital, pero el efecto final es más duradero y se propaga a todo el sistema circulatorio. Respecto al digital, tiene además la gran virtud de ser completamente inocuo.

En las afecciones respiratorias (tos, etc.) actúa como sedante y antiespasmódico.

La corteza es febrífuga, mientras que los frutos son astringentes y sirven para detener las diarreas.

● **Infusión:** 1 cucharada de flores por taza de agua. Macerar una hora y filtrar.

● **Vino:** 20 gr de flores de espino blanco en 1 litro de vino blanco de Jerez. Dejar macerar durante una semana y filtrar exprimiendo las flores. 1 copita antes de acostarse en casos de insomnio. En la dosis de 2 copitas por día se emplea como sedante del sistema nervioso y para combatir la arterioesclerosis.

● **Tintura:** 20 gr de flores secas en 80 gr de grapa u orujo. Macerar durante 15 días. 30-50 gotas al día disueltas en agua (cardiotónica e hipotensora).

● **Maniluvios y pediluvios:** 4 cucharadas de flores por litro de agua. 2 baños al día.

● **Compresas:** Se introduce una toalla en una tisana tibia hecha con las dosis del maniluvio anterior, se retuerce y se aplica sobre el corazón en casos de palpitaciones.

Eucalipto

(Eucalyptus globulus)
Familia: Mirtáceas

Del eucalipto se usan las hojas lanceoladas adultas, que se recogen desde abril hasta septiembre.

Sus componentes principales son eucaliptol, cineol, pineno, tanino, ácidos grasos, aldehidos e hidrocarburos.

Las hojas del eucalipto, planta que ha merecido entre otros el nombre de «árbol de la fiebre», son febrífugas, antisépticas, astringentes y balsámicas, particularmente efectivas en casos de fiebres intermitentes y trastornos respiratorios como asma, bronquitis, anginas y resfriados.

El eucalipto se utiliza también con éxito en la cura de las enfermedades del aparato urinario; actúa como hipoglucemiante.

Esta propiedad de bajar la tasa de azúcar en la sangre, si por una parte lo hace beneficioso en casos de diabetes, por otra nos avisa de que no abusemos de él si no se necesita este efecto hipoglucemiante. Por este mismo motivo se desaconseja durante el embarazo y la lactancia, y las personas que no sufren de hiperglucemia deben limitar a unos pocos días las curas internas a base de eucalipto.

En uso externo corta hemorragias, alivia migrañas y alteraciones del sistema nervioso y puede emplearse en forma de tisana para desinfectar heridas o bien en baño de asiento cuando se presentan infecciones a cargo del aparato genito-urinario (vaginitis, blenorragia e inflamaciones del recto).

En casos de llagas y quemaduras, las medicaciones a base de eucalipto favorecen la regeneración de las células epiteliales reparadoras.

La forma más conocida de usarlo es en baños de vapor o vahos, método en el cual el eucalipto desempeña a la perfección su papel altamente balsámico y antiséptico pulmonar.

La acción bactericida del eucalipto tendría que interesar a los maniáticos de la higiene: la nebulización de una emulsión que contenga el 2% de esencia de eucalipto elimina de hecho el 70% de los estafilococos ambientales.

Esta marcada propiedad antiséptica y bactericida lo hace útil en casos de parásitos, para alejar los mosquitos y en la prevención y en la cura de enfermedades infecciosas y contagiosas. Su esencia se ha demostrado efectiva en la prevención de enfermedades como escarlatina, sarampión, tifus y cólera.

- **Infusión:** 1-2 hojas cortadas en trocitos por taza de agua. 2 tazas al día.
- **Vahos:** Un puñado de hojas por litro de agua o bien 10 gotas de esencia en un bol con agua hirviendo.
- **Vino:** Machacar 50 gr de hojas de eucalipto en un mortero y dejarlas macerar durante 10 días en 1 litro de vino blanco dulce de alta graduación alcohólica. Filtrar y embotellar. Este vino tiene propiedades antisépticas, balsámicas y anticatarrales.
- **Esencia:** 3 gotas al día.

No hay que sobrepasar estas dosis ya que el eucalipto en uso interno es relativamente tóxico.

Eufrasia
(Euphrasia alpina y Euphrasia officinalis)
Familia: Escrofulariáceas

A nivel medicinal se usa la planta entera que se recoge en verano, en lugares de montaña, hasta los 3.000 metros. Contiene resinas, ácido tánico y un glucósido similar a la aucubina.

Desde la antigüedad es conocida y apreciada por su virtud oftálmica; Paracelso recalcó aún más esta hipótesis al afirmar que veía en ella la forma de un ojo humano. Como al aciano, en Francia se la llama también *casse-lunette*, o sea, «rompe gafas», testimonio de su benéfica acción sobre las enfermedades de los ojos.

Se emplea en todo tipo de infecciones e inflamaciones oculares (conjuntivitis, blefaritis, etc.). Es también digestiva, pero esta última virtud está completamente ofuscada por su confirmado éxito en el tratamiento de los trastornos oftálmicos.

● **Colirio:** Hervir durante 10 minutos medio litro de agua. Apagar el fuego y echar 15 gr de eufrasia. Tapar y dejar enfriar. Renovar la tisana cada tres días y guardarla en una botella de vidrio oscuro.

Fumaria
(Fumaria officinalis)
Familia: Fumariáceas

Planta común en los campos no cultivados, la fumaria debe su nombre al aspecto fumoso de sus minúsculas hojas y al olor a humo que desprende al recogerla.

Contiene flavonoides, sales de potasio, algunos alcaloides entre los cuales la fumarina, de acción antihistamínica y antiinflamatoria; principios amargos y mucílagos. Se usa desde los tiempos de Dioscórides para tratar las afecciones hepáticas, sobre todo para descongestionar el hígado y desintoxicarlo.

La fumaria es colerética, antiespasmódica, diurética y depurativa, además de actuar favorablemente sobre los procesos alérgicos e inflamatorios gracias a su contenido en fumarina.

La usaremos en la hipertensión arterial, en las curas desintoxicantes de los trastornos hepáticos y siempre que sea necesario fluidificar la sangre.

Es preferible utilizar la planta en preparaciones compuestas, para lo cual me remito al capítulo 2.

Genciana
(Gentiana lutea)
Familia: Gencianáceas

«Y si el jardincito es tan pequeño, poned en él una salvia, un ajenjo y una genciana, y tendréis toda una botica»

(S. Kneipp)

Su nombre deriva de Gencio, rey de la Illiria, que fue el primero en descubrir sus virtudes medicinales. Al ser una de las plantas más apreciadas por los herbolarios, debido a sus amplias aplicaciones terapéuticas, se encuentra hoy día prácticamente en vías de extinción. En muchos países está prohibida su recolección.

Hay varias especies de genciana y, aunque la más conocida es la genciana lutea que tiene las flores amarillas, también la especie con flores color zafiro presenta las mismas propiedades medicinales.

Es planta de alta montaña, donde crece hasta los 2.400 metros; apenas se la encuentra en los Pirineos.

Sus principios activos son taninos, principios amargos (la amarogencina es la sustancia más amarga que se conoce) y glucósidos (genciopicrina, genciomarina y genciina). Los principios amargos en ella contenidos son de tan alta cantidad que incluso después de diluirla en 20.000 partes de agua todavía conserva el sabor amargo. De la genciana se utiliza la raíz seca, que se recolecta en otoño.

Se recoge después de los 10 años de vida y con una sola raíz gruesa, que puede llegar a pesar hasta 7 kg, se pueden hacer preparaciones herborísticas durante mucho tiempo.

Los antiguos ya la administraban para curar los trastornos hepáticos e intestinales, contra los parásitos, como estimulante general de las funciones digestivas, como febrífugo (sustituía a la quina) y diurético.

Estas consideraciones han permanecido inalteradas ya que todavía se la considera de suma utilidad en todos estos casos, por lo cual la emplearemos en las digestiones difíciles, en la flatulencia y en la atonía hepática, biliar y estomacal.

Estudios más recientes han conferido a la genciana virtudes aperitivas (estimula la secreción salivar), tónicas (tonifica el organismo en general) y estimulantes del sistema inmunitario (aumenta los glóbulos blancos).

El doctor Leclerc consideraba a la genciana el «más perfecto» de los amargos puros, y añadía que, «desprovista de astringencia, tonifica sin irritar; su influencia bien manifiesta sobre la secreción de la saliva le permite impresionar los nervios gustativos y contribuir al acto primordial, que es como la condición *sine qua non* de la génesis del apetito».

Incluso los trastornos más agudos del estómago remiten rápidamente tras la ingestión de una tisana de genciana.

Se utiliza en medicina natural para curar la temida anorexia y la anemia, además de emplearla en todo caso en que se necesite reforzar el sistema inmunitario: debilidad después de una enfermedad larga, convalecencia, anemia, etc.

La propiedad leucógena, o sea estimulante de la producción de glóbulos blancos (leucocitos), destina la genciana a la cura y prevención de enfermedades infecciosas; asimismo, puede constituir una ayuda en los tratamientos naturales contra el cáncer y el sida.

Puede considerarse también válida como depuradora de la sangre.

No hay que abusar en las dosis porque puede provocar vómitos y está contraindicada en las personas que sufren de estómago irritable y de hiperacidez (úlceras gastroduodenales, por ejemplo). También debe evitarse durante la lactancia, porque su sabor amargo pasaría a la leche, que resultaría así desagradable para el bebé.

● **Tisana:** Hervir durante 5 minutos 1 cucharadita de raíz en una taza de agua. Beber tibia antes de las comidas.

● **Tisana:** Se prepara macerando durante 4 horas 3 gr de genciana en una taza de agua fría (aperitivo y tónico estomacal).

● **Cocimiento:** 1 cucharadita por taza de agua. Hervir 5 minutos. Tomar antes de las comidas.

● **Cocimiento concentrado:** Hervir durante 1 hora 10 gr de raíz en 1 litro de agua. Tomar a tacitas a lo largo del día.

● **Vino:** Macerar 30 gr de raíz seca desmenuzada en 1 litro de vino blanco de Jerez durante 9 días. Filtrar. Tomar 2-3 copitas al día (tónico, aperitivo).

● **Tintura:** 20 gr de raíz seca por 80 gr de orujo. Macerar 15 días. Filtrar. Tomar 20-30 gotas tres veces por día, diluida en agua (válido para todas las afecciones señaladas).

● **Jarabe:** Macerar durante 24 horas 2 cucharadas de raíz en medio litro de agua tibia. Filtrar y añadir 400 gr de azúcar moreno, disolviéndolo lentamente. 3 cucharadas al día.

Gengibre
(Zingiber officinalis)
Familia: Zingiberáceas

El gengibre, originario de India, China y Java, ha sido una de las especias más apreciadas durante la antigüedad y la Edad Media; todavía hoy día forma parte de la mayoría de preparaciones y medicamentos en la farmacopea China.

Es interesante anotar que durante la antigüedad se utilizaba como medicina no sólo en Oriente sino también en Grecia; los romanos, que lo tenían en gran estima, lo llevaron desde sus provincias hasta Gran Bretaña, junto con el té y otras especias. El gengibre de mejor calidad procede de Jamaica.

Del gengibre se utiliza la raíz, compuesta por zingerol, fenoles, cineol, borneol y zingizerona.

Ingrediente esencial de muchas recetas de cocina de sabor exótico, el gengibre es aperitivo, carminativo, estimulante y tónico, por lo cual, además de su grato sabor, su uso ayuda a las digestiones difíciles, combate la inapetencia, controla las diarreas y facilita la expulsión de gases intestinales. Es febrífugo, antiséptico, estimula la circulación y, según varios autores, está indicado en casos de impotencia. A este propósito, es interesante recalcar que en Senegal las mujeres utilizaban las raíces de gengibre para fabricar unos cinturones que servían para despertar la sexualidad de los maridos.

En uso externo se puede utilizar en muchísimas ocasiones. Es antidolorífico, por lo cual, aplicado en compresas sobre las zonas doloridas, las calma. Es antirreumático y se utiliza ampliamente en medicina macrobiótica para deshacer acúmulos de grasas, piedras en los riñones o en la vesícula biliar, quistes ováricos, etc.

Aplicado en forma de compresas sobre el pecho, elimina el moco y descongestiona los pulmones y los bronquios. Esta misma aplicación, sobre la barriga, estimula los movimientos intestinales, eliminando el estreñimiento, mientras que usado en fricciones sobre los riñones devuelve tono, vitalidad y energía al entero organismo.

Estas propiedades parecen atribuirse a la energía particular del gengibre, que actúa como una pequeña bomba cuando encuentra un obstáculo, rompiéndolo (como en casos de litiasis o quistes) o bien dinamizándolo. Su efecto es considerado por la medicina oriental extremadamente *yin*, o sea, con tendencia a remover y expandir la energía bloqueada.

En uso interno, además de añadirlo a postres o platos variados, se puede tomar rallado en infusión con otras plantas medicinales de virtudes análogas. Para uso externo se empleará en forma de tintura, compresas y aceite esencial. Su aplicación se explica en el capítulo 2.

● **Compresas de gengibre:** Confeccionar un saquito de algodón y rellenarlo con 5-6 cucharadas de gengibre fresco rallado. Poner al fuego 2 litros de agua y al hervir, apagar el fuego y echar el saquito (el gengibre nunca tiene que hervir, ya que perdería sus propiedades), tapando bien la olla. Dejar en infusión durante 5 minutos. Exprimir bien el saquito para que salga el jugo y retirarlo en cuanto el agua haya adoptado un color amarillo bien marcado. Introducir entonces una toalla en el agua, que tiene que ser lo más caliente que podamos aguantar sin quemarnos, escurrirla y aplicarla sobre la zona afectada. Podemos cubrir la toalla con otra toalla seca o con una mantita para mantener el calor más tiempo. Si se nota que la compresa ha perdido su calor, repetir la operación tantas veces como sea necesario para desarrollar gran calor y a enrojecer la zona que se quiera curar. Todo el proceso tardará 15 minutos, más o menos.

El agua puede utilizarse durante 2 días consecutivos, volviéndola a calentar cada vez sin dejarla hervir (quistes ováricos, litiasis, estreñimiento, retención hídrica, resfriado, moco, angina, dolores reumáticos y musculares).

● **Fricciones:** Con la misma preparación precedente, se frotará todo el cuerpo hasta conseguir un enrojecimiento general de la piel. Para activar la circulación en casos de astenia, hipotensión, trastornos circulatorios, falta de energía.

● **Pediluvios:** Se realizan con la misma preparación. También tienen el fin de estimular la circulación, el vigor y la energía en general.

Los geranios poseen destacadas propiedades cicatrizantes

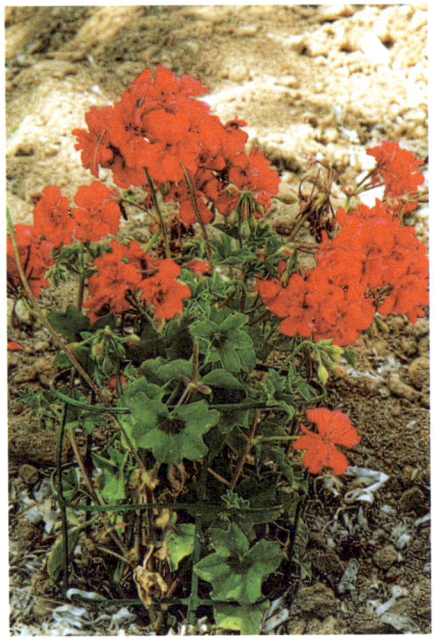

Geranio

(Pelargonium odorantissimum)
Familia: Geraniáceas

Existen más o menos 700 clases de geranios; todas ellas comparten en menor o mayor grado las mismas propiedades, derivadas principalmente de la presencia de tanino y de los principios amargos presentes en sus hojas.

Es preferible usar las hojas frescas y los tallos más tiernos.

El geranio es esencialmente astringente y antihemorrágico; en uso externo tiene la propiedad de sanar las heridas viejas (regenerando nuevamente la piel) y de cicatrizar las frescas.

Sus virtudes vulnerarias son conocidas desde la antigüedad, cuando se usaba no solamente para consolidar las fracturas sino también para eliminar los tumores.

Los baños de asiento a base de geranio acompañan la terapia oral (infusiones) en casos de hemorragias uterinas y cáncer de útero. El geranio también es útil, tanto en forma de planta fresca como de esencia, en la preparación de ungüentos destinados a la cura de eccemas y dermatosis.

En uso interno es diurético y antidiarreico, estimula las suprarrenales, cura las gastroenteritis, las hemorragias uterinas, la diabetes y la úlcera gástrica.

Se utiliza también para uso interno como complemento natural en la cura de tumores.

Recientemente se ha descubierto en las hojas de varias especies de geranios, sobre todo en los ornamentales, un principio anticoagulante de la sangre.

Las flores de geranio frescas se aplican sobre los ojos en casos de oftalmia.

● **Infusión:** 1 cucharadita por taza de agua hirviendo. Dejar reposar 10 minutos. 3 tazas al día.

● **Cataplasma:** Se machacan en un mortero las hojas recién cogidas y se aplican sobre heridas y llagas.

● **Cocimiento:** 30 gr de planta por litro de agua. Hervir 5 minutos (gárgaras en irritaciones bucales y de garganta). También para baños de asiento.

● **Tintura:** 90 gr de planta fresca bien machacada por 90 gr de alcohol de 60°. Se añaden unas cuantas gotas al agua de las gárgaras.

Ginkgo biloba

(Ginkgo biloba)
Familia: Ginkgoáceas

Es un árbol antiquísimo que procede de China y que ha permanecido hasta nuestros días gracias al hecho de haber sido considerado árbol sagrado en su tierra de origen.

Florece en primavera y se usan las hojas que se recolectan en primavera y en verano. Es particularmente rico en flavonoides; contiene quercitina, luteolina, catequina, lesina, aceite esencial, lípidos y unas sustancias que, si bien pertenecen al grupo de los terpenos, son específica del ginkgo: bilobálido, y vitaminas A, B y C.

Longevo y resistente como pocos, parece con estas dos virtudes confirmar la valiosa ayuda que proporciona a los humanos al afrontar los trastornos típicos de la vejez.

La medicina china emplea sus hojas en cataplasma desde hace más de 4.000 años para combatir los sabañones.

Se trata de una planta esencialmente activa en los trastornos circulatorios; es tónica venosa, vasoconstrictora y activadora de la circulación.

El ginkgo mejora tanto la circulación arterial como la venosa y la capilar. Es vasodilatador y alivia en parte los trastornos producidos por la arterioesclerosis.

Problemas molestos causados por falta de riego en el cerebro, como vértigo, cefalea, zumbido de oídos, pérdida del equilibrio, trastornos del sueño y de la memoria, encuentran en el ginkgo una ayuda válida.

Esta planta es también muy útil y efectiva en las afecciones circulatorias que afectan a las extremidades inferiores, como varices, flebitis, tobillos hinchados y piernas cansadas.

En estos casos, la cura interna a base de ginkgo debe ir acompañada por un tratamiento externo a base de pediluvios, cataplasmas, compresas y ungüentos.

Emplearemos el ginkgo biloba en casos de varices, insuficiencia cerebrovascular, hemorroides y trastornos de la circulación periférica.

Personalmente, lo uso en forma de extracto ya preparado, para añadir a ungüentos destinados a curar los trastornos circulatorios y venosos.

● **Infusión:** 50 gr de hojas por litro de agua.

● **Pediluvios:** 100 gr de hojas por litro de agua. Esperar a que la infusión esté fría, porque el agua caliente empeora las varices.

● **Compresas:** En la misma infusión del pediluvio, introducir una toalla, retorcerla y aplicarla sobre la zona de las varices o sobre piernas o tobillo en casos de edemas, flebitis, etc.

Ginseng

(Panax ginseng)
Familia: Araliáceas

Originario de Extremo Oriente, el ginseng prácticamente no se encuentra en estado silvestre y su procedencia es de cultivo. Al *Panax ginseng* se le conoce como «ginseng coreano», a diferencia de otras especies menos utilizadas en medicina natural.

Se utiliza exclusivamente la raíz, que se recoge en otoño cuando la planta tiene, como mínimo, 6-8 años de edad. Las raíces que tienen más de 6 años dan lugar al ginseng rojo, considerado más eficaz y de mayor calidad respecto al ginseng blanco, que se recoge a los 4 años de edad. Entre las sustancias que componen el ginseng encontramos ginsenósidos, sustancias estrógenas y saponinas. El porcentaje de saponina en la raíz es responsable de que la planta tenga efectos opuestos (hiper e hipotensión), dando lugar a controversia entre sus estudiosos. Contiene además muchísimos minerales, como sodio, potasio, calcio, zinc, fósforo, magnesio, hierro, y vitaminas, sobre todo las del grupo B.

A la raíz de ginseng se le atribuyen muchísimas propiedades terapéuticas (*panax*, su nombre científico, deriva de «panacea») pero muchas de ellas no tienen un fundamento real.

Considerado por la medicina oriental un medicamento sumamente *yang*, es altamente estimulante, tonificante y especialmente indicado para las personas asténicas, débiles y fácilmente agotadas. Posee efectos antidepresivos y ansiolíticos, aumentando la concentración mental y la memoria.

Aumenta las defensas del organismo y está especialmente indicado en casos de estrés, cansancio y convalecencia. Puede ser muy útil a las personas que durante un cierto periodo deben desarrollar un trabajo especialmente duro o bien a los deportistas sometidos a entrenamiento.

También está indicado para las personas ancianas, siempre que se tenga en cuenta que esta planta puede resultar excitante y provocar fenómenos de nerviosismo e hipertensión en sujetos que tienen tendencia a tales inconvenientes. Si se utiliza ginseng rojo, estos problemas se agravan, ya que la raíz, después de 5 años de edad, se convierte en hipertensora y excitante.

La acción afrodisíaca atribuida al ginseng, a pesar de toda la publicidad de que ha sido objeto, no está científicamente demostrada y según algunos autores es infundada y únicamente folclórica. Es cierto, por otra parte, que el ginseng es un tónico general y, por tanto, tonifica también el sistema reproductor, mejorando la capacidad y el funcionamiento de los órganos sexuales. De hecho, aumenta la producción de espermatozoides y de hormonas.

En el comercio se encuentran cápsulas, extractos, comprimidos y otros preparados a base de ginseng. La dosis diaria recomendada es de 1 gr.

Es aconsejable tomar estos compuestos por la mañana y, de todas formas, nunca por la noche. Una cura deberá seguirse durante 3-4 semanas antes de poder apreciar unos resultados satisfactorios, porque la acción del ginseng es lenta pero acumulativa.

La planta está contraindicada en casos de hemorragias, porque se supone que puede aumentar el flujo sanguíneo, y en los síntomas gripales que, según determinados estudios, se agravarían. La acción estrogénica del ginseng produce también efectos negativos en las mujeres durante y después de la menopausia, provocando nódulos en las mamas y hemorragias vaginales.

No conviene asociarlo con medicamentos que contengan hierro ya que este metal interfiere químicamente con los principios activos del ginseng, disminuyendo su efecto terapéutico. Tampoco hay que asociarlo con excitantes como café, té, etc., ya que el sistema nervioso resultaría afectado.

Personalmente, estimo que el ginseng es una planta muy interesante a nivel medicinal pero no debe usarse con ligereza. En este libro se encontrarán recetas donde el ginseng se añade a jarabes específicos y lo usaremos en el apartado de la belleza natural, donde sus propiedades altamente revitalizantes nos ayudarán a mantener un cutis joven y tonificado.

Gordolobo
(Verbascum thapsus)
Familia: Escrofulariáceas

Planta típica de lugares soleados, se recolecta en primavera y verano, en cuanto las flores abren sus pétalos.

Es una planta rica en mucílago y que contiene, además, verbasterol, saponinas, inositol y materias amargas. Las saponinas abundan en esta planta y probablemente por esta virtud detergente se la llamaba vulgarmente «friegaplatos».

Una de estas saponinas tiene una marcada propiedad hemolítica; se encuentra en las hojas y sobre todo en las semillas.

Los médicos griegos, desde Hipócrates a Dioscórides, ya conocían sus virtudes emolientes: sus flores en particular, pero también las hojas, suavizan los tejidos traumatizados y les devuelven la salud.

Es una de las plantas pectorales más apreciadas.

Las flores están particularmente indicadas en las afecciones del aparato respiratorio: anginas, bronquitis, pulmonías, congestiones pulmonares y pleuritis. En casos de tos y ronquera actúan como expectorantes.

Además de ser emoliente, el gordolobo es antiespasmódico, por lo cual se empleará en casos de asma, crisis nerviosas, angustia, arritmias cardíacas, cólicos, calambres estomacales y neuralgias.

Santa Hildegarda debió de indagar las calidades antiespasmódicas del gordolobo ya que afirmaba de él que alegra el corazón y aleja la tristeza. Todavía hoy día en alguna farmacia se puede encontrar una preparación a base de polvo de gordolobo contra los dolores cardíacos y las angustias.

En uso externo, sus propiedades emolientes resultan útiles para curar úlceras, llagas, quemaduras y hemorroides.

● **Infusión:** 15 gr de flores secas por 1 litro de agua hirviendo o bien 1 cucharada por taza. Hay que filtrarla con un lienzo para que se eliminen totalmente los estambres y no irriten la garganta. 3 tazas al día. Se puede usar por vía externa como loción en las afecciones dermatológicas.

● **Cataplasma de hojas:** Se desmenuzan y se hierven en leche para aplicarse luego sobre sabañones, grietas y hemorroides. Un puñado de hojas por litro de leche. Desinflama y actúa como ligero narcótico.

Helicriso
(Helichrysum italicum)
Familia: Compuestas

Aunque su nombre verdadero significa «sol de oro», es conocido vulgarmente como «siempreviva» y «perpetua» porque una vez recogidas sus flores siguen manteniendo el color y el intenso perfume durante meses, incluso años.

Florece en primavera, época en la cual se recolectan las sumidades floridas ricas en esencia compuesta por acetato de nerilo, furfurol y pineno.

Desde tiempos lejanos se ha utilizado sobre todo como expectorante y febrífuga, aunque también tiene ciertas propiedades diuréticas y bactericidas.

Como bactericida se emplea tanto para uso interno, en casos de lombrices intestinales, como prendida en ramitas en los armarios o entre la ropa para protegerla de las polillas.

Es en el siglo XX cuando el helicriso ha sido estudiado con más detalle y se han demostrado las virtudes terapéuticas excepcionales que los antiguos sospechaban.

Un médico italiano, el doctor Santini, empezó a usar el helicriso con óptimos resultados en medicina veterinaria por lo cual pronto, al constatar el ausencia de toxicidad de la planta, continuó sus experimentos sobre pacientes humanos, en particular pacientes

Helicriso

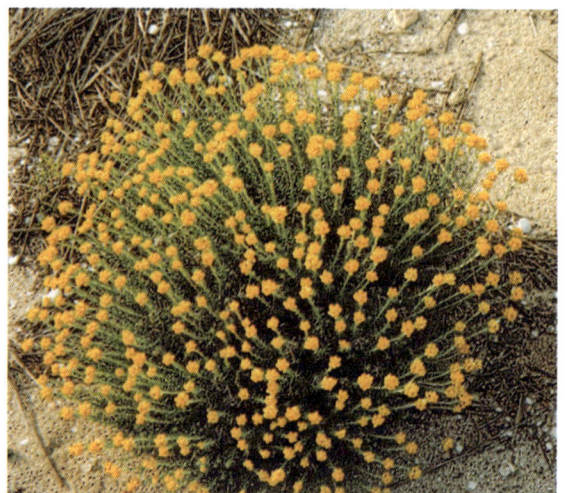

con asma, bronquitis aguda y crónica. Prosiguió sus estudios sobre la planta, notando cómo actuaba bloqueando procesos alérgicos de todo tipo. Esta acción antialérgica del helicriso se debe a una acción estimuladora de las glándulas suprarrenales que provoca un aumento de la cortisona interna.

La propiedad antialérgica del helicriso es especialmente preciosa en nuestros días, ya que las enfermedades alérgicas están proliferando como nunca debido a la contaminación ambiental y a los errores dietéticos. El helicriso se puede administrar con total tranquilidad a niños y adolescentes en forma de infusión o mejor aún (en caso de niños) como jarabe.

Emplearemos la siempreviva en casos de asma alérgica, rinopatías, bronquitis agudas y crónicas, alergias alimentarias (gastritis, enteritis, colitis de origen alérgico), urticaria, edema de Quinke, eritema solar, dermatitis, eccemas y todo tipo de alergia, tanto si se manifiesta con erupciones cutáneas como con otra señal de alarma.

La podemos usar simultáneamente para uso interno y externo; con el oleomacerado de helicriso confeccionaremos bálsamos sorprendentemente activos frente a eritemas, eccemas y dermatitis alérgicas.

No tenemos que olvidar su uso más tradicional, o sea utilizarla como planta béquica y febrífuga; en infusión o jarabe la emplearemos en casos de catarros, tos, fiebre, gripe, asma y bronquitis.

En el sur de Italia la siempreviva se conoce como *biondella*, o sea rubia, porque las chicas la utilizaban para dar reflejos rubios al pelo.

- **Infusión:** 1 cucharada de flores por taza de agua. 3 tazas al día.
- **Jarabe:** Preparar una infusión muy concentrada. Dejarla macerar unas horas y filtrar. Volverla a calentar y luego endulzarla.
- **Aceite:** Se prepara a partir de la planta fresca o seca. Llenar un tarro de cristal con flores, apretándolas un poco para obtener un aceite más concentrado. Cubrir con aceite de oliva, tapar y dejarlo macerar al sol durante 40 días. Filtrar exprimiendo las flores y utilizar el oleomacerado para preparar ungüentos.

Hiedra

(Hedera helix)
Familia: Araliáceas

De la hiedra usaremos únicamente las hojas, que se pueden recoger en cualquier estación y solamente en las dosis necesaria, ya que se deben utilizar frescas. Contienen, entre otros ingredientes, glucósidos, carotina, ácido fórmico y ácido málico.

Uno de los glucósidos de la planta, la hederina, posee propiedades vasodilatadoras (tomada en pequeñas dosis) y vasoconstrictoras (en dosis más altas) que explicarían los efectos terapéuticos contradictorios de la hiedra.

Este mismo compuesto es el responsable de la toxicidad que la planta ejerce cuando es ingerida. Los frutos la contienen en cantidad aún mayor, por lo cual no los usaremos tampoco por vía externa.

Entre los griegos, la hiedra estaba dedicada a Dionisio, dios del vino, del amor y de la vitalidad (el Baco de los romanos); probablemente por su gran afán de extenderse y de crecer, que bien conocen aquellos que la tienen anclada a un albor o a la pared de casa.

El hecho de que pueda vivir hasta un millar de años explica porqué se la consideraba el símbolo de la inmortalidad y del amor eterno. En la antigüedad se la empleaba para curar muchas enfermedades, sobre todo las diarreas, el mal de muelas, las otitis y los trastornos del bazo.

En la Edad Media se estudiaron otros efectos de la hiedra, por los cuales se estimó útil también en casos de ictericia, insomnio, cefalea y dismenorrea.

En dosis excesivas, la hiedra es altamente tóxica y acaba comprometiendo seriamente el sistema nervioso; por esta razón se aconseja únicamente su uso externo. De esta última forma no es perjudicial y se la puede usar como febrífuga, sudorífera y emoliente. Es un analgésico que la naturaleza nos pone a disposición para ayudarnos a calmar todo tipo de dolor (muelas, oído, gota, dolores reumáticos). Es útil también en casos de quemaduras e hinchazones.

La hiedra posee además importantes cualidades cosméticas: disuelve la grasa y ayuda a combatir la celulitis. En loción es útil para quitar las manchas oscuras de la piel causadas por el sol y los años, y en cocimiento se usa para enjuagar el pelo, haciendo más oscuro y brillante el cabello negro. Un cocimiento de hiedra más concentrado sirve para lavar prendas viejas de color oscuro, a las cuales devuelve el tono original, realzando el negro.

● **Cocimiento:** 30 gr de hojas frescas por litro de agua. Hervir unos minutos. En loción, para cicatrizar heri-

Hierba luisa

das. Para sanar llagas, después de haberlas lavado con este líquido se pondrán encima de las mismas algunas hojas del cocimiento y se mantendrá la cataplasma durante una hora más o menos.

● **Cataplasma:** Aplicar directamente hojas frescas machacadas sobre los dolores reumáticos.

● **Compresas**: Preparar un cocimiento, empapar una toalla en el líquido, retorcer y aplicar sobre la zona afectada de celulitis.

Hierba luisa
(Lippia triphylla)
Familia: Verbenáceas

Es una hierba originaria de Chile y se ha ambientado perfectamente a las zonas mediterráneas más soleadas.

Florece en primavera y en verano; en Baleares se recoge el día de San Juan y se emplea como ingrediente esencial del típico licor ibicenco de hierbas.

Sus componentes más importantes son limoneno, citral, verbalina, geraniol, verbenona, aldehídos y cetona.

Conocida en Europa solamente desde hace dos siglos, algunos de sus compuestos todavía deben ser estudiados más a fondo.

Se la llama a menudo *citronella* confundiéndola con la melisa, pero la hierba luisa pertenece a la familia de la verbena y, de hecho, se la conoce también como «verbena olorosa» y en terapias con plantas medicinales se la considera aún más efectiva que la misma *Verbena officinalis*.

La hierba luisa es antiespasmódica, antineurálgica y ligeramente excitante, por lo cual es aconsejable en las apatías, depresiones y neurastenias. Si bien resulta tónica en casos de apatía, por otra parte se revela calmante frente al dolor.

Calma los espasmos, tanto del estómago como del corazón, es efectiva en los ataques de asma y es febrífuga. Se puede emplear con éxito en casos de migrañas, vértigo y cansancio intelectual. Los efectos sedantes de la hierba luisa se aprovechan en los trastornos físicos y psíquicos de la regla.

Es aliada del sistema digestivo, y resuelve situaciones de flatulencia, acidez, digestiones difíciles y dolores intestinales.

● **Infusión:** 5-6 hojas por taza de agua. 2-3 tazas al día.

Hipérico
(Hipericum perforatum)
Familia: Gutíferas

Conocido en todos los idiomas como «hierba de San Juan» por ser el solsticio de verano la época más indicada para su recolección, el hipérico constituye uno de los más grandes regalos que la naturaleza nos ha hecho. Fue probablemente por este motivo que los griegos le pusieron el nombre de *hipereikon* (*hiper*, o sea «superior», y *eikon*, «imagen») que significa «por encima de todo lo imaginable». Sus innumerables virtudes confirman este apodo.

Del hipérico se cortan las sumidades floridas. Entre sus componentes destacan: aceite esencial (en las sumidades floridas), taninos, hipericina, rutina y sustancias tánicas en abundancia.

Sus hojas, vistas en trasparencia, presentan innumerables agujeritos minúsculos (de aquí el apellido *perforatum*), que sugirieron a los médicos renacentistas sus propiedades vulnerarias. Esta virtud, seguramente la más importante del hipérico, era ya muy bien conocida entre los griegos, que también la denominaban «hierba de los soldados».

El hipérico consolida las heridas, cicatrizándolas cuando hay ulceraciones internas o externas y estimulando la circulación sanguínea local.

En las quemaduras, el hipérico actúa como anestésico, reduciendo considerablemente el dolor y la inflamación, y regenera los tejidos dañados. Según estudios recientes, estos efectos los proporcionan ciertas sustancias antibióticas presentes en los frutos de la planta.

Las fricciones con aceite de hipérico se aconsejan también para calmar el dolor en casos de reumatismo, ciática y gota.

En uso interno, es digestivo y combate el ardor de estómago. El abad Sebastian Kneipp lo recomendaba para las enfermedades renales y para eliminar las enuresis nocturnas de los niños.

Sus flores amarillas recuerdan la relación con el hígado y, de hecho, se administra con éxito en las afecciones hepáticas y biliares.

Según el doctor Valnet, es eficaz en las insuficiencias circulatorias, propiedad esta que podría ser sugerida por la forma acorazonada (otro nombre vulgar del hipérico es «corazoncillo») de sus hojas.

Recientes estudios han demostrado que el hipérico posee una destacada virtud antidepresiva. En muchos países del norte de Europa se está utilizando con gran éxito en este sentido, tanto que la venta de preparados a base de hipérico parece haber superado la de todos los demás medicamentos de síntesis. En casos de depresión se tomará en forma de infusión o bien de tintura.

El aceite de hipérico es ingrediente fundamental de todo botiquín natural, es la mercromina a tener a mano siempre que se tengan niños pequeños; personalmente lo uso también para curar las infecciones y las heridas de los animales domésticos.

● **Infusión:** 30 gr de sumidades por litro de agua. 3 tazas al día, antes de las comidas.

● **Aceite:** Macerar durante 40 días, en 1 litro de aceite de oliva, 100 gr de sumidades floridas recién recolectadas. Filtrar, exprimiendo bien las flores, y guardar.

● **Ratafía de hipérico:** 20 gr de sumidades en 1 litro de orujo. Añadir 1 limón en rodajas y macerar durante 15 días. Filtrar y añadir 100 gr de azúcar. 1 copita después de comer (digestivo).

● **Tintura:** 20 gr de sumidades machacadas en 100 gr de orujo. Macerar durante 15 días. Tomar en gotas (15 gotas tres veces al día).

Hisopo
(Hissopus officinalis)
Familia: Labiadas

«Quien supiera del hisopo las virtudes, sabría demasiadas».

Es raro hallarlo en estado silvestre, pero se cultiva con facilidad.

Florece en los meses de junio y julio; se utilizan las sumidades floridas, que se recolectan en verano. Contiene pineno, pinocanfona, sesquiterpenos, hesperidina, ácido málico, tanino y resinas.

Es una de las plantas más indicadas en el tratamiento de las afecciones del aparato respiratorio. Es expectorante y antiespasmódico, indicado en casos de asma, bronquitis agudas y crónicas, resfriados, fiebre del heno y tos. Parece efectivo, sobre todo en esencia, contra la tuberculosis.

Posee además propiedades digestivas y aperitivas, por lo cual se utiliza en casos de trastornos intestinales, anorexia y calambres estomacales.

Discretamente diurético, es eficaz en la litiasis urinaria (cálculos en la vejiga), mientras su contenido en tanino le confiere un poder astringente que se puede comprobar al tratar heridas, llagas y patologías como la leucorrea.

Es depurativo de la sangre y posee la virtud de impedir su coagulación, además de devolver a sus niveles normales la tensión demasiado baja.

En dosis elevadas, el hisopo es tóxico y presenta fenómenos epilépticos.

El refrán que encabeza esta sección nos revela la gran consideración de que gozaba el hisopo en los tiempos antiguos, cuando era apreciado como una verdadera panacea.

Si bien muchas de las virtudes que se le atribuyen no han sido confirmadas, su acción balsámica sobre las afecciones bronquiales es un hecho cierto, aunque es aconsejable usar la planta cuando los fenómenos inflamatorios han empezado a remitir. El hisopo, entonces, fluidificará las secreciones y ayudará a eliminarlas con facilidad.

Parece que posee ciertas virtudes antitumorales y en uso externo se aplica a vegetaciones cancerígenas. Usado externamente, es eficaz también en casos de sífilis, eccemas y dermatosis. Con el hisopo se prepara una loción de belleza que tonifica los músculos de la cara y del cuello.

● **Infusión:** 2 cucharadas de planta por litro de agua hirviendo. Dejar macerar hasta que esté fría. 2-3 tazas al día con miel.

● **Jarabe:** Poner a macerar durante 24 horas 100 gr de sumidades en 1 litro de agua hirviendo. Filtrar y volver a calentar para disolver en este líquido 166 gr de azúcar moreno. 3 cucharadas al día.

● **Vino:** Macerar durante 9 días 50 gr de sumidades floridas en 1 litro de vino blanco. 1 copita después de las comidas en caso de trastornos digestivos.

● **Esencia:** 2-3 gotas al día.

Lavanda
(Lavandula officinalis)
Familia: Labiadas

Existen tres tipos de lavanda: la *Lavanda off.*, el espliego y la *Lavanda stoecha*.

Las tres son muy similares en su aspecto y poseen las mismas propiedades curativas.

Florece en verano y de ella se aprovechan las sumidades floridas.

Está compuesta básicamente por esencias (linalol, gerianol, pineno, cineol, borneol), que le confieren el tan apreciado perfume, y por taninos, éter valeriánico y saponinas.

Este último componente explica su poder detergente; el nombre lavanda, de hecho, le fue dado por los romanos, que la utilizaban para su higiene personal.

La lavanda es antiséptica, diurética, antiespasmódica, digestiva, sudorífica, vermífuga, analgésica, estimulante y sedante a la vez.

Es tónica cardíaca: calma los nervios del corazón; está indicada en las taquicardias y en casos de hipertensión.

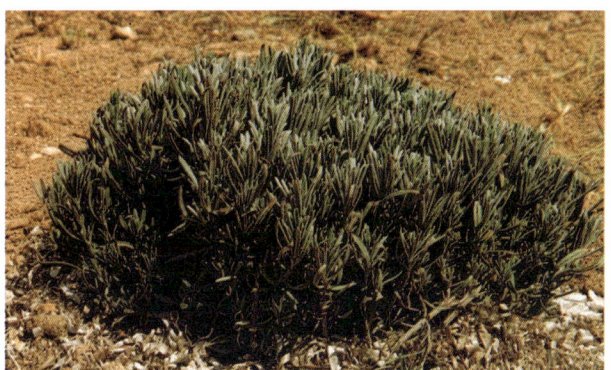

Lavanda

Es una gran amiga del sistema digestivo, siendo indicada para uso interno en casos de digestiones pesadas, gases, náuseas, cólicos intestinales e inapetencia.

Es benéfica en casos de asma, y en forma de vaho combate las infecciones que atacan al sistema respiratorio (angina, bronquitis, resfriados…)

Una de sus más destacadas virtudes es la de ser antirreumática (ver romero: «el agua de la Reina de Hungría») y antigotosa; para combatir estas dolencias se recomiendan los baños a base de lavanda.

En uso externo es cicatrizante, bacteriostática, insecticida y antivenenosa. La palabra espliego deriva, de hecho, de áspid, una serpiente mortal; la lavanda desde siempre se ha considerado efectiva contra las picaduras de animales venenosos. Bien lo saben, por lo que parece, los cazadores de los Alpes, que llevan siempre consigo esta planta para restregar las eventuales picaduras que las víboras infligen a sus perros.

Siempre para uso externo, la infusión de lavanda es útil como tónico facial, en casos de piel grasa y sucia, acné, forúnculos, eccemas, etc.

Aplicada sobre el hígado en forma de compresa, ayuda a este órgano a cumplir sus funciones, mientras que en gárgaras su infusión cura las pequeñas lesiones bucales. Desinfecta la zona bucal y parece tener la propiedad de relajar los músculos de la lengua, llegando a curar el tartamudeo.

La lavanda tiene de hecho propiedades antiespasmódicas y sedantes que justifican esta afirmación; son las mismas que la hacen ser útil en casos de migraña, calambres estomacales y otros síntomas de origen nervioso.

Es emenagoga y óptima aliada del sistema genital femenino: cura la amenorrea y la leucorrea, y es la planta más indicada para efectuar lavados vaginales (como sugiere su mismo nombre) ya sea usada en casos de infecciones como en la limpieza íntima preventiva.

Para terminar, recordemos su utilidad en proteger la ropa de la invasión de polillas y en alejar del ambiente circundante mosquitos y moscas.

● **Infusión:** 1 cucharadita de sumidades floridas por taza de agua. 3 tazas al día.

● **Infusión para uso externo:** 2 cucharadas por taza de agua.

● **Cocimiento:** Un manojo de flores por litro de agua. Hervir 10 minutos y dejar enfriar antes de filtrar. Utilizar como irrigación vaginal (leucorrea, blenorragia, etc.)

● **Baño sedante:** 50 gr por litro de agua. Dejar macerar durante media hora y añadir al agua del baño.

● **Tintura:** 250 gr de sumidades floridas o flores en 1 litro de alcohol de 95°. Dejar macerar 9 días y filtrar. Muy útil en casos de reuma, gota y astenia.

● **Aceite:** 1) Disolver 10 gr de aceite esencial de lavanda en 100 gr de aceite de oliva. Aplicar friccionando sobre las zonas doloridas.

2) Macerar durante 40 días 250 gr de flores de lavanda en 1 litro de aceite de oliva. Filtrar y guardar.

● **Agua de lavanda:** 1) Disolver 30 gr de aceite esencial en 1 litro de alcohol de 90°. Dejar reposar la mezcla 24 horas, pasar por un filtro de papel y guardar.

2) Macerar durante 15 días 250 gr de sumidades floridas en 1 litro de alcohol. Filtrar y guardar.

El agua de lavanda se usa en baños y fricciones como antirreumática, antiinflamatoria y relajante.

Llantén
(Plantago mayor, Plantago menor) Familia: Plantagináceas

Hierba muy común, crece espontánea en prados y campos no cultivados; se recogen las hojas y las flores en primavera y verano. Es una planta rica en mucílago, y contiene además saponinas, ácido oxálico, ácido cítrico y potasio.

Sus principales virtudes son las de ser emoliente y astringente, por lo cual se usa por vía interna para curar los catarros bronquiales, la ronquera y la tos de los fumadores. En casos de tos actúa como béquico, ayudando a la expectoración.

Es una planta depurativa, por lo cual se la emplea en las curas desintoxicantes de la primavera, sea en forma de infusión o añadiendo sus hojas a los caldos depurativos, junto a las ortigas. Es diurético y antiinflamatorio.

En uso externo se utiliza en gárgaras para las afecciones de la garganta, y en forma de cataplasmas y compresas sobre llagas, quemaduras, varices y hemorroides.

● **Infusión:** 1 cucharada por taza de agua. 3 tazas al día.

● **Cocimiento:** 100 gr de hojas de llantén menor por litro de agua. Hervir 10 minutos. 3-4 tazas al día en casos de catarros bronquiales.

● **Cataplasma:** Se cogen hojas frescas, se limpian y se pasan por agua hirviendo. Luego se aplican directamente sobre úlceras, llagas tórpidas y ulceradas. El llantén actúa como cicatrizante y regenerador de los tejidos.

● **Zumo de planta fresca:** También es útil en las afecciones bronquiales, cura las llagas de la boca y las encías que sangran. Bebido, frena las pequeñas hemorragias (de pecho, por ejemplo). 2 cucharadas al día.

El llantén es óptimo ingrediente de jarabes bronquiales y depurativos.

Malva

(Malva sylvestris)
Familia: Malváceas

Se utilizan flores y hojas, que se recogen en primavera y verano, época en la cual la planta contiene más principios activos. Entre estos destaca el mucílago, presente en considerable cantidad y responsable de las sorprendentes cualidades emolientes de la malva. Contiene además malvidina, malvina, glucosa y tanino.

De la malva se usan las hojas, los tallos y las flores. Las hojas y tallos a menudo presentan unas pústulas oscuras producidas por un honguito y deben desecharse. Las flores deben secarse rápidamente y conservarse al abrigo de la luz para que conserven su bonito color.

Es una planta apreciada desde la antigüedad tanto por su valor terapéutico como para su consumo como verdura. Los griegos y los romanos hicieron buen uso de la malva y en la escuela pitagórica se la consideraba sagrada gracias a sus virtudes benéficas y equilibradoras. Según Pitágoras, la malva representaba el justo equilibrio en las pasiones, o sea, la moderación. Esta relación habrá sido probablemente sugerida por la virtud fundamental de la planta, la de ser antiinflamatoria y calmar todo tipo de erupción.

Santa Hildegarda la prescribía para curar numerosas enfermedades, desde el insomnio a las cefaleas persistentes, desde los trastornos renales a las hemorragias, desde las disfunciones del aparato urinario hasta los envenenamientos.

Los médicos del Renacimiento aseguraban que quien comiese malva a diario estaba libre de enfermedad para todo el día, mientras que un refrán castellano añade: «Con un huerto y un malvar hay medicina para un hogar». Quizás estas últimas afirmaciones sean demasiado exageradas, pero el hecho cierto es que la malva posee una virtud especial para curar todas las enfermedades inflamatorias: es emoliente y regenera prontamente los tejidos traumatizados.

La malva es antiflogística, béquica y constituye un laxante suave, sobre todo añadida como un vegetal cualquiera a las sopas de verdura.

La emplearemos para curar tos, resfriados, bronquitis, angina, disfunciones genito-urinarias, retención hídrica, inflamaciones internas y externas, y estreñimiento. En las estomatitis, colitis y enterocolitis actúa como calmante. Es también antipirética.

En uso externo podemos usarla como colirio; en loción, para calmar picores e inflamaciones de la piel y para combatir impurezas, acné, *couperose* y manchas oscuras provocadas por el sol y el embarazo.

El precioso componente de la malva, el mucílago, no ama las temperaturas altas, por lo cual es mejor preparar las tisanas en agua fría y dejar macerar en ella la planta durante media hora.

● **Infusión:** 1 cucharada sopera por taza de agua. 3 tazas al día

● **Cocimiento de raíz:** Una cucharada hervida en una taza de agua durante 2-4 minutos

● **Cocimiento concentrado:** Tres puñados de planta entera por litro de agua. Se usará como loción externa en los casos antes explicados y como lavanda vaginal en casos de vaginitis, endometritis y cervicitis.

● **Polvo de raíz:** Es un óptimo dentífrico, desinfectante de la boca. A los niños se les puede dar directamente un trocito de raíz para mascar.

● **Cataplasma:** Aplicar directamente sobre la parte a curar algunas hojas superpuestas, ligeramente machacadas (forúnculos, abscesos, quemaduras, etc.).

Malvavisco
(Althaea officinalis)
Familia: Malváceas

Pertenece a la misma familia que la malva y con ella comparte propiedades y principios activos esenciales, aunque según algunos autores en el malvavisco las virtudes están acrecentadas.

En la raíz de malvavisco, que es la parte que usaremos en terapia, el mucílago está presente en más cantidad respecto a la malva, hasta llegar a un 35% de los componentes totales.

Contiene además pectina, glucosa, ácido málico y asparagina. Se recogerán plantas de más de dos años de edad y se cortarán sus raíces a daditos.

Su nombre científico, *Althaea*, deriva dal griego *altaino*, que significa «yo curo», atestiguando la alta consideración de que gozaba la planta en el mundo antiguo. Ya entonces se conocían las cualidades emolientes y lenitivas del malvavisco y se usaba, y todavía se usa, como antiinflamatorio de las mucosa y de la piel.

La malva y el malvavisco se pueden usar juntos, utilizando hojas y flores de malva y raíz de malvavisco.

● **Infusión:** Una cucharada de raíz por taza de agua fría.

● **Polvo de raíz:** Se machaca en un mortero la raíz seca hasta conseguir un polvo muy fino que se tomará a razón de 2-3 cucharaditas al día, mezcladas con miel.

● **Jarabe:** Macerar durante 24 horas 100 gr de raíz seca en 1 litro de agua fría. Filtrar y disolver en el líquido calentado 1.500 gr de azúcar moreno. Una copita antes de acostarse en casos de enfermedades respiratorias.

Manzanilla
(Matricaria chamomilla)
Familia: Compuestas

De la manzanilla usaremos las cabezuelas floridas que se recogerán en primavera y verano. Cada año se renovará la cosecha.

Sus principios activos explican su uso tan extendido; es una de las plantas que más propiedades medicinales posee.

La manzanilla contiene esencias, azuleno, bisabol, cumarina, sesquiterpenos, ácido salicílico y ácido octílico, sales minerales y vitamina C. Su actividad antiespasmódica se atribuye a su contenido en apigenina.

La planta es antiespasmódica y sedante y está indicada sobre todo en los trastornos nerviosos de los niños y de las mujeres durante el ciclo menstrual. El nombre de *matricaria* deriva de matriz, órgano en el cual la planta ejerce una acción terapéutica relevante.

Estimula la digestión, la sudoración y la expulsión de gases intestinales y de oxiuros (es vermífuga). Es efectiva en casos de cefalea, neuralgias y migraña.

Hoy día, conocidos los peligros de fármacos como la aspirina, la manzanilla nos ofrece ácido salicílico en estado natural y puede servirnos como ligero analgésico y antipirético.

Según algunos autores, su ingestión aumentaría notablemente el numero de leucocitos.

Al contener azuleno, poderoso antiinflamatorio y antiséptico, la manzanilla resulta indicada como antiinflamatoria y desinfectante; podemos usarla en compresas sobre las partes inflamadas; en gárgaras, en las inflamaciones bucales; como colirio, en las infecciones oculares y como loción de belleza para luchar contra las imperfecciones del cutis (acné, granos infectados, etc.).

Recientemente se han rescatado en la manzanilla propiedades antihistamínicas, o sea capaces de minimizar las reacciones alérgicas.

Su administración es incompatible con la quina, con las preparaciones a base de tanino (plantas como el nogal y el roble lo contienen en cantidad) y con las sales metálicas (mercurio, plomo y plata).

Por otra parte, tiene la virtud de realzar las propiedades de otras plantas medicinales cuando se encuentra mezclada con ellas.

Aunque voces populares advierten que no se debe dejar en infusión la manzanilla más de 5 minutos, esta precaución no encuentra respuesta entre muchos estudiosos de las plantas. Al contrario, Leclerc afirma que en casos importantes (fiebre, gripe, etc.) no es efectiva una tisana de manzanilla dejada en infusión menos de 1 hora.

● **Infusión:** 1 cucharada por taza de agua hirviendo. Dejar en infusión 10 minutos. En casos de gripe, neuralgias, etc., dejar en maceración durante 1 hora.

● **Vino:** En 1 litro de vino blanco y seco, dejar macerar durante 10 días 50 gr de flores de manzanilla. 2 copitas al día para combatir ansiedad y cefalea. 1 copita al día antes de acostarse ayuda a combatir el insomnio.

● **Aceite:** Macerar durante 40 días en 1/2 litro de aceite extravirgen de oliva 100 gr de flores secas. Es útil para calmar el dolor local (dolores articulares, reumáticos) y para deshacer hinchazones.

● **Polvo de flores:** Machacar muy finamente 4 gr de flores. Tomar a lo largo de 24 horas en varias tomas.

Meliloto
(Melilotus officinalis)
Familia: Leguminosas

Del melitoto, planta muy cómun, se usa la parte aérea, o sea hojas, tallo y flores. Es riquísimo en flavonoides, por lo cual su principal virtud consiste en aumentar la resistencia de los capilares, reduciendo su permeabilidad. Contiene también vitamina C en cantidad relevante, cumarina, taninos, saponinas y melilotina.

Es emoliente, sedante y antiespasmódico.

Los antiguos le atribuían el poder de calmar la euforia en casos de embriaguez y lo consideraban, junto al aciano y al llantén, una de las plantas más indicadas para las afecciones oculares.

Se utiliza en casos de trastornos circulatorios venosos: fragilidad capilar, varices, hemorroides, edemas en las extremidades inferiores, hematomas, articulaciones hinchadas y espasmos nerviosos. La cumarina contenida en el meliloto lo hace útil en casos de tos, confiriéndole propiedades antiespasmódicas.

Se emplea con eficacia como diurético, sobre todo en las afecciones urinarias que presentan pus y siempre que se necesite estimular la diuresis. Según ciertos autores, sería eficaz para prevenir la formación de trombos tomado, por ejemplo, después de un tratamiento prolongado a base de antibióticos. Actúa de hecho como anticoagulante previniendo la estasis sanguínea y estimulando la circulación.

Se usa en baños locales y en cataplasmas emolientes, aplicadas directamente en la zona afectada; también se utiliza en lavados oculares y para combatir el insomnio en niños y personas ancianas. Se utiliza eficazmente en los trastornos de la menopausia.

● **Infusión:** 2 cucharaditas de planta seca por taza de agua. 2-3 tazas al día. Contra el insomnio, tomar la tisana antes de acostarse y para los niños usar la mitad de la dosis.

● **Tintura:** 20 gr de flores en 80 gr de alcohol de 60°. Macerar 9 días.

● **Colirio:** 30 gr de sumidades secas por litro de agua hirviendo. Lavarse los ojos por la mañana y por la noche en casos de inflamación.

● **Cataplasmas emolientes:** Hervir las flores en un poco de leche, filtrar y aplicar directamente sobre abscesos y forúnculos, así como sobre las articulaciones inflamadas.

Melisa
(Melissa officinalis)
Familia: Labiadas

La melisa toma el nombre del animal que de ella se alimenta: la abeja, del griego *melisa*. Su aroma recuerda al limón, de ahí sus nombres vulgares como «citronella», «limonera», etc. con los cuales también se la conoce.

Su cultivo, ya sea en huerta o en maceta, es relativamente fácil; florece en primavera y en verano. Es una de las plantas que se aconseja recoger el día de San Juan, aunque en climas particularmente calurosos esta operación debe realizarse mucho antes.

Contiene una esencia rica en geraniol, linalol, citral, citronelal, resinas, mucílago, taninos, saponinas y sustancias amargas. Estos principios se localizan principalmente en las hojas.

Los primeros en elogiar las virtudes de la melisa fueron los médicos árabes, que la definieron como «cordial», o sea, sostenedora del corazón. Esta tesis fue prontamente aceptada por los seguidores de la teoría de las signaturas, ya que las hojas de melisa tienen clara forma de corazón.

Los árabes ya la consideraban euforizante, capaz de estimular todas las funciones vitales, alejando depresiones, angustias, obsesiones, amnesias, migrañas de origen nervioso y crisis histéricas.

De los árabes, las virtudes de la melisa pasaron a ser tesoro de los frailes carmelitas, que descubrieron la tan estimada agua de melisa o «agua del Carmen», uno de los remedios herborísticos de más renombre desde el siglo XVII. Este alcoholato de melisa, que originalmente —en el año 1611, cuando empezó a elaborarse— se llamaba «Agua antihistérica de los carmelitas descalzos», sigue siendo el más popular de los antiespasmódicos.

Según Messegué, la melisa es la reina de las hierbas estimulantes ya que devuelve la alegría y las ganas de vivir. Es una planta que podemos calificar de psíquica, porque ejerce su acción influenciando los cuerpos más sutiles, donde residen las emociones y los estados anímicos. Desde Laguna a Avicena, los más grandes médicos de la antigüedad le han reconocido esta virtud tan singular de alegrar el ánimo, calmar las preocupaciones y vencer a la melancolía. Estas características tan valiosas hacen de la melisa una preciosa aliada en los tiempos actuales, en los cuales la depresión cuenta con un número cada vez mayor de adeptos.

Su acción a nivel físico es antiespasmódica y controladora de las contracciones dolorosas de varios órganos: corazón (taquicardia), sistema circulatorio en general (vértigo, zumbidos de oído), aparato digestivo (calambres estomacales e intestinales), sistema nervioso (insomnio, migraña, angustia, estrés), sistema respiratorio (asma, tos rebelde).

Es útil también en los dolores de muelas y de oído, así como en las dismenorreas.

En uso externo se la puede utilizar para cicatrizar llagas y en casos de neuralgias. También es antiséptica y antifúngica; su acción ha sido demostrada tanto al tratar hongos de la piel como virus del tipo herpes.

Es mejor utilizar la planta fresca.

● **Infusión:** 1 cucharada de hojas por taza de agua. 2-4 tazas al día.

● **Cocimiento:** Un manojo de planta por litro de agua. Hervir 2 minutos. 2 tazas al día (migrañas, vértigo).

● **Pediluvios y maniluvios:** Un manojo abundante de planta por litro de agua (migrañas).

El agua del Carmen (recetas en el capítulo 2) se puede emplear para las mismas situaciones en las cuales se precisa la melisa.

Menta

(Mentha sylvestris, Mentha piperita)
Familia: Labiadas

La menta es planta muy fácil de cultivar ya que se reproduce por esquejes.

Si disponemos de un sitio a la sombra en nuestro jardín y de agua (le gusta estar cerca de pozos y cisternas, para tener constantemente una cierta humedad de base), crecerá rápidamente, renaciendo cada año.

Florece en primavera, época en la cual recogeremos las hojas y las flores que utilizaremos luego en muchísimas preparaciones.

Entre sus principios activos destaca una esencia particularmente rica en mentol (del 30 al 70%) que constituye el verdadero tesoro de la menta y, además, cineol, menteno, mentona, piperitona, algunos terpenos, pectinas y taninos.

La menta más apreciada desde el punto de vista de la esencia proviene de Inglaterra: parece que las zonas frías actúan positivamente sobre los componentes de esta planta.

Debido a su agradable perfume y a su aroma, aun cuando no la necesitemos como elemento terapéutico, la añadiremos a las preparaciones para mejorar el olor o el sabor de otras plantas.

Si los árabes han rendido verdadero culto a la menta, tenían ciertamente sus buenas razones y la versatilidad terapéutica de la planta lo justifica.

Hay varios tipos de menta y, más o menos, todos ellos comparten las mismas virtudes y tienen en común su efecto estomacal, atestiguado por el conocido refrán: «Jurado tiene la menta que al estómago nunca mienta».

La menta favorece la digestión aumentando la producción de jugos gástricos; elimina los calambres estomacales, cura la aerofagia, la pesadez después de las comidas, la náusea, las cefaleas producidas por mal funcionamiento del aparato digestivo y las úlceras en su estadio inicial.

También sostiene la acción del hígado, del páncreas y de la vesícula biliar, incrementando la producción y la secreción de bilis. Su acción antiespasmódica se revela cuando se emplea en las afecciones del sistema respiratorio (asma, tos, bronquitis), donde actúa también como expectorante, en las neuralgias, las migrañas y los estados angustiosos. Es diurética, febrífuga, bactericida y antiséptica, por lo cual la utilizaremos en las enfermedades infecciosas.

Tiene también una propiedad anestésica, que se revela cuando mascamos algunas hojitas: la sensación de frescura que nos proporciona deriva de una acción sedante hacia las mucosas bucales. Por este motivo la emplearemos como ingrediente en bál-

Menta

samos destinados a masajes sobre dolores articulares y reumáticos, así como para calmar inflamaciones o dolores causados por quemaduras, llagas y contusiones.

Es una planta emenagoga, por lo cual hay que evitarla durante el embarazo. También deberán abstenerse de su uso interno las personas sujetas a hipertensión, ya que la menta podría empeorar la situación. Quien sufre de insomnio debería evitar tomarla por la noche.

En enjuagues bucales, la menta es antiséptica y calma dolores de muelas y de encías. Es ingrediente de primer grado para dentífricos y elixires bucales.

La más usada hoy en día es la *Mentha piperita*, muy apreciada por su aroma. La menta poleo (del latín *pulegium*, «pulga») es altamente antiséptica y fue usada en la antigüedad justamente para alejar insectos y parásitos, como su nombre sugiere.

Para uso interno, la menta es también antiparasitaria, o sea, que constituye un vermífugo fácil de administrar a los niños por su buen sabor. Desde siempre se atribuye a la menta una acción afrodisíaca, y esta afirmación ha sido demasiado sostenida para ser cuestionada; probablemente esta propiedad se debe al efecto tónico general que la menta proporciona a todo el organismo.

La *Mentha sativa*, conocida como «hierbabuena», es seguramente una de las clases más antiguas de menta; es la especie utilizada por los árabes y probablemente fue la primera menta considerada como planta medicinal.

● **Infusión:** 1 cucharada de hojas por taza de agua hirviendo. 3 tazas al día entre o después de las comidas.

● **Esencia:** 2-5 gotas, tres veces al día o más.

Milenrama

(Achillea millefolium)
Familia: Compuestas

Durante la guerra de Troya, cuando Aquiles fue herido mortalmente por la flecha de Paris, la diosa Venus le recomendó usar esta planta para aliviar sus dolores. Del héroe griego la aquilea tomó el nombre y la reputación de ser remedio soberano en casos de heridas.

Se trata de una planta muy común y de ella se usan las sumidades floridas, que se recogen en verano y se deben secar lo más rápidamente posible.

Sus principios activos son esencias (cineol, acetato de bornilo, alfapineno, azuleno), ácidos orgánicos (salicílico, fórmico, isovaleriánico), aquilina y taninos (en abundancia).

Su propiedad más destacada se revela en las curas de heridas: es cicatrizante, vulneraria y hemostática.

A este propósito es útil recordar que se han atribuido a la aquilea nombres vulgares como «hierba de los soldados» y «hierba de las heridas»; según Leclerc, en la antigüedad constituía la cura individual que todo guerrero llevaba consigo a la guerra.

Segun Messegué, sus poderes hemostáticos son superiores a los de cualquier otra planta, y la indica como panacea en casos de llagas, úlceras internas y externas, hemorroides, heridas, hemorragias (uterinas, de nariz, etc.). En el caso de las hemorroides no se limita a una acción astringente, sino que actúa como tónica y sedante, influenciando directamente los nervios y los vasos del intestino recto.

La milenrama es también altamente antiséptica; la podemos definir como la mercromina que nos ofrece gratuitamente la naturaleza. Es antiespasmódica, calma el corazón y regulariza el sistema circulatorio; cura los trastornos nerviosos y constituye un eficaz depurativo cuando se usa como loción externa sobre dermatosis y acné.

El abad Kneipp aconsejaba una infusión de milenrama al día a todas las mujeres desde la primera regla hasta la menopausia, para minimizar todos los eventuales problemas relativos al aparato reproductor femenino. Es muy útil, de hecho, en casos de menstruaciones irregulares, dismenorrea, hemorragias uterinas, etc., utilizada tanto por vía interna como externa (en baños de asiento).

La milenrama es además un excelente tónico digestivo, y la podemos emplear en casos de dispepsia, flatulencia, gastritis aguda y crónica, inapetencia y, sobre todo, úlceras; aumenta la secreción del jugo gástrico y de la bilis. Tiene cierto valor como hipotensora.

Es antivaricosa y tónica de la circulación sanguínea.

● **Infusión:** 1 cucharada por taza de agua. Dejar descansar 15 minutos.

3 tazas al día. Preparar poca cantidad a la vez porque con el tiempo la infusión oscurece y se deteriora.

● **Cocimiento:** Un manojo abundante de planta por litro de agua. Hervir 10 minutos y dejar enfriar. Para uso externo en el lavado de heridas, llagas, etc.

● **Tintura:** 30 gr de flores secas trituradas en 120 gr de alcohol de 95°. Macerar durante 9 días. Para uso externo (ver capítulo 2).

● **Vino:** 50 gr de sumidades floridas secas por 1 litro de vino blanco. Dejar macerar durante 15 días y filtrar. 2 copitas al día: antes de las comidas, como aperitivo, o bien después, como digestivo. Tomado lejos de las comidas es útil a quien padece hemorroides y varices, y a las mujeres que sufren de menstruaciones escasas o dolorosas.

● **Baños de asiento:** Estos baños son excepcionales en casos de hemorragia uterina, hemorroides y fisuras anales. Aconsejo mezclar la milenrama con otras plantas, para lo cual las recetas se encontrarán en el capítulo 2.

Muérdago
(Viscum album)
Familia: Lorantáceas

Planta mágica y sagrada de los celtas, ha sido revestida de simbología y dotada de virtudes sobrenaturales como ninguna otra. Es una planta en verdad rara: es un parásito, absorbe la linfa de los árboles que la hospedan (chopos, robles, pinos...) pero al mismo tiempo es autosuficiente y llega a ser parásita de sí misma.

Entre sus principios activos se encuentran colina, viscalbina, viscotoxina, acetilcolina, resinas y saponinas.

En dosis excesivas, el muérdago es venenoso: provoca una pérdida de la sensibilidad y una parálisis progresiva, ataca irremediablemente el sistema nervioso y provoca el paro del corazón. Sobre todo las bayas son particularmente tóxicas, por lo cual es aconsejable utilizar las hojas y las ramitas, que se recolectan en marzo y abril.

Usado con prudencia, es un válido regulador de la presión sanguínea y puede ser de gran ayuda en la cura de la taquicardia, la angina de pecho y otras cardiopatías. Es uno de los remedios más eficaces contra la hipertensión; la arterioesclerosis también parece mejorar con la ayuda del muérdago.

Los antiguos lo usaban como planta antiespasmódica en la cura de asma y del histerismo. En la Edad Media se usó el muérdago para tratar las enfermedades del pecho y el abad Kneipp lo aconsejaba para frenar las hemorragias internas y externas y curar los trastornos circulatorios. Estas últimas cualidades, las de ser cardiotónico, vasodilatador e hipotensor, han sido confirmadas recientemente.

Hipócrates y Plinio lo consideraban la panacea para curar los vértigos, la epilepsia y los tumores. Esta última propiedad fue nuevamente considerada en el siglo XX por Rudolf Steiner que, a partir de la forma en que la planta parasita sobre los árboles (como el cáncer, crece a expensas del organismo que lo hospeda), encontró en ella una similitud con el desarrollo de los tumores. Empezó así a usar el muérdago en el tratamiento de esta enfermedad. Hoy día sus estudios, que han llevado a la aplicación del muérdago en forma de inyecciones, constituyen una terapia natural de lucha contra el cáncer que está dando resultados exitosos aunque no confirmados todavía por la ciencia oficial. Esta acción antitumoral sería ejercitada por las lactinas, unas proteínas aisladas recientemente en el muérdago que tienen un efecto destructor sobre las células tumorales. Estas sustancias influenciarían a la vez la glándula timo, encargada de estimular el sistema inmunitario y las células sanas del organismo.

Parece que las dos sustancias más importantes del muérdago, las que determinan sus efectos hipotensores, cardíacos y antitumorales, no operan cuando se ingiere la planta; bien porque el intestino no las absorbe o porque el hígado las descompone. Eso explica su uso en forma de inyecciones endovenosas (medicina antroposófica) o sencillamente absorbido en maniluvios y pediluvios e incorporado así a la circulación de la sangre (naturopatía). La visotoxina es una de estas dos sustancias y solamente provoca necrosis cuando se inyecta en tumores malignos.

Todas las preparaciones siguientes son para uso externo.

● **Extracto:** Macerar un manojo de muérdago en 1 litro de agua durante 6 horas. Hacer que el agua se evapore hasta conseguir un compuesto semidenso.

● **Maniluvios y pediluvios:** Un manojo de planta por litro de agua. 1 baño al día.

● **Maceración:** 1 cucharadita de muérdago en polvo por taza de agua. Macerar toda la noche.

● **Tintura:** 1 parte de muérdago por 5 de alcohol de 90°. Aplicar en gotas disueltas en agua sobre las partes doloridas del organismo.

Nopal
(Opuntia ficus indica)
Familia: Cactáceas

Del nopal o chumbera usaremos las palas y los higos.

Los indios mexicanos han utilizado desde siempre las palas para curar heridas y contusiones; fue precisamente de México de donde los colonizadores lo trajeron a España, y aquí se aclimató perfectamente. Contiene grandes cantidades de mucílago.

Los frutos, o sea, los higos chumbos, son astringentes, muy útiles en casos de diarrea, sobre todo diarreas estivales. Preparados con azúcar moreno o miel sirven para calmar la tos ablandándola y facilitando la expectoración.

Las flores, si bien no están a la altura de otras plantas como el brezo o la vara de oro, son diuréticas y antiespasmódicas, y se pueden utilizar en casos de oliguria (escasa producción de orina) y de cistitis.

● **Jarabe:** Cortar en rodajas 2-3 higos y cubrirlos con azúcar moreno, dejándolos macerar durante toda la noche. Con un colador, apartar las semillas apretando las rodajas para que suelten el jugo. Tomar bien caliente en cucharadas a lo largo del día.

● **Cataplasma:** Partir las palas por la mitad, en trasversal, calentarlas al horno y aplicarlas directamente sobre la parte afectada.

Orégano
(Origanum vulgare)
Familia: Labiadas

Es una planta originaria del Mediterráneo; en fitoterapia se utilizan las sumidades floridas, que se recogen durante el verano.

Contiene principios amargos, tanino, goma, resina y esencias (timol, carvacrol).

Hay dos especies de orégano: uno salvaje, el *Oreganum vulgare*, menos utilizable porque su virtud narcótica es demasiado acentuada. La otra, cultivada como planta aromática, es la mayorana o mejorana.

Segun el célebre herborista Maurice Messegué, el orégano libera de todos los disgustos, incluidos los amorosos, lo que se debe probablemente a su virtud sedante. El orégano es, de hecho, una de las plantas más eficaces para combatir insomnio, estrés, excitaciones febriles y agotamiento nervioso.

Los griegos y los romanos ya conocían la virtud del orégano en la cura de los trastornos nerviosos y lo utilizaban en casos de menstruaciones dolorosas, retención de líquidos, conjuntivitis, contusiones y dolores articulares

En la Edad Media, Alberto Magno le añadió otra virtud más: la de ser útil en casos de pereza orgánica (escaso funcionamiento de riñones, hígado, útero, etc.).

Es buen aliado del estómago y del intestino, por lo cual su empleo en cocina ayuda a regularizar las funciones del sistema digestivo eliminando flatulencia, dispepsias, estreñimiento, etc. Es carminativo, tónico, antiespasmódico, expectorante, antiséptico, diurético y sudorífico, ayudando a eliminar las toxinas del organismo.

Actúa como desinfectante de las vías respiratorias: usado en vahos, libera la nariz de mucosidad y puede emplearse en casos de bronquitis, resfriado, angina, asma, etc.

Es emenagogo.

En uso externo, cura problemas de la cavidad bucal, como aftas, infecciones e inflamaciones; es por este motivo que a partir del orégano se preparan dentífricos naturales.

Actúa contra la migraña y alivia notablemente los dolores reumáticos y articulares, tanto agudos como crónicos. Se utiliza en preparaciones para combatir la celulitis

En fuertes dosis puede ser tóxico, por lo cual no hay que abusar de él por vía interna. La mayorana tiene un ligero efecto anafrodisíaco, o sea, inhibidor de la actividad sexual.

● **Infusión:** Una cucharadita por taza. Tomar en cada comida, antes o después. Contra el insomnio, beber una taza antes de acostarse.

● **Zumo fresco:** Extraer el zumo, machacando la planta con una tela fina de algodón. 1 cucharadita para revitalizar los órganos internos. Este mismo zumo, aspirado por la nariz y sacado por la boca, cura las migrañas rebeldes y los resfriados.

● **Esencia:** 4-6 gotas al día.

Es interesante recordar que los baños fortificantes a base de mayorana igualan en poder curativo a los de tomillo.

Ortiga
(Urtica dioica)
Familia: Urticáceas

La ortiga florece abundantemente en primavera en los lugares húmedos y cerca de zonas habitadas, casi para que el hombre se dé cuenta de que está allí a su disposición, para toda necesidad. Se recogen las sumidades y las hojas más tiernas en primavera y en verano, ayudándose de un guante para evitar las picaduras.

Por desgracia, muy pocos conocen sus innumerables virtudes y se la suele despreciar considerándola una mala hierba, arisca y peligrosa, de la cual hay que librarse y mantenerse alejado. La ortiga contiene histamina, acetilcolina, sales minerales, vitamina C, potasio, hierro, calcio, silicio y taninos. Esta gran riqueza en minerales la hace preciosa en las curas remineralizantes, para combatir la anemia y prevenir la osteoporosis.

La sabiduría popular de siempre le ha asignado la propiedad de estimular todo el organismo y a los niños que tenían las pantorrillas rojas por las picaduras de ortigas se les decía que jamás sufrirían de reumatismos.

Hasta hace pocos decenios eran conocidas las «flagelaciones» a base de ortigas, que consistían en sacudir los muslos, las nalgas y el ombligo con un gran manojo de ortigas; esta práctica se utilizaba para favorecer el menstruo en las mujeres que padecían irregularidad menstrual y para devolver la virilidad a los hombres.

Este método se consideraba un excepcional revulsivo; también se utilizaba para combatir los reumatismos.

La ortiga contiene una sustancia, la secretina, que estimula el sistema digestivo en su totalidad: estómago, intestino, hígado, páncreas y cistefelea.

Contiene además una hormona femenina, por lo cual no tiene que sorprendernos su apoyo en un sinfín de problemas relativos al aparato genital: regulariza la regla, estimula la secreción láctea, incrementa la fertilidad, etc. En romance, la ortiga se llamaba «levantamatriz», nombre también asignado a la matricaria, porque ambas tienen la virtud de devolver a su sitio el útero eventualmente desplazado (prolapso uterino). Sus semillas actuarían como afrodisíaco.

Es además diurética y altamente depurativa, recomendada sobre todo en las curas desintoxicantes de primavera y otoño y a quien sufre de gota, ya que la ortiga es enemiga del ácido úrico.

Astringente, la podemos emplear para frenar hemorragias internas y externas y en casos de diarrea o bien de reglas demasiado abundantes. Según estudiosos del siglo pasado, constituye el mejor remedio contra las hemoptisis y contra cualquier tipo de hemorragia.

Ayuda a la reconstrucción de los glóbulos rojos, luchando contra la anemia, y se opone a la hemofilia (escasa coagulación de la sangre).

Las gárgaras realizadas con la infusión de ortigas son útiles en las infecciones bucales: gingivitis, aftas y anginas. Esta misma infusión, usada como loción para la piel, la limpia librándola del acné y de eccemas; usada después del champú frena la caída del pelo.

Entre tantas virtudes tiene también la de ser hipoglucemiante y de ejercer una acción benéfica, no solamente depurativa, sobre el hígado y la vesícula biliar.

Válida ayuda en casos de urticaria, cura también las eventuales alergias provocadas por la ingestión de moluscos y crustáceos.

Consumida como verdura es deliciosa y sustituye perfectamente a las espinacas, sin presentar los efectos negativos de estas últimas. Se la puede emplear como ingrediente de cremas, sopas, caldos, tortillas y tartas saladas (ver capítulo 2).

Una vez hervidas, las ortigas ya no pican; se aconseja una cocción rápida para que no pierdan sus preciosos elementos.

En curas desintoxicantes y remineralizantes aconsejo el zumo de ortigas frescas. Este mismo zumo es muy eficaz también como hemostático y vasoconstrictor.

Para los que tienen una huerta o un jardín es útil recordar que las ortigas no solamente favorecen el desarrollo de las especies más frágiles, sino que aumentan el contenido en principios activos de las plantas medicinales que están a su lado.

Siempre que se pueda, usar la planta fresca, recién cortada.

● **Infusión:** 1 cucharada de hojas por taza de agua. 3 tazas al día.

● **Infusión para uso externo:** 6-9 cucharadas de planta por litro de agua. A usar en gárgaras, lociones, etc.

● **Pediluvios y maniluvios:** 6 cucharadas de hojas por litro de agua.

● **Zumo:** 1/2 vaso al día. Se puede emplear también en uso externo (eccemas, acné…)

● **Decocción de raíz:** 50 gr entre raíces y hojas secas, hervidas 5-10 minutos en 1 litro de agua (remineralizante, depurativa).

Pasiflora
(Passiflora incarnata)
Familia: Pasifloráceas

Planta originaria de Brasil, raramente se halla en estado silvestre; se adapta muy bien a los jardines de los climas templados.

Contiene fitosteroles, ácido prúsico, pasiflorina, calcio, azúcares y alcaloides.

El nombre deriva de la forma de las flores que recuerdan la pasión de Cristo, aunque muchos autores la hacen derivar de la forma de desarrollarse de la propia planta: una vez plantada, es difícil eliminarla y crece desmesuradamente, como la pasión.

Florece en primavera y se recogen las flores a final de verano, dejándolas secar a la sombra.

Sus propiedades son limitadas en número pero efectivas: es una planta sedante, antiespasmódica y ligeramente hipnótica. Se puede emplear, respetando escrupulosamente las dosis (contiene alcaloides), en casos de insomnio, nerviosismo, ansiedad, neuralgia, estados depresivos, melancolía e histeria.

Calma los nervios sin perjudicar al organismo, proporcionando un sueño tranquilo y un despertar sereno. Utilizada en forma de cataplasma, es efectiva también para calmar el dolor en casos de hemorroides y quemaduras.

Desde muy recientemente se la emplea para superar la adicción al alcoholismo y a la droga. Parece que la administración de pasiflora durante los primeros días ayuda a superar la crisis de abstinencia, soportando mejor el «mono» y controlando la ansiedad.

Se aconseja endulzar las infusiones de pasiflora con miel de azahar.

● **Infusión:** 1 cucharadita por taza de agua. Tener en infusión durante 2-3 minutos. 2-3 tazas al día. En casos de insomnio, tomar la última taza media hora antes de dormir.

● **Infusión concentrada:** 100 gr por litro de agua. En las curas de deshabituación.

● **Tintura:** Macerar en 100 gr de orujo 30 gr de flores frescas y dejarlas 9 días en maceración. Filtrar y tomar 20 gotas tres veces al día. La última toma, antes de acostarse.

● **Cataplasma:** Hervir un puñado de flores en un vaso de leche. Al evaporase todo el líquido, aplicar directamente las flores sobre la zona dolorida.

No hay que confundirla con la pasionaria (digital), planta sumamente medicinal pero extremadamente peligrosa en medicina natural sin la supervisión de un experto.

Pie de león
(Alchimilla vulgaris)
Familia: Rosáceas

El nombre de alquimilla es la herencia que lleva consigo tras haber sido la planta predilecta de los alquimistas. Estos le atribuyeron cualidades mágicas y la usaban en los compuestos que tenían que llevarlos al descubrimiento de la piedra filosofal. La razón de por qué aquellos sabios hombres se interesaron por esta planta aparentemente humilde reside en sus innumerables virtudes.

Florece a partir de mayo pero, ya que la raíz es especialmente activa, la recogeremos al principio del otoño. Contiene gran cantidad de materias tánicas y de ácido salicílico, además de fitosterina. La alquimilla (prefiero llamarla así), conocida vulgarmente como pie de león, nos puede resultar útil en casos de hemorragias, trastornos intestinales (sobre todo diarreas), retención de líquidos y obesidad.

Constituye un buen tónico reconstituyente y estimula la actividad gástrica. Es gran amiga de las mujeres, resultando útil en casos de leucorrea, dolores uterinos, vértigos durante la gravidez y eventuales lesiones postparto. Se encuentra entre los más poderosos astringentes y cicatrizantes conocidos en el mundo vegetal.

Andrés de Laguna, célebre médico del Renacimiento, recomendaba esta planta para uso externo (en baño de asiento) a las mujeres que querían volver a recuperar su virginidad y a quien quería volver a tener pechos «como manzanitas».

Afortunadamente, en nuestros días podemos sonreír a la vista de este consejo, pero nos hace reflexionar sobre el increíble poder cicatrizante de la planta, que puede sernos útil de verdad para reafirmar y tonificar las partes del cuerpo cuyos tejidos están empezando a aflojarse (pecho, muslos, cara).

En uso externo, su cocimiento sirve para cicatrizar llagas y heridas; actúa como antiinflamatorio y resulta benéfico para curar conjuntivitis e infecciones externas del aparato genital.

● **Infusión:** 1 cucharada rasa de planta, raíz incluída, por taza de agua. 2 tazas al día.

● **Cataplasma de planta fresca:** Cada 10 minutos. Para detener la sangre o cicatrizar heridas.

● **Cocimiento:** 2 manojos de planta por litro de agua. En uso externo para lavar llagas, heridas e inflamaciones.

● **Baños de asiento:** 100 gr por litro de agua. Hervir durante 10 minutos.

● **Colirio:** 50 gr por litro de agua en infusión.

Pino
(Pinus sylvestris, Pinus maritimus)
Familia: Abetáceas

Existen varias clases de pinos; todos ellos comparten las mismas características generales. El principio activo más importante en los pinos es la trementina, que se localiza en la corteza y en las capas más externas del tronco. La tercera parte de la trementina está constituida por aceites esenciales. Esta esencia, compuesta en mayor grado por pineno, toma el nombre de aguarrás. Como residuo de la destilación de la trementina queda la resina, también conocida como colofonia o pez griega. Como la trementina, la resina se emplea en la preparación de ungüentos y bálsamos.

El momento ideal para recoger las yemas del pino es la primavera, cuando están más ricas en principios activos y todavía se presentan pegajosas a causa de la resina. También la resina se recoge en primavera, haciendo pequeñas incisiones en la corteza para que salga el líquido.

Algunos fitoterapeutas consideran la resina como la sangre de las coníferas (abetos y pinos) porque estimula todas las secreciones y, al activar el sistema endocrino, favorece el buen funcionamiento de todos los órganos.

Las glándulas sobre las cuales ejerce

más influencia son las suprarrenales, en la zona que segrega las hormonas sexuales. Es por esta razón que el pino se prescribe en casos de impotencia.

En el siglo XIX, la resina de pino se usaba para luchar contra la tuberculosis; su acción sobre el sistema respiratorio es indudable; se ha demostrado útil en casos de bronquitis, sean crónicas o agudas, pulmonías y pleuritis. La resina es también de probada eficacia para curar las patologías a cargo del aparato genitourinario, como cistitis, blenorragia, leucorrea y cálculos en la vejiga. También se usa para sedar los dolores provocados por el reuma y la ciática.

Sus amplias virtudes no tienen que llevarnos a abusar de su uso ya que podrían desarrollarse efectos colaterales como vértigos, náuseas, etc. Es preferible usar la resina, así como el aguarrás, en dosis limitadas y exclusivamente para uso externo. La esencia de trementina o aguarrás es revulsiva y rubefaciente, o sea, favorece el flujo de la sangre hacia la parte dolorida y, como consecuencia, la presencia de glóbulos blancos para acelerar la curación.

Personalmente, prefiero usar las agujas y las piñas pequeñas, que no presentan contraindicación alguna y que también son ricas en virtudes terapéuticas.

Además de ser útiles para las mismas enfermedades en las que antiguamente se hacía amplio uso de trementina y de resina, las yemas son sudoríficas, calman los espasmos del estómago y del intestino, regularizan la función hepática, devuelven energía a los asténicos y, en forma de baños, curan el acné y las enfermedades de la piel.

Los vahos y las saunas a base de pino actúan como antianémicos y revitalizantes.

● **Infusión:** 30 gr de yemas por litro de agua. Dejar enfriar antes de filtrar. 3-5 tazas al día (tos, catarro).

● **Cocimiento:** Hervir durante 2 minutos 4 cucharadas de yemas en 1 litro de agua. Dejar enfriar y filtrar. 3-5 tacitas al día (infecciones genitourinarias).

● **Tintura:** Macerar durante dos semanas 30 gr de yemas en 1 litro de orujo. 20 gotas tres veces al día.

● **Esencia:** 5-10 gotas. 3 veces al día.

La esencia, que se obtiene de la destilación a vapor de las agujas, se usa en baños, vahos y ungüentos.

Regaliz
(Glycyrrhiza glabra)
Familia: Leguminosas

En un botiquín natural no puede faltar el regaliz; no solamente por sus virtudes medicinales, sino porque en las preparaciones mejora el gusto de las especies menos favorecidas en cuanto a sabor.

El regaliz contiene glicirrina, saponina, flavonoides, fitosteroles, glucosa y sacarosa.

Se recoge a los tres años de edad y se utilizan las raíces, que se recolectan de octubre a marzo.

Sus virtudes fundamentales son la de ser béquico, expectorante, antiinflamatorio y activo en casos de úlcera gástrica.

Desde tiempos muy remotos se utiliza en las afecciones del sistema respiratorio, mientras que más recientemente se ha estudiado y comprobado su efectividad en la cura de las úlceras estomacales. En 1950 se comprobó científicamente que el regaliz podía cicatrizar las úlceras de duodeno y de estómago; la raíz actúa formando una capa protectora sobre la mucosa del estómago, librándola de la acción corrosiva de los jugos gástricos y favoreciendo así la pronta cicatrización.

Se la puede usar, pues, en casos de tos, ronquera, catarros, bronquitis, gastritis y úlceras. Recientemente se utiliza el regaliz también para eliminar la dependencia del tabaco; su acción, además de regenerar las mucosas gástricas e intestinales, contribuye a suprimir el deseo de fumar.

En los trastornos ginecológicos, el regaliz actúa como antiespasmódico, limitando los dolores de la regla.

Uno de sus componentes, la glicirrina, actúa sobre las glándulas suprarrenales, resultando su efecto parecido al de la cortisona producida por la corteza de dichas glándulas.

No está indicado en las personas hipertensas, ya que tiene tendencia a empeorar la situación, ni tampoco en concomitancia con tratamientos a base de corticoides; su uso, además, debe limitarse a la necesidad terapéutica, ya que un exceso puede provocar intoxicación. Ingerido de forma continuada, retiene líquidos en los tejidos.

● **Maceración:** En 1 litro de agua macerar toda la noche 50 gr de raíz limpia y cortada en trocitos. Filtrar y tomar 3 tazas al día (béquica).

● **Cocimiento:** 1 cucharada de raíz cortada en 1 taza de agua. 2-3 tomas al día.

Para los numerosísimos empleos del regaliz en compuestos, ver el capítulo 2.

Roble

(Quercus robur)
Familia: Fagáceas

Hay varias clases de árboles del género *quercus* (robles, encinas, etc.) pero todos ellos comparten las mismas virtudes; gracias a su riqueza en un tanino, sobre todo en forma de ácido cuercitánico (hasta el 20%), poseen destacadas virtudes hemostáticas, antiinflamatorias y astringentes. Del roble se utilizan la corteza de las ramas jóvenes y las hojas, que se recolectan respectivamente en primavera y en verano. La corteza es, de todas formas, la parte más utilizada, al ser la más rica en tanino.

Sea para uso interno o externo, el roble está indicado en casos de hemorragia (heridas, sangre de la nariz…), úlceras, tuberculosis, sangre en la orina, leucorrea, menstruaciones excesivas, hemorroides, incontinencia urinaria, diarrea, varices, encías sangrantes y grietas, tanto anales como localizadas en los pezones o en las manos.

En baños de asiento es remedio soberano en las metrorragias o hemorragias uterinas y en los fibromas uterinos. Se emplea de la misma forma en casos de leucorrea, blenorragia, hemorroides y fisuras anales; en estos últimos casos actúa deteniendo las hemorragias y cicatrizando. En forma de irrigación local, o bien empapando con su decocción una gasa, sirve para detener las hemorragias nasales.

● **Cocimiento:** Hervir durante 10 minutos una cucharada de corteza desmenuzada en una taza de agua. 3 tazas al día.

● **Cocimiento para uso externo:** Hervir durante 20 minutos 90 gr de corteza machacada por litro de agua (metrorragias, dermatosis, hemorroides, grietas, etc.).

● **Polvo de corteza:** 2 cucharaditas con miel cada 24 horas. Antihemorrágico.

Romero

(Rosmarinus officinalis)
Familia: Labiadas

El romero florece durante casi todo el año en las zonas soleadas del Mediterráneo, pero la mejor época para su recogida y almacenaje es durante la primavera y el verano.

Entre sus principios activos recordamos: esencias (cineol, alcanfor, pineno), tanino, principios amargos, saponinas y resinas.

Entre ellos, el más importante es la esencia de romero, que se encuentra en las flores y en las sumidades floridas; son estas partes de la planta las que recogeremos para nuestras preparaciones. Aunque, como dice el re-

Romero

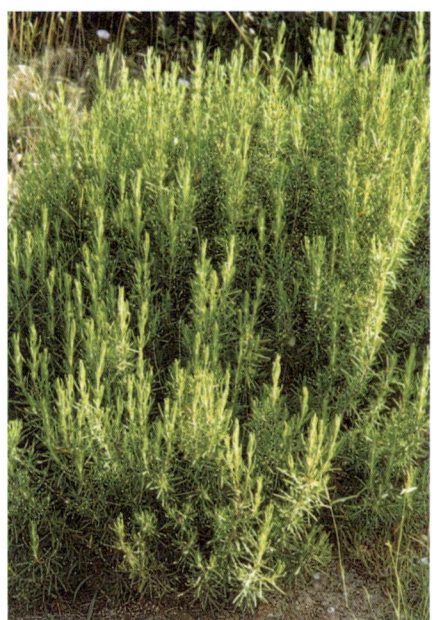

frán, «de las virtudes del romero se puede escribir un libro entero», su más destacada virtud es la de ser antirreumático, como nos presenta un trocito de historia que personalmente me ha servido para recordarme esta marcada propiedad. Una anciana reina del siglo XIV, Isabel de Hungría, atormentada por el reumatismo y la gota, encontró en el romero la solución de sus penas. Se cuenta que gracias a esta planta se volvió tan juvenil como para enamorar con su renovado atractivo al rey de Polonia y casarse con él. No se puede asegurar si esta última parte es historia o leyenda, pero lo cierto es que el «Agua de la Reina de Hungría» (ver receta en el capítulo 2), es conocida desde hace siglos y apreciada en herboristería como válido antirreumático y cosmético.

El hecho de que esta planta crezca tan cerca del mar, donde las enfermedades reumáticas son más acusadas, nos hace meditar sobre la sabiduría de la naturaleza, que siempre pone el remedio adecuado en el sitio justo.

El romero es estimulante y calmante a la vez; depende de las dosis empleadas.

Es diurético y esto explica su virtud antirreumática, antigotosa, y justifica su empleo en las afecciones renales y en los cálculos genitourinarios.

También es antiespasmódico, por lo cual podemos usarlo en casos de tos, tosferina, asma, insomnio, migrañas de origen nervioso y palpitaciones.

Su virtud antiséptica lo hace útil en las enfermedades víricas e infecciosas.

Es además digestivo y colagogo, ayudando a las funciones hepáticas. Regulariza el ciclo menstrual y cura la leucorrea.

El refrán castellano «no hay llaga que el romero no sana» nos introduce sus especiales virtudes en la cura de las imperfecciones cutáneas; estas aplicaciones se encontrarán en los capítulos 2 y 3. A propósito de esta virtud vulneraria, es interesante notar que en Formentera, tradicionalmente, el romero era empleado de manera regular en casos de heridas. Los habitantes de la isla solían machacar con los dientes hojas de romero, mezclándolas bien con la saliva, y luego aplicarlas directamente sobre las heridas. Su contenido en tanino (cicatrizante) y sobre todo en esencias (antisépticas) justifica este uso.

● **Infusión calmante:** Medio manojo por litro de agua. De 1 a 3 tazas al día.

● **Infusión estimulante:** Un manojo de planta por litro de agua. 2-3 tazas al día.

Una infusión más concentrada puede usarse por vía externa para limpiar llagas y heridas.

● **Vino:** Macerar en 1 litro de vino rojo un manojo de romero durante 48 horas. Una copita durante las comidas, como diurético.

● **Tintura:** Dejar macerar durante 9 días 350 gr de sumidades floridas en 1 litro de alcohol puro de 95°. Tapar la botella y remover cada día. Filtrar. Se obtendrá un líquido verde oscuro que mancha fácilmente los paños con los cuales se efectúan las compresas o las fricciones. Este espíritu de romero se utiliza solamente por vía externa, en casos de dolores reumáticos y musculares.

● **Maniluvios y pediluvios:** Se procede a preparar un cocimiento bastante concentrado, hirviendo 2 manojos de plantas por cada litro de agua durante dos minutos. Son útiles en casos de reuma y de gota.

● **Aceite:** Hacer macerar durante 40 días en aceite de oliva la cantidad de romero que cabe y filtrar.

● **Elixir:** Se necesita 1 litro de vino blanco, 70 gr de alcohol de 95°, 20 gr de hojas de romero y 10 gr de cáscara de limón. Dejar macerar en el alcohol el romero y el limón durante 7 días. Filtrar, añadir el vino blanco y dejarlo descansar dos días más antes de consumirlo. 1/2 copita después de las dos comidas. Es tónico, estimulante y diurético. Se aconsejan dos ciclos al año de 7 días cada vez, en primavera y en verano.

Rosa roja

(Rosa gallica)
Familia: Rosáceas

Pensando en la rosa, nos parece que esta reina de las flores ya nos ha dado bastante con regalarnos su belleza para que esperemos de ella algo más. En realidad no solamente es preciosa a la vista, también posee destacadas virtudes terapéuticas. Bien lo sabía Carlomagno cuando en el medioevo ordenó plantar rosas en los jardines imperiales, no por su belleza sino por sus virtudes curativas, que durante el Renacimiento lograron una gran aceptación.

La rosa o rosal castellano es muy rica en taninos (23%), glucósidos, cianina y quercetina, esencia y principios amargos. Este rápido vistazo a sus principios activos nos introduce en la principal virtud de la rosa: la de ser astringente, tanto usada por vía interna como externa.

Los pétalos se recogerán en días soleados y secos, preferiblemente cuando las flores están a punto de abrirse, y se pondrán a secar lo más rápidamente posible. Se aconseja recoger los capullos en los meses de abril y mayo y ponerlos a secar al sol.

En el mismo día estarán casi secos; se separan entonces los pétalos de los capullos, se cortan las puntitas blancas de la base (uñas) y se guardan. El día después se volverán a poner al sol hasta que estén completamente secas. La razón para la cual es preferible secar los pétalos al sol es para quitarles el agua lo más rápidamente posible. Si se quieren secar a la sombra se deben mantener en un sitio seco, aireado y caliente.

Para uso interno, la rosa es antidiarreica, hemostática y antiinflamatoria: la usaremos para calmar las inflamaciones de la garganta, para eliminar la mucosidad bronquial y nasal, y para sedar las inflamaciones del sistema digestivo. Después de haber realizado curas a base de antibióticos, la rosa tiene el poder de regenerar la flora intestinal diezmada. Las mujeres sujetas a leucorrea y a menstruaciones demasiado abundantes se pueden valer también de la rosa, así como los convalecientes, los niños en épocas de crecimiento, los ancianos y todos aquellos que necesitan una acción tónica sobre el organismo.

Para uso externo, es una preciosa e insustituible aliada de la piel. Podemos confeccionar con ella tónicos de belleza astringentes, colirios, ungüentos para pieles delicadas, inflamadas y sujetas a *couperose*. Es importante recalcar que usada como colirio en las inflamaciones oculares, la rosa iguala en efecto a la eufrasia y al aciano.

La atracción que las mujeres sienten hacia la estética de las rosas debería complementarse con el conocimiento de que esta flor es el más eficaz ingrediente de las aguas de limpieza para el cutis, ejerce una acción antiarrugas y elimina la seborrea, las espinillas y el acné.

Un agua de rosas elaborada a partir de flores biológicas no solamente servirá para prevenir las imperfecciones del cutis sino que se puede utilizar para cicatrizar pequeñas heridas y para curar contusiones y distorsiones.

En baños posee propiedades antirreumáticas.

La esencia de rosas es, junto a la de jazmín, la más cara de las esencias naturales: para lograr 1 kg de esencia hay que destilar… ¡5.000 kg de pétalos!

Andrés de Laguna tenía en alta estima las virtudes de la rosa y era un defensor del «jarabe de las 9 infusiones» (ver receta más abajo), del cual decía:

La rosa roja es reina de la belleza. Antiinflamatoria, cicatrizante, anticelulítica; se puede utilizar en toda ocasión

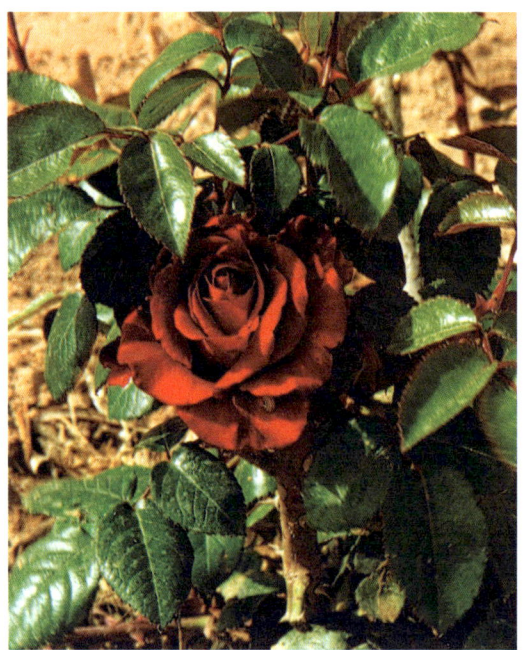

«Es la más saludable medicina de cuantas Dios creó para los mortales: conforta el estómago, refresca el hígado y el corazón, purga los humores superfluos y templa el ardor de la orina».

● **Infusión:** 1 cucharada de pétalos secos por taza de agua hirviendo. Para las toses pulmonares se puede confeccionar un cocimiento a partir de la misma dosis, hirviéndolo todo durante unos pocos minutos.

● **Jarabe:** En un recipiente echar 60 gr de pétalos secos. Verter un litro de agua hirviendo y dejarlo macerar 24 horas. Filtrar y volver a cocer el líquido lentamente, con 800 gr de miel o de azúcar moreno (2-4 cucharadas al día).

● **Jarabe de las 9 infusiones:** En una botella de vidrio se ponen 180 gr de pétalos de rosas y se les echa por encima medio litro de agua hirviendo. Se tapa bien la botella y se deja macerar durante 6 horas. Se cuela la infusión, exprimiendo un poco los pétalos y, después de haberla calentado, se añaden otros 180 gr de pétalos frescos. Se vuelve a dejar reposar la maceración durante 6 horas y se repite todo el proceso 9 veces en total, hasta lograr una tisana que retenga el color, el olor y el sabor de las rosas. Con este líquido y azúcar moreno (proporción 6:4) se preparará un jarabe que se tomará a cucharadas.

● **Miel de rosas:** Se prepara con el doble de pétalos siguiendo la receta del jarabe y usando miel blanca. Es útil en gárgaras y para calmar el dolor de los bebés durante la dentición.

● **Agua de rosas:** Poner en un tarrito de cristal transparente los pétalos de una rosa grande y tapar herméticamente. Poner el tarro al sol del mediodía; después de 2-3 horas tendréis un líquido de belleza preciosísimo con el cual repasar el cutis. Se conserva en la nevera 24 horas.

Ruda

(Ruta graveolens)
Familia: Rutáceas

Crece espontánea en buena parte de la península Ibérica y se la reconoce por su olor intenso y penetrante, que recuerda al pipí de gato.

Entre sus principios activos destacan: rutina, tanino, goma, resina, aceite esencial, pineno y limoneno. Es rica en vitamina C.

Florece en primavera y verano y de ella se recogen las sumidades floridas justo en cuanto las flores empiezan a abrirse. Aconsejo recogerla con guantes puestos y no tocarse los ojos sin antes haberse lavado las manos. Personalmente, el fuerte olor de su esencia me provoca dolor de cabeza al recogerla, pero es un riesgo que corro con placer ya que es una planta a la que tengo particular cariño y consideración. No en vano un refrán nos advierte que «si la mujer supiera la virtud de la ruda, la andaría a buscar sobre la luna».

La ruda, como otras plantas de la misma familia, contiene alcaloides, por lo cual es potencialmente tóxica; hay que usarla con mucha precaución. Es mejor emplearla por vía externa, en preparados antidoloríficos y anrtirreumáticos de los cuales puedo decir por experiencia personal que esta planta ejerce una acción fundamental en su eficacia. No es conveniente secarla; aconsejo utilizarla aún fresca y preparar en el plazo de dos o tres días todas las recetas que precisen su utilización.

Sus virtudes terapéuticas se atribuyen a la rutina, compuesto que aumenta la resistencia de los capilares sanguíneos, evitando su ruptura. Podemos, pues, usarla como antihemorrágica, en casos de hemoptisis, nefritis hematúricas y en toda serie de consecuencias de la fragilidad capilar.

Desde hace siglos, la ruda tiene fama de ser emenagoga, o sea, de provocar o aumentar el menstruo cuando es insuficiente; el tiempo de su uso en este caso, en el cual deberá ingerirse la planta, debe ser breve considerando su toxicidad.

A menudo la ruda ha sido usada para causar abortos y las consecuencias negativas sobre la salud de las mujeres que la habían utilizado en dosis excesivas para este fin han engendrado un oscura literatura sobre de ella. La ruda puede ser un veneno mortal si se usa en dosis excesivas, ya que aún tomada en dosis ligeras ejerce una fuerte acción sobre las fibras uterinas y congestiona los órganos genitales.

En el siglo XVI se hacía uso de ella en los conventos para que los monjes llevasen con más facilidad su voto de castidad. De hecho, es anafrodisíaca y en el hombre reduce la cantidad de esperma.

En nuestro botiquín guardaremos el aceite de ruda como valioso e imprescindible ingrediente de los bálsamos antidoloríficos y antirreumáticos.

● **Infusión:** 1 gr de hojas frescas o 1/2 gr de secas por taza de agua. 2 tazas al día.

● **Aceite:** Macerar 8 onzas de ruda fresca machacada en 1 litro de aceite de oliva durante 40 días. Filtrar y guardar.

Salvia
(Salvia officinalis)
Familia: Labiadas

«¿Por qué muere el hombre que tiene una salvia en su jardín?
Porque ninguna planta es tan poderosa para poder vencer a la muerte».

(Escuela Salernitana)

Hay diferentes tipos de salvia, pero las más comunes son la *Salvia officinalis*, que es la que aconsejo utilizar para nuestras preparaciones, y la *Salvia pratensis*.

Entre los principales componentes de la salvia encontramos: aceite esencial, saponina, glucosa, vitamina B_1, vitamina C, principios amargos, sustancias estrógenas todavía no identificadas, sustancias bactericidas y bacteriostáticas, enzimas y potasio.

La palabra «salvia» deriva del latín *salvus*, que significa «íntegro, sano» (de ahí nació la palabra «salud») y en el Renacimiento se la definió como *Salvia salvatrix*, o sea «salvadora». Planta sagrada para los griegos, que intercambiaban con los pueblos orientales una parte de salvia por cuatro de té, la Escuela Salernitana le reconoció ampliamente todas aquellas virtudes que la habían acompañado y casi mitificado durante siglos.

Dioscórides la recetaba para curar las más variadas enfermedades: hemorragias, heridas, fiebres, cálculos genitourinarios y menstruaciones irregulares.

La salvia parece reunir en sí todas las propiedades de la familia de las labiadas, a la cual pertenece junto al tomillo, el romero y la lavanda, entre otras maravillas vegetales.

Ante todo es estimulante: activa la circulación de la sangre y equilibra el sistema nervioso. Por este motivo es un válido remedio para las personas cansadas y apáticas, para los intelectuales y los estudiantes en exámenes, para los anémicos, los convalecientes y para todos aquellos que sufren de trastornos nerviosos (agotamiento, etc.).

Es tónica del sistema digestivo y posee propiedades astringentes que la hacen útil en casos de diarreas, hemorragias, menstruaciones irregulares y leucorrea. Es un notable tónico uterino.

Contiene entre sus principios activos un estrógeno, por lo cual es indi-

Salvia

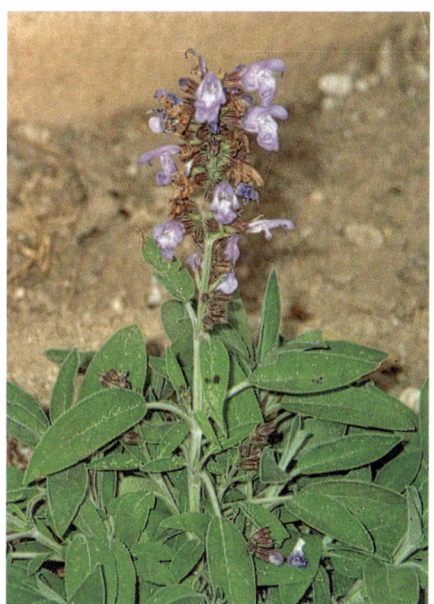

cada en los trastornos femeninos, desde irregularidades menstruales a esterilidad; es una de las plantas más indicadas para tratar los trastornos de la menopausia.

Font Quer relata un hecho acontecido en un pequeño pueblo norteafricano, donde la población masculina había sido diezmada a causa de una guerra. Para repoblar rápidamente el pueblo se sometieron todas las mujeres a una cura intensiva a base de salvia con el fin de estimular al máximo la fertilidad.

Durante la menopausia la salvia resulta de gran utilidad: primero, porque constituye una alternativa a los peligrosos tratamientos hormonales a base de estrógeno sintético, y también porque alivia considerablemente molestias colaterales como náusea, vértigo, sudores, golpes de calor, etc. que acompañan a esta época. Para muchos autores, la más importante acción terapéutica ejercida por la salvia reside propiamente en su aplicación ginecológica y en su función de reequilibradora hormonal.

También se han hallado en la planta propiedades antidiabéticas; la decocción de salvia restituye el justo nivel de azúcar a la sangre.

En uso externo la planta es altamente antiséptica (es uno de los ingredientes esenciales del «vinagre de los 4 ladrones»; ver Tomillo) y esta virtud la ejerce al máximo en la cura de las afecciones de la boca. Los indios norteamericanos ven en sus hojas lenguas humanas en miniatura y, en efecto, la salvia es la planta más indicada para curar aftas, enfermedades de las encías y de los dientes, llagas en la boca, etc.

Es anticaries y sus hojas, machacadas y puestas sobre encías y dientes doloridos, reducen las inflamaciones y el dolor resultante.

Es una planta contraindicada durante el embarazo, por su propiedad emenagoga, pero tomada regularmente en el último mes de embarazo ayuda a tener un parto más rápido y fácil. Es galactogoga, o sea, que bloquea la producción de leche, por lo cual tienen que evitar su ingestión las mujeres que están amamantando.

Para terminar, la salvia es aliada de la belleza. Constituye un óptimo tónico facial revitalizante; gracias a su acción sobre la circulación, previene la celulitis y retrasa la caída del pelo, tonificándolo y oscureciendo las canas.

Constituye un óptimo sustituto del incienso; sus hojas secas, quemadas, despiden un humo fuertemente activo que limpia la atmósfera de vibraciones negativas y de gérmenes. Es útil realizar estas fumigaciones durante epidemias de gripe, resfriados, etc. o bien para descargar un ambiente cuando han permanecido en él muchas personas. Los indios norteamericanos queman las hojas de salvia en grandes conchas de mar y utilizan el humo que sale para la limpieza del aura, antes de sus prácticas espirituales.

● **Infusión:** 1 cucharadita de hojas secas por taza de agua. 3 tazas al día.

● **Cocimiento para uso externo:** 1-2 manojos de salvia por litro de agua (lociones, fricciones, irrigaciones vaginales, maniluvios y pediluvios).

● **Vino:** Macerar durante una semana 90 gr de hojas en 1 litro de vino de Jerez rojo. 1 cucharada después de las 3 comidas (menopausia, irregularidades menstruales).

● **Elixir de salvia:** Dejar macerar durante 10 días 70 gr de hojas secas de salvia y 10 gr de piel de naranjas amargas en 1 litro de vino rojo. Filtrar, añadir 500 gr de alcohol para licores y un jarabe preparado con 200 gr de azúcar moreno disuelto en 100 gr de agua caliente. Después de 24 horas, filtrar y guardar en botellas de vidrio oscuro. 1 copita después de las 2 comidas principales (astenia, convalecencia, debilidad orgánica).

Saponaria
(Saponaria officinalis)
Familia: Cariofiláceas

Es una planta muy frecuente en los prados y a lo largo de los caminos; de ella se utiliza el rizoma de las especies que tienen más de dos años, que se recolecta en otoño.

Los principios activos aumentan con el desarrollo y la edad de la planta.

Como el nombre nos indica, su componente principal es la saponina, sustancia que, como hemos visto a lo largo de este viaje a través dc las plantas medicinales, le confiere propiedades depurativas y detergentes. Conocida también como «hierba jabonera», en un pasado todavía no demasiado lejano la saponaria se utilizaba precisamente como jabón, término que de ella deriva, tanto para lavar ropa como cacharros y vajillas. Formaba parte también de champús y jabones corporales.

En la Arabia antigua los médicos ya la recetaban para las enfermedades de la piel, incluida la cura de la lepra, y le atribuían propiedades antitumorales.

La saponaria es además diurética,

expectorante, sudorífica y vermífuga; ayuda a eliminar el exceso de ácido úrico. Se la emplea en las afecciones reumáticas, gota incluida, en las dermatosis y en las afecciones bucales (anginas, aftas, etc.).

Es una planta que puede ser tóxica al sobrepasar las dosis indicadas; de hecho, presentaría una acción hemolítica, o sea, destructora de los glóbulos rojos.

Leclerc recomienda no dejar nunca la planta en maceración y filtrarla inmediatamente una vez preparado el cocimiento; la maceración desarrollaría principios tóxicos.

● **Cocimiento:** 10 gr de planta por 200 gr de agua (un vaso). Hervir pocos minutos y filtrar inmediatamente. 2 tazas al día.

● **Cocimiento:** Hervir durante 10 minutos 20 gr de raíces en 1 litro de agua. Para uso externo.

● **Cataplasma:** Se realiza con hojas frescas que se lavan y escurren, se machacan ligeramente y se extienden sobre un paño de tela. Se aplica sobre forúnculos, dermatosis, etc.

Sauce
(Salix alba)
Familia: Salicáceas

Originario de España, se recolecta la corteza que se desprende de las ramas cuando el árbol ha alcanzado los tres años de edad. La época aconsejada para su recolección es otoño-invierno.

Su principal componente es la salicina, precursora del ácido salicílico, que de esta planta toma el nombre y que constituye el más apreciado antiinflamatorio y antipirético. Contiene, además, resinas, taninos, glucósidos y glucosa.

Las propiedades más importantes de la corteza del sauce son la antiinflamatoria y la antirreumática; la utilizaremos en casos de gripe, catarros, fiebres, estados infecciosos en general y, sobre todo, en las afecciones reumáticas.

El sauce fue utilizado por nuestros antepasados en las afecciones para las cuales hoy día se usa la aspirina y se le tenía en gran estima como febrífugo y analgésico.

El hecho de que se desarrolle en zonas pantanosas o cerca de ellas hizo ver en él un posible remedio contra la malaria y las afecciones reumáticas. Si el árbol resiste tanta humedad, pensaron los médicos renacentistas, servirá para combatir sus efectos en el cuerpo humano. Y, en efecto, se utilizó con éxito como antitérmico contra la malaria (paludismo), hasta convertirse en la «quina europea», y contra las enfermedades reumáticas.

Una vez más, la intuición no falló, en vista de que todavía se emplea comúnmente en el tratamiento natural de este tipo de enfermedades, donde actúa como analgésico y antiinflamatorio. Estas mismas cualidades lo hacen útil en casos de dolores diversos, como los de origen genital (dismenorrea y espasmos uterinos).

Externamente se utiliza para lavar heridas y úlceras; en tales casos actúa desinfectando la piel y las mucosas.

Las flores tienen efecto sedante y se usan en casos de nerviosismo, ansiedad e insomnio.

A pesar de que en el último siglo ha sido casi completamente reemplazado por la aspirina, más cómoda de conseguir y con efectos más rápidos y poderosos, el sauce no presenta los inconvenientes que aquella produce; al contrario, en vez de perjudicar al sistema digestivo, lo tonifica y lo relaja a la vez. El sauce, de hecho, es aperitivo, combate la hiperacidez gástrica y es antidiarreico.

● **Cocimiento:** 1 cucharada de corteza troceada por taza de agua. Hervir 5 minutos. 3 tazas al día.

● **Infusión:** 1 cucharada de flores por taza de agua. 2-4 tazas al día (ansiedad, insomnio).

● **Compresas:** Decocción realizada con 100 gr de corteza por litro de agua. Hervir 5-10 minutos. Uso externo sobre llagas, heridas y como loción para limpiar el cutis.

Saúco
(Sambucus nigra)
Familia: Caprifoliáceas

El saúco florece en primavera y es durante esta estación y el verano cuando se recogen las hojas y las sumidades floridas. La corteza, que también tiene cierta propiedad terapéutica, se recolecta durante todo el año, mientras que el fruto, o sea la baya, en otoño, cuando está bien maduro. La corteza se seca al sol y debe renovarse cada año. También los frutos se secan al sol, mientras que las flores y las hojas, a la sombra.

Entre sus componentes recordamos el glucósido sambunigrina, los ácidos málico y valeriánico, sambucina (es un alcaloide), resina, rutina, mucílago y materias tánicas.

Las diversas partes de la planta se utilizan de forma distinta, por lo cual vamos a verlas en detalle.

La corteza es un excelente antirreumático; es diurética y se emplea en medicina natural en la cura de las enfermedades reumáticas, gota, retención hídrica e inflamaciones de las vías urinarias. Es un estimulante renal que no presenta contraindicaciones. También se emplea en las infecciones urinarias (cistitis, por ejemplo) y como purgante.

Las hojas del saúco son laxantes y hemostáticas. Aplicadas frescas en forma de compresas, calman los estados inflamatorios y resultan útiles en las afecciones reumáticas. Se pueden emplear en casos de quemaduras, hemorroides, abscesos y forúnculos. Secas y reducidas a polvo, detienen las hemorragias nasales.

Las flores son sudoríficas, diuréticas y pectorales. Constituyen un excelente calmante de la tos y, al ser uno de los más efectivos sudoríficos naturales conocidos, están indicadas en casos de catarro, resfriado y gripe.

En las enfermedades infantiles (rubéola, sarampión, etc.) las flores de saúco, gracias a la sudoración que provocan, hacen eliminar sustancias tóxicas y bajar la fiebre.

La infusión que con ellas se prepara sirve asimismo como colirio para las inflamaciones oculares y como loción para eliminar manchas oscuras de la piel, forúnculos, eccemas y acné.

Por ser antiinflamatorias, se puede acudir a las flores de saúco en casos de angina (en gárgaras) e inflamaciones de las encías.

Los frutos son básicamente depurativos y laxantes. Parece que tienen la propiedad de hacer brotar ciertas enfermedades infecciosas, como sarampión y rubéola, cuando la erupción está contenida.

● **Infusión:** 1 cucharada de flores por taza de agua. Dejar reposar media hora y filtrar. Afecciones bronquiales y reumáticas, gripe y resfriados. En loción, como colirio.

● **Jarabe:** Con una licuadora, extraer el zumo y añadirle el mismo peso en azúcar moreno, disolviendo este último en caliente. 2-3 cucharadas al día.

● **Cocimiento:** Hervir en 1 litro y medio de agua un puñado de corteza, hasta que quede un litro de líquido. Beber a lo largo del día (retención hídrica, obesidad, reuma).

● **Cocimiento:** Hervir durante 5 minutos 1 cucharada de hojas desmenuzadas por taza de agua. 3 tazas al día como laxante y desintoxicante.

En la *Farmacopea matritense* se preparaba el llamado «arrope de saúco», que consistía en 30 gr de zumo de saúco hervido con 60 gr de miel hasta que el jarabe tomase la consistencia deseada. Se utilizaba como diurético, sudorífico y sedante en caso de dolores provocados por la gota. Font Quer considera esta preparación una verdadera panacea para la gente del campo. El autor atribuye también al saúco la propiedad de preservar de las enfermedades y de promover una larga vida.

Tilo
(Tilia platyphyllos)
Familia: Tiliáceas

Del tilo se utilizan las flores, que se recolectan en verano, cuando están a punto de abrirse; corteza y hojas se recogen en primavera.

Contiene farnesol, taninos, mucílagos, azúcares, hesperidina y un hidrocarburo.

El tilo es diaforético, emoliente, antiespasmódico, diurético y especialmente calmante, virtud por la cual se utiliza comúnmente. La tila es una de las plantas más conocidas en virtud de su benéfica acción sobre las personas de temperamento nervioso y estresadas.

También se utiliza en casos de gripe y de resfriado, y posee una cualidad estomacal que se rcalza con el uso de la corteza junto a las flores y a las hojas en tisana. Como estomacal, se utiliza sobre todo en las hiperacidez estomacal. La flor tiene una acción colerética, por lo cual es recomendable para las personas que padecen de cálculos biliares o trastornos de la vesícula biliar.

Tanto la flor como la corteza de tilo poseen un efecto vasodilatador y ligeramente hipotensor. Actúan sobre las arterias coronarias, siendo indicadas en casos de angina de pecho, arritmias y palpitaciones.

La corteza fresca, masticada, se utilizaba como emplaste para cicatrizar las heridas sangrantes, mientras que las hojas parecen tener la virtud de reforzar el pelo y detener su caída. En cosmética natural, la loción de tilo se utiliza también para combatir los efectos del viento y del sol sobre la piel (piel seca, quemaduras solares). Proporciona a la piel suavidad y tersura; la limpieza de cutis efectuada con vahos a base de tilo abre los poros y limpia la piel.

La miel de flores de tilo es un óptimo dulcificante para las tisanas de la noche.

● **Infusión:** 1 cucharadita de flores (o bien flores, hojas y corteza, si se usa como estomacal) por taza de agua. 2-3 tazas al día.

● **Cocimiento:** Hervir 1 minuto 10 gr de flores en medio litro de agua. Filtrar en seguida (bronquitis, catarros).

● **Baño:** Hervir durante media hora 300 gr de flores en 5 litros de agua. Dejar enfriar, filtrar y añadir al agua caliente del baño (cansancio físico e intelectual, insomnio). Muy eficaz por la noche, para conciliar el sueño y para apaciguar a los niños hiperactivos.

Tomillo

(Thymus vulgaris)
Familia: Labiadas

Del tomillo se recolectan las hojas durante todo el año y en primavera, las sumidades floridas. Entre sus principios activos presenta esencias (timol, cineol, pineno, borneol), principios amargos, tanino y resinas.

Es una de las plantas dotadas del mayor número de virtudes y una de la más conocidas y apreciadas desde los tiempos más lejanos.

Médicos egipcios, etruscos, griegos y romanos se valían de su colaboración; Dioscórides, Hipócrates y Plinio el Viejo, entre muchos, han destacado sus virtudes.

En el siglo XX, estudiosos como Cadéac y Meunier han demostrado la acción bactericida de su esencia en relación al bacilo del carbonquio, del tifus, del cimurro y de de la tuberculosis, y su capacidad para detener la proliferación micróbica en los caldos de carne. Morel y Rochaix estudiaron en 1922 esta misma acción frente al bacilo del la difteria, al meningococo (responsable de la meningitis), al neumococo (responsable de la pulmonía) y al estafilococo.

La esencia de tomillo es más desinfectante que el fenol, que el agua oxigenada y que el permanganato de potasio; antes de que en el siglo XX se descubriesen los antibióticos, se le llamaba «el desinfectante de los pobres».

En la antigüedad, cuando amenazaba una epidemia, la gente hacía abundante uso de las plantas aromáticas, tanto bebiendo tisanas como friccionándose el cuerpo con sus alcoholes.

Estas prácticas tenían claramente sus ventajas y, por lo menos, no eran tan devastadoras como las actuales, cuando se recurre tan ligeramente a los antibióticos sintéticos con el primer síntoma de gripe.

Para introducir el tomillo me valdré de una anécdota histórica.

En 1630, al tiempo de la peste que afectó a Tolosa, en Francia, cuatro listos ladrones se dedicaban a robar desplazándose tranquilamente entre los cadáveres sin contagiarse. Cuando fueron arrestados se les prometió que salvarían la vida si revelaban su secreto. Los ladrones confesaron que solían restregar su cuerpo con un vinagre en el cual habían hecho macerar varias plantas antisépticas. Entre estas plantas destacaba el tomillo, junto a la salvia y al romero.

Desde entonces el «vinagre de los 4 ladrones» ocupa un lugar importante en la farmacopea natural (ver receta en el capítulo 2). Estoy profundamente convencida de que podemos reforzar las defensas naturales de nuestro organismo contra todo tipo de infección

Tomillo

y siempre que sea necesario usando por vía interna y externa plantas como el tomillo.

La propiedad fundamental del tomillo es la de ser antiséptico, por lo cual lo emplearemos en casos de bronquitis, gripe, resfriado, tos e infecciones varias. Veremos como es uno de los ingredientes constantes en toda preparación destinada a la cura del aparato respiratorio.

Es además antiespasmódico, útil en casos de palpitaciones, tos, tosferina, asma y calambres.

Es vermífugo, muy útil para eliminar los gusanos en los niños; repele los mosquitos, regulariza el menstruo y en baños completos ha sido usado tradicionalmente para devolver la normalidad a los niños afectados de raquitismo y para reforzar el sistema inmunitario en general.

El doctor Leclerc enfatiza sus facultades sobre la circulación y los centros nerviosos, que parecen manifestarse en una mayor amplitud del pulso, aumento de las fuerzas físicas, equilibrio en las funciones digestivas y un mejoramiento del tono moral en general.

En casos de enfermedad infecciosa, el tomillo aumenta la producción de leucocitos.

Al contrario que los antibióticos, que deprimen el sistema de defensa, el tomillo estimula el sistema inmunitario, favoreciendo la actividad y reproducción de los glóbulos blancos. Su uso está indicado en todas las enfermedades infecciosas, en particular las de origen bacteriano que atacan a los sistemas respiratorio, digestivo y genitourinario.

Parece que estimula también la inteligencia y que es afrodisíaco. Estas últimas propiedades derivan probablemente del efecto tónico general que el tomillo ejerce sobre el organismo.

El tomillo puede sustituir excelentemente al café sin presentar efectos colaterales; al contrario, lucha contra el agotamiento psíquico, la pérdida de memoria, la depresión y la irritabilidad nerviosa que a menudo el café propicia.

Sobre el aparato digestivo, el tomillo actúa como carminativo y digestivo; es además antiespasmódico y vermífugo. En uso externo, esta propiedad bactericida es efectiva contra piojos y pulgas. La infusión de tomillo concentrada sirve en uso extremo para desinfectar heridas y para confeccionar dentífricos. Se utiliza también en enjuagues

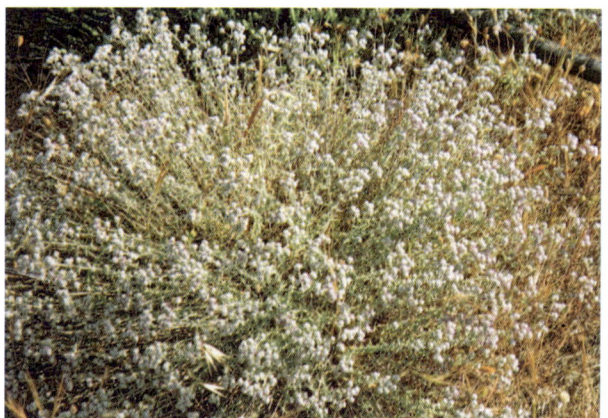

Tomillo cabezudo

bucales, gárgaras y en lociones contra la caída del pelo.

El **serpol** es una clase de tomillo y su nombre oficial es *Thymus serpyllum*. Posee las mismas propiedades, más o menos, del tomillo y se emplea sobre todo en casos de tos convulsa. Por su agradable sabor es muy utilizado en la cocina. El **tomillo cabezudo** (*Thymus capitatus*), muy común en las islas Baleares y en el sur de España, tiene las mismas propiedades y los mismos empleos que el tomillo vulgar. Las flores forman unas cabecitas redondas (de ahí el nombre) cuyo color en un primer momento gris se convierte poco a poco en violeta.

● **Infusión:** 1 cucharadita por taza de agua (tónico, digestivo, antiséptico de los aparatos digestivo y respiratorio). En caso de oxiuros se pone un poco más de planta y se acompaña la cura externa con lavativas realizadas a partir de la misma infusión. Siendo esta tisana inocua, puede consumirse por la mañana como sustituto del té y del café.

● **Infusión concentrada (para uso externo):** 2 cucharas por taza de agua.

● **Gárgaras:** Hervir durante 15 minutos un manojo de tomillo en un litro de agua.

● **Baños fortificantes:** 500 gr de tomillo hervidos 2 minutos en 5 litros de agua. Añadir al agua del baño. Estos baños, además de ser fortificantes, son útiles en casos de artritis, reuma, gota y astenia. La dosis puede ser aumentada en casos de sistema inmunitario débil.

El tomillo es uno de los ingredientes fundamentales en las preparaciones destinadas a la cura de la piel: eccemas, alergias, acné, erupciones, forúnculos, eritema solar, impétigo, etc.

Tusilago
(Tussilago fárfara)
Familia: Compuestas

Planta común en los suelos arcillosos y húmedos, el tusilago florece en primavera, época en la cual se recolectan sus flores; las hojas se recogen en verano.

Contiene mucílagos, principios amargos, tanino, ácidos grasos y esencia.

Su nombre deriva del latín, significa «alejo la tos» y, efectivamente, ya en la antigua Grecia, donde el nombre *be-*

kion se refería tanto a la tos como al tusilago, esta planta se empleaba contra las afecciones del sistema respiratorio, en particular tos y bronquitis. Los médicos de aquel tiempo solían quemarla para hacer aspirar el humo a los pacientes. Si a los remedios que atacan la tos se les llama «béquicos» es porque la tusilago era y sigue siendo el béquico por excelencia.

Todavía hoy día, la gente de los pueblos que conserva la sabiduría de la naturaleza fuma sus hojas como si fueran cigarrillos en casos de tos y de asma.

El tusilago actúa descongestionando los bronquios; es expectorante, emoliente y refrescante. Se emplea en casos de asma, enfisema, bronquitis agudas y crónicas, traqueítis, laringitis, faringitis, angina y afonía. Actúa como antiespasmódico, calmando la tos y dilatando los bronquios.

Muy útil para quien quiere dejar o recientemente ha dejado de fumar, contribuye a regenerar las mucosas respiratorias y a librar los bronquios de la mucosidad acumulada.

Posee también propiedades sudoríficas y depurativas, provocando la eliminación de toxinas tanto a través de la orina como del sudor. Este aspecto ayuda a combatir el lado infeccioso de las enfermedades respiratorias a las que, por otra parte, ya ataca duramente.

También actúa benignamente sobre determinadas afecciones de la piel como, por ejemplo, eccemas, costra láctea, sarna e infecciones del cutis. En lociones y fricciones limpia y fortalece el pelo.

● **Infusión:** 1 cucharada de flores y hojas por taza de agua. 3-5 tazas al día. La última, antes de acostarse. La infusión es muy indicada para los niños, a los cuales se suministrará a razón de una cucharada cada hora.

● **Infusión concentrada:** 2 cucharadas de flores y de hojas por taza de agua. Dejar reposar 10 minutos antes de filtrar. 2-3 tazas al día con miel. Una taza al acostarse.

● **Zumo de hojas frescas:** Embeber un poco de algodón en el zumo y aplicar directamente sobre eccemas u otras imperfecciones de la piel detalladas más arriba. Si no se dispone de hojas frescas, se pueden usar secas, aplicadas directamente sobre la piel.

Ulmaria

(Filipéndula ulmaria)
Familia: Rosáceas

La ulmaria, conocida también como filipéndula, florece en verano en los valles de montaña y de ella se emplean las sumidades floridas que se recogen en la misma estación, cuando las flores se abren.

Contiene ácido aldehído salicílico, salicilato de metilo, ácido salicílico, gaulterina y tanino.

La ulmaria está considerada como uno de los más eficaces diuréticos naturales, utilizable en casos de hidropesía, obesidad, edemas, artritis, reumatismos y estados febriles.

Al no tratarse de un diurético irritante, está indicada en las retenciones hídricas de origen cardíaco.

Ademas de estimular la diuresis, ayuda a eliminar el exceso de ácido úrico y los cloruros.

En casos de fiebre, actúa como sudorífica y antipirética, mientras que en las enfermedades reumáticas, su contenido en ácido salicílico contribuye a calmar los dolores.

Se utiliza también en las litiasis urinarias (cálculos en la vejiga), en la insuficiencia biliar y como astringente en casos de diarrea.

Los preparados a base de ulmaria no deben hervirse para no comprometer su eficacia ya que su principio activo más importante, el ácido salicílico, se evapora con la ebullición.

También cabe recordar que en dosis altas la planta es tóxica, por lo cual hay que atenerse escrupulosamente a las indicaciones.

Se aconseja mezclarla con otras plantas de similares virtudes pero que no contengan principios tóxicos, como son el romero y la lavanda.

La ulmaria no es aconsejable en casos de gota, siendo el ácido salicílico contraindicado en tal afección.

● **Infusión:** 1 cucharadita de sumidades floridas por taza de agua. 2 tazas al día.

● **Jarabe**: 125 gr de flores por litro de agua. Cuando el agua alcanza la temperatura de 90° se vierte sobre la planta y se deja reposar la maceración, bien tapada, durante 12 horas. Se filtra exprimiendo y se vuelve a calentar para disolver el azúcar (doble cantidad respecto al líquido). 2 cucharadas al día.

● **Cataplasmas:** Se aplican hojas frescas sobre quemaduras, ulceraciones y cortaduras.

● **Infusión para uso externo:** 50-60 gr de hojas y flores por litro de agua hirviendo. Aplicar en compresas sobre dolores reumáticos.

Valeriana
(Valeriana officinalis)
Familia: Valerianáceas

«Si vols tenir la dona sana,
dóna-li arrel de valeriana»

(Refrán catalán)

De la valeriana se utilizan las raíces y los rizomas ovoides, que se recolectan en verano y en otoño, justo cuando la planta está a punto de secarse. Son más apreciadas las plantas que crecen en la montaña y que tienen más de dos años de edad.

Después de recolectarlas, las raíces se limpian en seguida, prestando atención para no dañar la epidermis porque es allí donde se localiza la esencia. Siempre que se pueda, sobre todo en la preparación de tinturas, se usará la planta fresca.

La valeriana contiene: ácidos valeriánico, málico y acético; esencia formada por pineno, canfeno, valerina, catidina e isovalerianato de bornilo, sustancia a la cual se atribuye la acción terapéutica de la planta.

Vulgarmente, la valeriana es conocida como «hierba de los gatos» porque a ella recurren algunos animales cuando algo no funciona en su organismo; es curioso, sin embargo, que mientras la valeriana actúa como euforizante y estimulante en los animales, en el hombre su efecto es completamente opuesto.

Está considerada una de las plantas medicinales más apropiadas para curar los desequilibrios nerviosos. Es sedante, calmante, antidepresiva e hipnótica; ya en el Renacimiento se utilizaba para calmar las crisis epilépticas. Si bien no sustituye enteramente a los medicamentos antiepilépticos, puede reducir considerablemente las dosis a tomar de estos últimos.

Actúa produciendo una sedación de todo el sistema nervioso central y del vegetativo, reduciendo la ansiedad; tiene efectos notables sobre palpitaciones, arritmias, hipertensión arterial, neurosis gástricas (males de estómago de origen nervioso), dolores de cabeza, neurastenia y otras enfermedades psicosomáticas.

Como nos explica el refrán que introduce la valeriana, esta planta es especialmente activa en las mujeres, durante todo el periodo de su actividad uterina.

Se emplea con éxito en las crisis de histeria, en los trastornos psíquicos de la menopausia y en muchísimos otros trastornos nerviosos relacionados con la regla y con su cesación definitiva, como, por ejemplo insomnio, neurosis, calambres abdominales e hiperexcitabilidad.

El sabor de la valeriana es amargo y puede resultar desagradable; por este motivo a menudo se mezcla con mejorantes, como la melisa o la flores de azahar, que además actúan en sinergia con ella para los trastornos citados.

Es aconsejable no prolongar demasiado los tratamientos a base de valeriana: lo ideal es interumpirlos después de 10 días, reanudando la cura después de 2 o 3 semanas.

En el periodo intermedio se pueden tomar plantas de efecto análogo como son la pasiflora, el azahar, la tila, etc.

● **Infusión:** 1 cucharadita de raíz por taza de agua. 3 veces al día. En casos de insomnio, tomarla media hora antes de acostarse (mejor aún si se combina con el baño).

● **Tisana:** Macerar durante 12 horas 1 cucharadita de raíz en un vaso de agua. 2 vasos al día

● **Tintura:** 30 gr de raíz de valeriana macerada 9 días en 90 gr de orujo. 1-3 gotas tres veces al día.

● **Vino:** Macerar durante 15 días 150 gr de raíz fresca en 1 litro de vino de Jerez. Filtrar. 2-3 copitas al día.

● **Baño:** Preparar una decocción con 100 gr de raíz seca por litro de agua. Hervir 10 minutos. Añadir dos litros de la decocción al agua de la bañera. Tomar el baño bien caliente antes de acostarse.

Vara de oro
(Solidago virga aurea)
Familia: Compuestas

Florece en verano, época en la cual se recolectan sus sumidades floridas.

Contiene saponinas, inulina, taninos, flavonas y principios amargos.

Arnau de Vilanova la definió como incomparable en provocar la orina y en quebrar las piedras en los riñones. Principalmente por estos motivos se la sigue usando después de ocho siglos.

Se halla entre las plantas fundamentales para curar las enfermedades de las vías urinarias y en especial de la próstata: inflamaciones e infecciones como cistitis y nefritis, nefrosis (albuminuria, pérdida de albúmina por la orina), cálculos renales, oliguria, hidropesía y enuresis (incontinencia de orina).

Sus virtudes fundamentales son las de ser antiinflamatoria, antiespasmódica y astringente.

En casos de cistitis, además de actuar como antiinflamatoria, calma los dolores de la micción.

Es diurética y depuradora de la sangre, facilitando la eliminación de ácido úrico, por lo cual resulta útil en casos de gota, artritis y siempre que sea conveniente limpiar la sangre de sustancias tóxicas.

Se utiliza también en las afecciones del hígado y en las enteritis, así como en la obesidad, tanto por su acción depurativa como por ser altamente diurética.

Los taninos en ella contenidos la hacen útil como astringente en las diarreas infantiles (provocadas a menudo por la dentición) y veraniegas. En uso externo, esta propiedad astringente puede resultar útil para curar y cicatrizar heridas y llagas. En menor medida es antitusígena.

● **Infusión:** 30 gr de sumidades por 1 litro de agua o 1 cucharada por taza de agua. Dejar macerar la planta en el agua hasta que esté fría. 3 tazas al día.

● **Jarabe:** Se añaden a la maceración anterior 800 gr de azúcar moreno y se disuelve en caliente. 2-3 cucharaditas al día en los niños en casos de diarrea.

● **Cocimiento:** 50-100 gr por litro de agua. Hervir unos minutos. Para uso externo, en compresas.

Su principal virtud es la de ser depurativa, pero también actúa como sudorífica y diurética.

Se utiliza en tisanas para depurar la sangre y tratar gripes, resfriados, reumatismo, artritis y gota.

Útil en las enfermedades de la piel, se aplica como loción externa junto a una cura interna en casos de eccema, acné y dermatitis varias.

● **Infusión:** 1 cucharadita de raíz por vaso de agua. 3 veces al día.

● **Cocimiento:** Hervir en 1 litro de agua 35 gr de raíz durante 20 minutos. 2 tazas al día en casos de enfermedades reumáticas.

Zarzaparrilla
(Smilax medica)
Familia: Liliáceas

Planta típica de los bosques de encinas, de ella se utiliza la raíz, que se extirpa en invierno. Está compuesta por glucósidos, esencias, almidón, glucosa, smilacina, salsa saponina, ácido salsapínico y nitrato potásico.

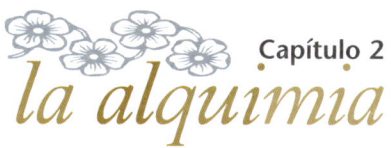

Capítulo 2
la alquimia

«De esta misiva, hijo, podrás extraer enseñanzas. Léela con atención,
entra en sus conceptos, excava en ella, no te quedes en la apariencia,
entra dentro de ella como si de un espejo bien lijado y pulido se tratara.
Porque, como en un espejo, tienes que entrar todo tú mismo,
dejando atrás tu apariencia mecánica. Miles de manos te intentarán parar,
como telas de araña, como sirenas hechiceras… ¡libérate de ellas!
Morirás para volver a renacer, más allá del espejo.
En esta tierra lejana que me hospeda he compuesto al fin
la verdadera esencia del bienestar, que deriva de la gran obra de los filósofos.
He destilado juntos hierbas, cortezas, raíces, flores y frutos de plantas
que afondan en las más profundas vísceras de la tierra extrayendo jugos
desconocidos, misteriosos y sublimando en sus extremidades perfumadas
y coloradas la belleza sufrida de su maceración y subida.
Según las enseñanzas de los filósofos, al reparo de los alquimistas
que buscan inútilmente, a través el mercurio o el azufre de la tierra,
el oro de la piedra, he dado larga cocción con carbones puros por cuarenta
días manteniendo el calor mismo del sol de Egipto,
como tú mismo sabes hay que obrar. Desde el negror que la cocción genera
ha nacido la calcinación blanca impalpable, revelándose en el cambio
desde el corvino a los mil colores de la corona del pavo real.
Y de la sublimación ha nacido la esencia del color del más puro oro potable.
Tú sabes cuántas hierbas han sido por mí buscadas con cansancio y dolor.
Cuántos metales he consumido por años y años en la efímera búsqueda…
también tu búsqueda de sabio tendrá éxito. Nuestra familia desde siempre
ha obrado en la maceración y en el estudio por cumplir la obra,
extrayendo frutos abundantes aunque todavía inmaduros.
Continúa y pon tu ingenio así que quien vendrá después pueda apaciguar
con tus palabras su sed de sabiduría».

*(Antigua carta testimoniando el Arte de los Especiales
en la Florencia del Renacimiento)*

el arte de confeccionar los medicamentos

En griego, con la voz *pharmacon*, de la cual deriva la misma palabra «farmacia», se forma, entre otros, el vocablo *pharmakopeia*, o sea, «el arte de confeccionar los fármacos». Hasta hace muy pocos decenios, la medicina popular (la que hoy día llamamos erróneamente «alternativa») y la medicina oficial eran prácticamente una misma, salvo pequeñas diferencias. Los boticarios preparaban ellos mismos los medicamentos siguiendo las instrucciones de los doctores: es así como surgió la receta, una prescripción escrita por el médico y preparada por el farmacéutico según la necesidad del paciente. En el siglo XI, en Cataluña se instituyeron unos códigos farmacéuticos llamados *Concordias*, en los cuales estaban apuntadas centenares de fórmulas entre infusiones, cocimientos, polvos, jarabes, píldoras, colirios, aceites, ceratos y emplastes. Estas recetas, que tenían como base muchas de las plantas pertenecientes a la *Materia médica* de Dioscórides, han sido la base de las preparaciones farmacéuticas realizadas hasta el siglo veinte.

En lo que concierne a la entera España, las *Pharmacopeias matritensis* son el equivalente de las *Concordias* catalanas; se publicaron alrededor del siglo XIII y en ellas aparecía una parte dedicada a las operaciones químicas, que apenas comprendía la destilación de algunas aguas (agua de rocío de mayo, de rosa, de hinojo, de ajenjo, etc.). Las recetas contenidas en estas *Pharmacopeias*, que en 1864 cambiaron su nombre por el de *Farmacopea española*, han sido válidas hasta la primera mitad del siglo XX, para ser después olvidadas y sustituidas por las drogas químicas que todos conocemos. Es indiscutible que la medicina, como la ciencia en general, ha dado sus pasos de gigante en los últimos 50 años, pero es una lástima que toda la inmensa sabiduría que ha servido paa curar al hombre durante innumerables siglos haya sido del todo arrinconada por parte de la medicina oficial. De hecho, podría ser de gran utilidad en la cura de dolencias comunes y familiares sin tener que recorrer en seguida a fármacos dañinos y peligrosos que a menudo provocan daños mayores que los que pretenden curar.

En este libro se pretende redescubrir en parte esta sabiduría perdida, la verdadera *pharmakopeia*. Podemos preparar un botiquín eficaz y sencillo, al cual recurrir como material de primer auxilio o bien como única cura, siempre que el sentido común sea nuestro compañero. El diagnóstico es mejor dejarlo en manos de un médico competente, pero una vez que la dolencia padecida se presenta libre de complicaciones, como en el caso de un resfriado, una tos no preocupante, una contusión u otro tipo de síntoma que podemos definir común y corriente, como cefalea, diarrea, estreñimiento agudo, fiebres ligeras, etc., podemos recurrir confiados a nuestra pequeña botica natural.

Una aspirante a hada debe conocer a fondo las propiedades de las plantas medicinales y de los demás elementos naturales que emplea en sus preparaciones. El estudio, la dedicación y la experiencia le darán el conocimiento adecuado para descubrir y realizar un sinfín de mezclas y recetas que se pueden preparar a partir de las plantas como materia prima.

Todo el proceso de preparación de las recetas es una especie de alquimia apasionante que justifica el nombre antiguo de *pharmakopeia*: el arte de confeccionar medicamentos.

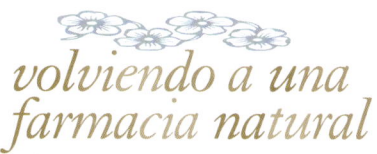

volviendo a una farmacia natural

Primero la palabra; después, la planta y, en último término, ¡el cuchillo!

(Aforismo médico griego)

En el siglo XVI se empezaron a confeccionar productos químicos a partir de las plantas; estos constituyen los primeros medicamentos modernos como hoy día los conocemos. De la adormidera se aisló el opio; de la ipecacuana, la emetina; de la corteza de sauce, la aspirina, y la quinina a partir del árbol de la quina. Las sustancias puras y aisladas, parecían más poderosas que las materias primas, y además, su fácil administración (píldoras, cápsulas, etc.) hizo fructificar de tal modo la industria farmacéutica que nos hizo olvidar que son las plantas las que engendran el producto.

Poco a poco, con el creciente acercamiento del hombre a los temas de la alimentación natural y de la ecología, se están redescubriendo viejos tesoros de sabiduría: nos estamos dando cuenta de que aquellos productos químicos que tomamos como medicamentos, muchas veces tienen una repercusión más negativa y unos efectos colaterales más desastrosos que los beneficios que pretenden aportar.

Se están revalorizando las plantas tomadas en su forma original y se está considerando que sus principios activos se absorben y metabolizan más completa y fácilmente que los obtenidos por síntesis química.

También se ha demostrado que la actividad terapéutica de una planta se amplifica cuando están presentes todas sus sustancias originales (efecto sinérgico) y que, si bien la acción de un tratamiento a base de plantas medicinales resulta más lenta que la de los medicamentos químicos, su efecto es más duradero y estable.

Por último, es importante recalcar que las plantas tomadas en las dosis indicadas (y siempre que se eviten las especies ya de por sí extremadamente tóxicas) no presentan efectos secundarios y siempre resultan mucho menos peligrosas que el principio activo aislado que de ellas se extrae. Tampoco producen dependencia; en cambio, productos de síntesis de ellas obtenidos presentan tal inconveniente. Por ejemplo, la valeriana tomada en forma natural no crea dependencia, mientras que su respectivo uso en química farmacéutica («Valium» por ejemplo), presenta una concreta adición.

Sin ponerse drásticamente en contra de los adelantos de la ciencia en productos químicos, es necesario tomar conciencia de que tales productos, si bien pueden salvar la vida en una situación extrema, son en su mayoría dañinos y, como tales, no tenemos que abusar de ellos ni buscarlos frenéticamente en las situaciones diarias de primer auxilio. Antes de recurrir a un tranquilizante químico podemos intentarlo con la pasiflora y la valeriana o bien utilizar sauce y tomillo para salir de un resfriado o de una gripe. Tenemos al alcance de la mano una verdadera farmacia natural, las plantas medicinales, capaces de resolver suavemente y sin consecuencias indeseables muchísimos de nuestros problemas de salud, por lo cual vamos a conocer un poquito más a fondo la manera de utilizarlas.

Aloe

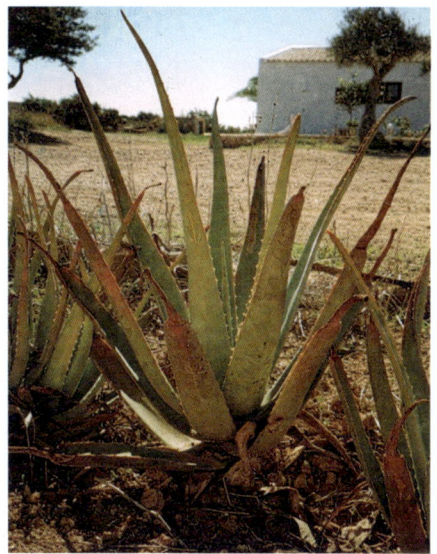

las mezclas

En las preparaciones podemos usar una sola planta o bien **mezclas** de varias plantas que poseen propiedades análogas. Un criterio lógico, cuando se prepara una mezcla, es empezar por la planta que estimamos como la más indicada para un caso específico e ir añadiendo otras que tengan propiedades distintas pero complementarias y que refuercen el efecto de la primera. Si, por ejemplo, queremos preparar una infusión o un jarabe para curar la bronquitis, podemos empezar poniendo en la mezcla el hisopo (específico) y añadiremos tomillo (antiséptico), llantén (astringente y descongestionante), malva (emoliente) y tusílago (expectorante).

Para preparar una mezcla se ha de seguir el siguiente procedimiento:

- **1** Elegir el remedio base (*remedium cardinale*). Puede ser más de uno.
- **2** El coadyuvante (*adjuvans*). Refuerza la acción del remedio base.
- **3** El complemento (*constituens*). Sirve para dar aspecto y textura agradable a la mezcla.
- **4** Los correctores (*corrigens*), que se utilizan para mejorar el sabor.

Los dos últimos no siempre son necesarios; los utilizaremos cuando, por ejemplo, hacemos preparaciones para uso interno que contienen plantas de sabor particularmente amargo o desagradable (genciana, centáurea, valeriana...).

Correctores óptimos son, por ejemplo, la menta, el anís, la melisa y el regaliz. Los correctores se elegirán también según su afinidad con la enfermedad que queremos curar. El regaliz, por ejemplo, es un óptimo corrector en las preparaciones indicadas para las vías respiratorias, puesto que es expectorante. La menta y el anís, digestivos y estomacales, dan un buen punto en las preparaciones utilizadas en trastornos digestivos y hepáticos; la melisa otorga su agradable sabor, además de su destacado efecto

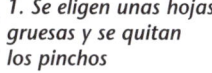

1. Se eligen unas hojas gruesas y se quitan los pinchos

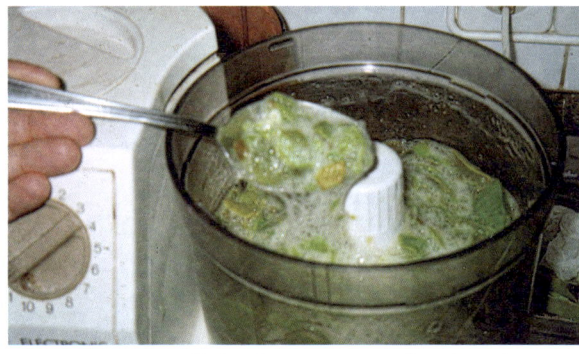

2. Se trituran con un robot de cocina

3. Se ponen al sol en frascos de cristal con cierre hermético, 15 días con alcohol, 30 o 40 días con aceites

4. Se filtra

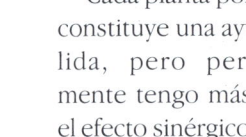

positivo sobre el corazón y los nervios, a las preparaciones destinadas a los trastornos nerviosos y circulatorios.

Cada planta por sí sola constituye una ayuda válida, pero personalmente tengo más fe en el efecto sinérgico de las mezclas, sin hablar de la mágica sensación que produce jugar al alquimista en la propia cocina, eligiendo y mezclando hojas, flores, raíces y otros ingredientes.

Antes de introducir las recetas resulta útil definir cuáles son las plantas medicinales para los trastornos básicos y qué aporta cada una de ellas al éxito de la curación. También es necesario, antes de administrar una preparación de este tipo, tener un exacto diagnóstico de la dolencia a curar, visto que algunas plantas específicas para un deteminado órgano pueden ser perjudiciales para un trastorno determinado del órgano mismo. Es el caso de la angélica y de la genciana, plantas maravillosamente útiles en las afecciones estomacales pero, por su acción estimulante de los jugos gástricos, resultan absolutamente contraindicadas en la úlcera gastroduodenal, cuyo problema básico es justamente el exceso de estos mismos jugos.

Resumiendo, lo que tenemos que tener en cuenta es que en toda preparación la alquimia consiste en la intuición que, junto al conocimiento científico de las plantas, nos lleve a plasmar un remedio completo y eficaz.

No tenemos necesariamente que juntar plantas que tengan las mismas propiedades, sino que todas las plantas que utilizamos en una preparación deben conducir hacia la misma meta con sus virtudes específicas y a menudo distintas.

las preparaciones compuestas

Trataremos en este apartado de las preparaciones que se realizan a partir de mezclas de plantas medicinales.

Vinos medicinales

Se preparan efectuando una maceración de plantas medicinales en vino de buena calidad. La graduación alcohólica del vino, que será de 16° más o menos, es suficiente para extraer los principios activos necesarios a su efectividad; en el caso de que no dispongamos de un vino que posea una graduación aceptable, podemos aumentar los grados añadiendo alcohol puro (ver tabla de tinturas en el capítulo 1). Las plantas se dejarán macerar por dos semanas en el vino, luego se filtrará la maceración y se guardará en un lugar fresco al abrigo de la luz.

Las plantas usadas pueden ser frescas o secas y según el caso será preferible usar vino blanco o rojo. En general, usaremos vino rojo para las plantas astringentes y blanco para las diuréticas. Los vinos del tipo Jerez y Málaga son los más indicados para este tipo de preparaciones. Siendo la graduación alcohólica y la concentración de principios activos bastante más reducidas que en el caso de las tinturas, los vinos medicinales se suelen administrar a cucharadas o a copitas.

Jarabes

Consisten en soluciones concentradas de plantas medicinales a las cuales se añade azúcar (o miel) y, según la ocasión lo requiera, extractos de plantas, propoleo, tinturas o aceites esenciales. El azúcar, presente en dosis importante (180 gr de azúcar por 100 cc de líquido), asegura la conservación del jarabe y hace que este preparado sea bien tolerado por los niños aunque contenga plantas de sabor desagradable.

Los jarabes deben conservarse bien tapados, en lugar fresco y al abrigo de la luz. La base de su preparación consiste en obtener una infusión o una decocción muy concentrada de plantas, que se deja enfriar y luego se filtra. Se vuelve a poner a fuego lento añadiendo el azúcar (en dosis tres veces superior al líquido) hasta que este último esté totalmente disuelto. Cuando está frío se le pueden añadir otros ingredientes como los detallados más arriba y se embotella. Personalmente, para no usar demasiado azúcar, reduzco considerablemente la dosis y guardo el jarabe en la nevera, consumiéndolo en los tres días sucesivos. En

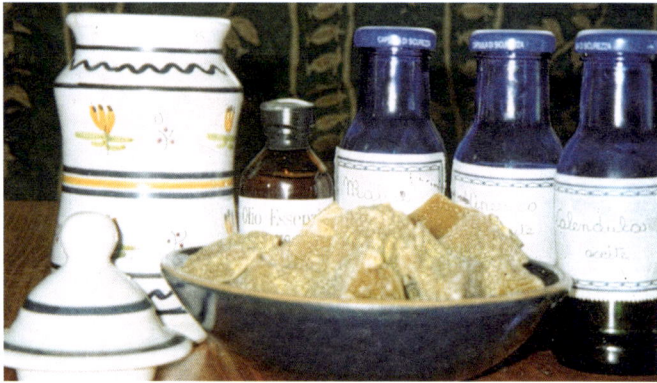

Aceite de plantas, cera pura de abejas y esencias son los ingredientes esenciales de bálsamos y ungüentos

casos de resfriado, tos, bronquitis, etc. no es difícil consumirlo en este tiempo. Los jarabes pueden prepararse también a partir de jugos y zumos de plantas medicinales (jarabe de llantén fresco, por ejemplo).

Ungüentos

Son preparaciones cuyo ingrediente principal suele ser una grasa. Tradicionalmente se ha usado grasa animal, manteca de cerdo por ejemplo. Personalmente, preparo todos los bálsamos y los ungüentos partiendo de maceraciones de plantas medicinales en aceite de primera presión en frío y uso como emulgente la cera pura de abejas. El aceite, o la mezcla de aceites que queremos utilizar, se pone al fuego en un tarro de cristal, al baño maría, junto con la cera de abejas. Los aceites no tienen que hervir, sino alcanzar una temperatura suficiente para derretir la cera. Para comprobar el punto justo de solidificación haremos pruebas sobre un plato, vertiendo en él unas gotas de líquido. Si al enfriarse la gota no solidifica, añadiremos más cera; si resulta demasiado densa, añadiremos aceite.

Cuando la cera está completamente disuelta se retira el tarro del fuego y se vierte el líquido aún caliente en pequeños tarritos de cristal. Cuando el ungüento está frío y se ha solidificado añadiremos eventualmente aceites esenciales, tinturas o extractos, removiendo todo con un palillo para amalgamar los nuevos ingredientes. Hay que tener en cuenta que, si pensamos añadir a nuestra preparación varios ingredientes líquidos, el bálsamo debe estar en principio más denso; de otra forma, el resultado final resultará demasiado líquido.

Un ungüento se puede guardar durante mucho tiempo sin que pierda propiedades medicinales, ya que tanto el aceite como la cera de abeja y las esencias actúan como conservantes. Baste pensar en los ungüentos con los cuales se momificaban los muertos entre los egipcios; algunas de estas preparaciones han llegado hasta nuestros días prácticamente inalteradas.

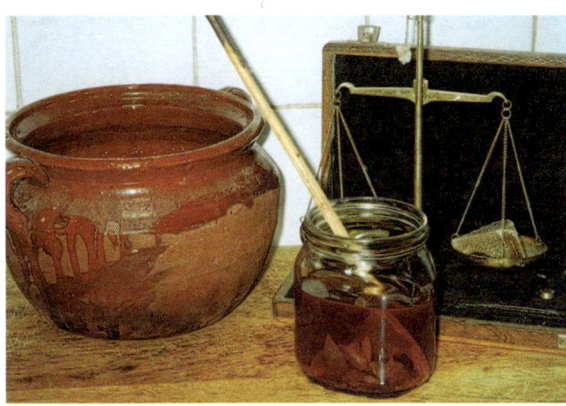

1. Se calienta al baño maría la cera de abeja en la mezcla de aceites deseada

2. Cuando la cera está derretida, se vierte el líquido en tarritos de cristal

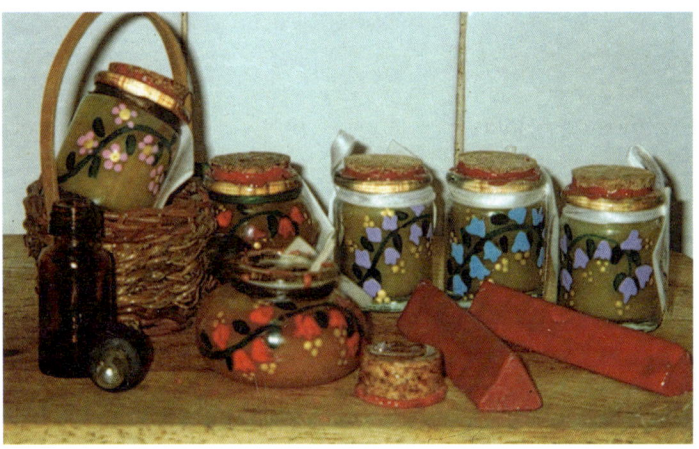

3. Se añaden esencias y/o tinturas y se sella con lacre

Licores

Consisten en tinturas hidroalcohólicas a las cuales generalmente se añade azúcar. La graduación alcohólica debe ser de 45° más o menos. Orujo y grapa son bases excelentes para estas preparaciones, así como el alcohol etílico rebajado con agua destilada (ver tabla de tinturas en el capítulo 1). Indicados sobre todo en las afecciones del aparato digestivo, se toman a razón de 1 copita al día o a cucharadas, según la concentración de plantas medicinales que contienen.

Elixires

Como los licores, consisten en una maceración de plantas medicinales en alcohol, pero la concentración de principios activos en los elixires es usualmente más alta. Se toman 2-3 cucharadas por día.

el momento justo

A pesar de todos los esfuerzos que mucha gente está haciendo para etiquetar como científica buena parte de la sabiduría popular, despojándola de su lado esotérico y espiritual, personalmente prefiero respetar el aura mágica en la cual se ha desarrollado. Librándola únicamente de los componentes supersticiosos, dictados por la ignorancia, es importante en cambio salvaguardar la ayuda que conocimientos como la astrología han brindado desde antiguo a la herboristería, así como a todo tipo de terapias.

Marsilio Ficino, médico personal de Lorenzo de Medici en la Florencia del Renacimiento, en su preciosa obra *El libro de la vida* afirmaba que el verdadero médico debería ser a la vez maestro espiritual y astrólogo. Todo acontecimiento tiene que desarrollarse en el momento justo; ningún cirujano, según escribía Ficino, se atrevía en aquel entonces a operar a un paciente estando la Luna en Escorpio o teniendo Marte un aspecto conflictivo con algún planeta «maléfico». Sin tener que adentrarnos en la dificultad del estudio astrológico, veremos algunas sencillas aplicaciones de la astrología al arte de preparar medicamentos. Nos concentraremos únicamente en la influencia de la Luna, por ser el cuerpo celeste que más influye directamente sobre el mundo vegetal.

La Luna atraviesa en un mes todo el Zodíaco, asentándose en cada signo 2 días y medio, más o menos; sus fases, además del tipo de signo al que se enfrenta, son importantes a fin de aprovechar al máximo las virtudes terapéuticas de una determinada preparación.

La Luna menguante, por ejemplo, es idónea para iniciar una terapia, sobre todo si se trata de una dieta desintoxicante, adelgazante o de un ayuno. También si alguien quiere librase de algo extraño en su cuerpo, como puede ser un quiste, debería empezar sus esfuerzos en luna menguante, como si al seguir el ritmo de la naturaleza lo que queremos reducir se reduce junto a la Luna. Por lo que concierne al momento justo de las preparaciones, en cambio, no nos dejaremos llevar por las fases lunares sino por su paso a través de los signos astrológicos.

No hay que estudiar a fondo astrología para conocer el pasaje de la Luna por los 12 signos zodiacales; varias agendas a la venta en el comercio, sobre todo las que se encuentran en librerías esotéricas o relativas a la Nueva Edad, llevan esta información para cada día del año.

Ante todo, veamos unos breves consejos útiles para quien quiere cultivar plantas medicinales.

Cada parte de una planta se relaciona con uno de los cuatro elementos sobre los cuales se funda la astrología, o sea:
- las RAÍCES se relacionan con la TIERRA;
- las HOJAS, con el AGUA;
- los FRUTOS, con el FUEGO;
- las FLORES, con el AIRE.

De esta división deriva que si queremos cultivar plantas que, como la angélica o la genciana, concentran buena parte de sus propiedades en las raíces, debemos cuidarlas cuando la Luna se centra en los signos de Tauro o Virgo o bien Capricornio. El termino «cuidar» se refiere en general a todo lo que vamos a hacer con la planta misma: cultivo, mimos, quitarle malezas alrededor, escardar, regar más profusamente y recolectar.

Las plantas de las cuales utilizamos sobre todo las flores, como es el caso de la caléndula, la amapola, el hipérico y el helicriso, tendrán nuestro cuidado cuando la Luna está en los signos de Géminis, Libra y Acuario.

Si son las hojas las partes de una planta que queremos ver potenciadas, sea como concentración de principios activos o como cosecha en el momento de la recolección, elegiremos la Luna en Cáncer, Escorpio o bien en Piscis. La menta, la hierba luisa, la melisa, el orégano y la albahaca aumentan la intensidad de su aroma si son tratadas en los días de la Luna en Agua.

Por último, si son los frutos los que nos interesan en particular, por ejemplo si disponemos de anís, coriandro, etc., cuidaremos dichas plantas cuando la Luna está en los signos de fuego: Aries, Leo y Sagitario.

Para las preparaciones, que casi siempre son mezclas de plantas distintas y consiguientemente de partes distintas de varias plantas, usaremos conocimientos astrológicos aun más antiguos, que se remontan al tiempo en el cual astrología y medicina iban de la mano. A este propósito, es interesante recordar que en la escuela pitagórica de Crotón, en el año 600 a.C., Pitágoras enseñaba entre las materias básicas medicina, matemática, astrología y música, y esta alianza se mantuvo durante decenas de siglos, visto que en la Universidad de Bolonia, poco antes del Renacimiento, la astrología, la medicina, la matemática y la música seguían juntas y formaban el cuaternario científico.

Según la antigua astrología médica, cada parte del cuerpo es influenciada por un signo zodiacal, por su planeta dominante y por el elemento al cual el signo pertenece.
- Los signos de FUEGO (Aries, Leo y Sagitario) controlan el SISTEMA CIRCULATORIO.
- Los signos de TIERRA (Tauro, Virgo y Capricornio) controlan el SISTEMA DIGESTIVO.

● Los signos de AIRE (Geminis, Libra y Acuario) controlan tanto el SISTEMA NERVIOSO como el SISTEMA RESPIRATORIO.

● Los signos de AGUA controlan el SISTEMA LINFÁTICO.

Aparte de estas influencias generales, los 12 signos tienen las siguientes correspondencias particulares:

ARIES: la cabeza y sus órganos (ojos, dientes, orejas)

TAURO: el cuello (nuca, garganta, cervicales)

GEMINIS: el pecho (pulmones, bronquios, extremidades superiores)

CÁNCER: el estómago (en las mujeres, también las mamas)

LEO: el corazón y el cerebro

VIRGO: el intestino

LIBRA: los riñones, la próstata, los ovarios y el útero

ESCORPIO: los genitales externos, la vejiga y el apéndice

SAGITARIO: los muslos, las caderas y el hígado

CAPRICORNIO: los huesos, las rodillas y el páncreas

ACUARIO: los tobillos y la sangre

PISCIS: la piel, el pelo y los pies.

En el momento de empezar nuestros trabajos controlaremos, pues, que la posición lunar del día esté en armonía con el trastorno que queremos curar.

Vamos a ver en detalle cómo elegir la posición lunar que esté en sintonía con el fin al cual la preparación está destinada:

LUNA EN ARIES: cefaleas, migrañas, enfermedades de la boca, de los oídos y de la vista. Caries. Es un buen momento para preparar dentífricos, elixires bucales y colirios. La energía de esta luna es alimentada por Marte, por lo cual también se presta a la preparación de tinturas antianémicas y ungüentos para heridas y quemaduras.

LUNA EN TAURO: laringitis, faringitis, anginas. Siendo esta luna influenciada por Venus, el momento es también idóneo para la preparación de ungüentos de belleza, colonias, perfumes y aceites relajantes y olorosos destinados al masaje.

LUNA EN GEMINIS: neuralgias, bronquitis, enfermedades respiratorias y nerviosas en general. Es el momento indicado para la preparación de bálsamos para las vías respiratorias y de eventuales jarabes y tinturas destinadas al mismo uso.

LUNA EN CÁNCER: enfermedades del estómago. Problemas digestivos. Se puede elegir esta luna para preparar los elixires estomacales, así como todas las preparaciones que se indican en el apartado relativo a dicho sistema.

LUNA EN LEO: trastornos circulatorios y del corazón. Esta luna es óptima para confeccionar aceites destinados al masaje, sobre todo los que aportan tonicidad estimulando la circulación. También es idónea para la preparación de los vinos «hipocráticos» y de los «cordiales». El Sol rige este signo, por lo cual también podemos preparar durante la Luna en Leo ungüentos para las quemaduras y para los eritemas solares.

LUNA EN VIRGO: trastornos intestinales, colitis, estreñimiento, diarrea, úlceras. Es la luna de la «purificación». Es ideal aprovecharla para una dieta de choque desintoxicante o un ayuno, así como para someternos a una limpieza de cutis o una cura de arcilla.

LUNA EN LIBRA: diabetes, azotemia, uremia, nefritis. Como con la Luna en Tauro, confeccionaremos durante su influencia productos destinados a la belleza del cuerpo. La armonía que proporciona la Luna en Libra la hace idónea para la preparación de aceites para el masaje, siempre que se quiera obtener una preparación calmante y relajante.

LUNA EN SAGITARIO: ciática, trastornos hepáticos. La usaremos para preparar jarabes o elixires desintoxicantes a nivel hepático y también para confeccionar bálsamos para los dolores musculares.

LUNA EN CAPRICORNIO: enfermedades crónicas y hereditarias, reuma, demineralización, osteoporosis, problemas de los huesos en general. Los ungüentos destinados a aliviar los dolores reumáticos se prepararán durante estos 3 días.

LUNA EN ACUARIO: linfatismo, anemia, trastornos circulatorios. Buena para la preparación de aceites destinados al masaje y para preparaciones que miren de regular la circulación de la sangre.

LUNA EN PISCIS: enfermedades infecciosas, eccemas, urticaria. Es la Luna más mística, por lo cual, además de utilizarla en la preparación de ungüentos para las enfermedades de la piel (alergias, eccemas, eritemas, etc.), la aprovecharemos para confeccionar aceites destinados a relajar y apaciguar la mente. La amatista, piedra que la tradición asocia a Piscis, unida al aceite de lavanda y a las esencias de azahar y limón, podría constituir una preparación de este tipo. En este caso, la piedra tiene que permanecer en maceración junto a las plantas utilizadas.

aplicación de las preparaciones a los distintos trastornos

Afecciones respiratorias

Las enfermedades a cargo del sistema respiratorio responden prontamente al tratamiento con plantas medicinales. Varias son las formas en las cuales podemos emplearlas, desde tisanas y vahos a ungüentos, bálsamos, compresas, baños, maniluvios y pediluvios, aceites esenciales, etc.

En las enfermedades respiratorias hay que elegir plantas que sean esencialmente **antisépticas**, **balsámicas**, **expectorantes** y que en casos de tos ejerzan una acción antiespasmódica y calmante. Estas últimas serán fundamentales también en las crisis asmáticas. En las afecciones de la garganta hay que añadir plantas **astringentes y emolientes**. Si el trastorno presenta fiebre, habrá que incluir plantas **antitérmicas y sudoríficas**, mientras que si presenta una componente alérgica, como en casos de asma o de fiebre del heno, habrá que incluir plantas con efecto **antihistamínico**.

Un tratamiento que trate de eliminar una afección respiratoria debería incluir la aplicación de plantas tanto por vía interna (tisanas, jarabes o tinturas) como externa (vahos principalmente, compresas de gengibre y eventualmente maniluvios). Considerando que los lácteos son los principales responsables de la mucosidad, es aconsejable eliminarlos de la dieta durante unos días, sobre todo si se nota la presencia de un moco difícil de eliminar.

En general, podemos tratar las afecciones respiratorias más comunes mezclando algunas de las siguientes plantas y utilizando en su elección la intuición junto al conocimiento:

- **Antisépticas:** tomillo, lavanda, romero, pino, salvia, niaouli
- **Balsámicas:** eucalipto, pino, abeto
- **Expectorantes:** drosera, pulmonaria, tusilago, hisopo, gordolobo
- **Antiespasmódicas:** drosera, eucalipto, líquen blanco
- **Emolientes:** malva, malvavisco, llantén, pulmonaria
- **Astringentes:** agrimonia, nogal, milenrama, pulmonaria, llantén, nopal
- **Febrífugas:** sauce, equinácea
- **Sudoríficas:** borraja, malvavisco
- **Antihistamínicas:** helicriso, manzanilla.

Tisanas

● **Infusión:** 35 gr de hojas de malva, 25 gr de hojas de melisa, 25 gr de hiedra terrestre, 10 gr de hojas de naranjo, 5 gr de flores de amapola. Cortar a pedacitos con una tijera, mezclando bien las plantas. La mezcla servirá para preparar 15 tazas de tisana más o menos (**pectoral y emoliente; enfermedades respiratorias en general**).

● **Infusión de las 4 flores pectorales:** Mezclar a partes iguales flores de malva, de pie de gato, de tusilago y pétalos de amapola. De esta mezcla usar 1-2 cucharadas por taza de agua hirviendo. Tomar la tisana bien caliente y endulzada con miel (**catarros pulmonares, tos, bronquitis**).

● **Infusión de las 7 especies pectorales:** A las 4 flores mencionadas en la receta precedente, añadir siempre a partes iguales flores de gordolobo y de violeta con un poco de raíz de malvavisco. 1-2 cucharadas de mezcla por cada taza de agua hirviendo (**todas las afecciones respiratorias**).

● **Infusión:** Mezclar a partes iguales hisopo, malva y tomillo. 1 cucharada por taza. Varias tazas al día (**resfriado común**).

● **Infusión:** Mezclar a partes iguales tomillo, malvavisco, amapola, tusilago y salvia. 1 cucharada de mezcla por taza de gua. 3 tazas al día (**bronquitis**).

● **Infusión:** Mezclar a partes iguales tomillo, llantén, sauce (corteza), pulmonaria, malvavisco, eucalipto y borraja. 1 cucharada por taza. 3 tazas al día (**bronquitis con fiebre**). Si la fiebre es alta, aumentar la cantidad de sauce respecto a la de las otras plantas.

● **Infusión:** Preparar una mezcla con partes iguales de borraja, menta, salvia, tila y tomillo. 1 cucharada por taza. 3 tazas al día. Simultáneamente, verter en el oído unas gotas tibias de aceite de oliva extravirgen o mejor aún de aceite macerado de romero (ver Romero en el capítulo 1; **otitis externa y media**).

● **Infusión:** Preparar una tisana con partes iguales de manzanilla, eufrasia y pétalos de rosas. 3 tazas al día con miel de lavanda. Con esta misma infusión templada se aplicarán compresas locales sobre la frente y los senos nasales (**sinusitis**).

● **Infusión:** Mezclar a partes iguales borraja, menta, salvia, tila y tomillo. 1 cucharada por taza de agua hirviendo. 3 veces al día (**sinusitis**). Es aconsejable también realizar vahos (ver más adelante) y lavados nasales con agua y sal marina.

● **Infusión:** Mezclar a partes iguales tomillo, agrimonia, salvia, llantén y malva. 1 cucharada por taza de agua. 3 tazas al día (afecciones de la **garganta: laringitis, faringitis**).

● **Jugo:** Exprimir un limón, añadirle 1 cucharadita de miel de azahar o mejor aún miel rosada (ver Rosa en el capítulo 1) y una pizca de gengibre rallado. Beber a sorbitos, practicando antes gárgaras, y después ingerir 3 veces al día. Este tratamiento puede acompañar a cualquier tisana elegida entre las anteriores (garganta: **anginas, laringitis, faringitis**).

● **Decocción:** Durante 3 minutos, hervir en 500 cc de agua 20 gr de hojas de eucalipto, 10 gr de regaliz, 5 gr de canela. Dejar reposar durante 10 minutos y filtrar. 3 tazas al día (**bronquitis**).

● **Decocción:** En 1 litro de agua, hervir durante 30 minutos, 100 gr de pulpa de dátiles, 100 gr de pulpa de higos chumbos, 100 gr de higos secos y 100 gr de pasas. Pasar por el minipimer; el jarabe que se obtiene descongestiona y desinflama los bronquios (**tos, catarros, bronquitis**).

● **Decocción:** En 2 tazas de agua, hervir durante un minuto una cucharada de flores de saúco, una de flores de manzanilla y una de tilo. Filtrar en seguida y tomar muy caliente endulzándola con miel de tomillo (**resfriado**).

● **Maceración:** En 1 litro de agua hirviendo macerar hasta que el líquido esté frío las siguientes plantas: 10 gr de sumidades floridas de hisopo, 15 gr de pétalos de amapola y 10 gr de flores de violeta. Filtrar y tomar la tisana durante el día, endulzada con miel de romero (**afecciones bronquiales, tos, catarros**).

● **Infusiones antiasmáticas:**

1 – En 1 litro de agua poner en infusión un diente de ajo machacado, 2 pizcas de pétalos de amapola, 2 pizcas de tomillo, 2 pizcas de lavanda y una pizca de semillas de anís. 2-4 tazas al día.

2 – Mezclar a partes iguales tomillo, serpol, romero y helicriso. 1 cucharada por taza de agua hirviendo. 3 tazas al día.

3 – Mezclar a partes iguales malva, lavanda, salvia, tilo y helicriso. 1 cucharada por taza de agua hirviendo. 2-3 tazas al día.

4 – Preparar una mezcla a partes iguales con drosera, tusilago, malvavisco, helicriso y valeriana. 1 cucharada por taza. 2-3 veces al día.

5 – 1 cucharada de flores de amapola, 1 de tomillo, 1 de lavanda, media de semillas de anís y un diente de ajo machacado por litro de agua. 2-4 tazas al día (**antiespasmódica** en casos de **asma**).

6 – Mantener en infusión durante 15 minutos en 250 cc de agua (una taza): 1 pizca de hojas de romero, 1 pizca de azahar, 1 pizca de tomillo, 1 pizca de serpol. Tomar por las mañanas (**antiespasmódica** en casos de **asma**)

Mezclas para inhalaciones o vahos

1 – En 150 cc de alcohol de 90°, verter 1 gr de esencia de lavanda, 2 gr de esencia de pino y de tomillo, 4 gr de esencia de eucalipto. Practicar vahos, vertiendo 1 cucharada de esta mezcla en un bol de agua hirviendo. 2-3 veces al día (**tos**, **bronquitis**, **resfriado**).

2 – 10 gr de esencia de trementina; 15 gr de tintura de eucalipto y 15 gr de tintura de boj. 1 cucharadita por bol de agua hirviendo (**tos**, **bronquitis**, **resfriado**).

3 – Preparar una mezcla a partes iguales de eucalipto, manzanilla, romero, lavanda, tomillo y yemas de pino. Verter unas cucharadas de mezcla en un bol de agua hirviendo (**resfriado común**). Acompañar de lavado nasal con agua y sal marina.

4 – En 1 bol de agua hirviendo echar 2 cucharadas de tomillo, 2 de agrimonia, 1 de eucalipto, 1 de romero y 1 de lavanda. Aspirar (**sinusitis**).

• **Climarome:** Mezclar a partes iguales esencias de lavanda, niaouli, pino, menta y tomillo. 20 gotas sobre el pañuelo, varias veces al día (**bronquitis**, **resfriado**).

• **Mezcla para fricciones:** 1 gr de alcanfor, 5 gr de esencia de eucalipto, 10 gr de esencia de pino, 25 gr de mostaza, 20 gr de glicerina en 90 gr de alcohol de 90°. Friccionar el pecho por la mañana y por la noche. No es apto para los niños menores de 10 años (**enfermedades respiratorias en general**).

Otras preparaciones

• **Jarabe:** Preparar una tisana muy concentrada. En medio litro de agua hirviendo, echar 1 cucharada de tomillo, 1 de malvavisco, 1 de llantén, 1 de pino, 1 de gordolobo, 1 de helicriso, 1 de amapola, media de tusilago y media de eucalipto. Dejar enfriar. Filtrar después de 7 horas y volver a calentar añadiendo azúcar moreno o miel de eucalipto. Añadir dos cucharadas de azúcar si se consume en pocos días y se guarda en la nevera; de otra forma, atenerse a la receta general. 1 cucharada 3-5 veces al día (**bronquitis**, **tos**, **resfriados y gripe**).

• **Vino de clavos:** En una taza de vino tinto, hervir durante unos minutos 1 clavo de especia y un trozo de piel de naranja. Endulzar con miel de eucalipto y beber muy caliente (**resfriados**).

• **Tintura de propoleo con regaliz:** Preparar una infusión de regaliz y dejarla enfriar. Filtrar y añadirle 20-30 gotas de tintura de propoleo. Usar para practicar gárgaras. Se puede ingerir después (dolores de garganta: **anginas**, **laringitis**, **faringitis**).

Bálsamos

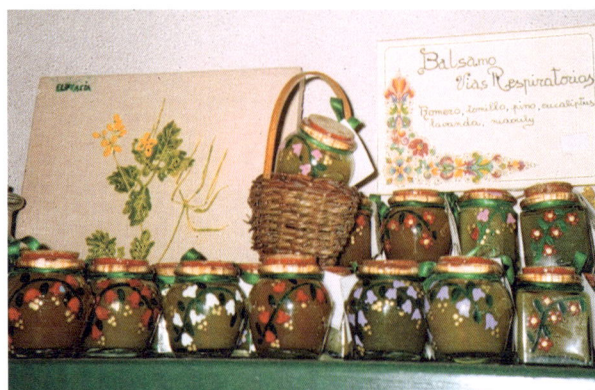

● **Licor de tomillo:** Dejar macerar durante 10 días, en 250 gr de alcohol de 95°, 20 gr de sumidades floridas de tomillo, 3 gr de mejorana, 3 gr de lavanda, 3 gr de canela en rama, 3 gr de macis, 15 hojas de eucalipto y 10 gr de raíz de altea (malvavisco). Trascurrido el tiempo indicado, añadir un jarabe preparado con 550 gr de azúcar de caña integral y 600 cc de agua. Mezclar y dejar macerar durante 2 días más. Filtrar. Esperar 3 meses antes de utilizarlo; suele prepararse al principio de verano, para tenerlo ya preparado en el otoño siguiente (**resfriados, tos, bronquitis**).

● **Bálsamo para las vías respiratorias:** En un tarro de cristal, calentar al baño maría, hasta que se disuelva, cera de abejas en 250 cc de aceite de romero (o bien romero y lavanda juntos). Retirar del fuego y dejar enfriar. Añadir entonces, removiendo con un palito de madera, 5 gotas de cada uno de los siguientes aceites esenciales: romero, tomillo, eucalipto, pino, lavanda y niaouli (friccionar sobre el pecho en casos de **catarro, tos y bronquitis**, y sobre la garganta en casos de **laringitis y faringitis**). Repasar las indicaciones generales para la preparación de ungüentos.

● **Cigarrillos para el asma:** Mezclar 30 gr de estramonio con 15 gr de salvia. Dividir la mezcla en 20 cigarrillos o fumar el compuesto en pipa.

Para el tratamiento de la **gripe**, véase el apartado «Enfermedades infecciosas».

Afecciones digestivas

Cuando las plantas medicinales permanecen cierto tiempo en el estómago después de su ingestión, este órgano se ve afectado sensiblemente por el contacto con las mismas.

La mayor parte de ellas actúan sobre la mucosa estomacal, protegiéndola (es el caso de plantas ricas en mucílagos como la malva y la altea), desinflamándola, o bien compensando un eventual exceso de acidez. Numerosas son las plantas medicinales que aumentan la producción de jugos gástricos sin causar irritación alguna, facilitando así el proceso digestivo y algunas de ellas, como la col, la consuelda y la caléndula, ejercen un poderoso efecto cicatrizante en caso de úlceras.

Se elegirá un tratamiento fitoterápico que incluya plantas con propiedades carminativas para eliminar gases y flatulencias; digestivas, para favorecer el proceso digestivo. Ocasionalmente se añadirán plantas cicatrizantes y protectoras de la mucosa gástrica en casos de úlceras y gastritis, por ejemplo, o bien sedantes, si se presentan dolores durante la digestión o si el origen del problema es un desequilibrio nervioso. Se añadirán plantas aperitivas en casos de falta de apetito, debilidad y anorexia.

Por lo que concierne el tracto intestinal, podemos dividir las plantas aptas para curar las dolencias intestinales en laxantes y astringentes. Las primeras facilitan el tránsito intestinal mientras que las segundas ejercen una acción antidiarreica y coagulante de los pequeños vasos sanguíneos en casos de hemorragias. Las plantas astringentes, como la milenrama o el roble, contienen dosis importantes de tanino. Las plantas laxantes a menudo irritan el intestino y están contraindicadas en muchísimas patologías. Es por este motivo que en el presente libro se evita darles demasiada importancia, recalcando la necesidad de atacar a las causas del estreñimiento a partir de una dieta correcta y rica en productos integrales.

● **Plantas carminativas:** anís, hinojo, alcaravea, eneldo, coriandro

● **Plantas digestivas:** menta, manzanilla, ajedrea, poleo

● **Plantas sedantes:** melisa, pasionaria

● **Plantas protectoras de la mucosa gástrica:** condurango, rabo de gato, regaliz

● **Plantas aperitivas:** genciana, angélica, ajenjo

● **Plantas astringentes:** roble, encina, consuelda, nogal, llantén, milenrama, agrimonia

● **Plantas laxantes:** agar-agar, lino, cáscara sagrada, frangula, sen, zaragatona.

Tisanas

● **Infusión de las 4 simientes calientes:** Mezclar a partes iguales anís, coriandro, hinojo y alcaravea. 1 cucharadita por taza de agua hirviendo, después de las comidas (**digestiva, carminativa**).

● **Otras infusiones:**

1 – Mezclar a partes iguales anís, menta, salvia e hinojo. 1 cucharada rasa por taza de agua hirviendo. Después de las comidas (**digestiva, carminativa**).

2 – Mezclar a partes iguales manzanilla, rabo de gato, hierba luisa, menta poleo y menta piperita. 1 cucharada de mezcla por taza de agua hirviendo, después de las comidas (**digestiva, carminativa**).

3 – Mezclar 100 gr de menta piperita con 50 gr de cada una de las si-

guientes especies: centáurea menor, melisa, hisopo, flores de azahar, y con 5 gr de sumidades de manzanilla romana. 1 cucharadita de esta mezcla por taza de agua hirviendo (**digestiva, carminativa**).

4 – Mezclar un puñado de sumidades de menta poleo y uno de cabezuelas de manzanilla; añadir un poco de orégano y de mejorana, una pizca de anís o de comino y dos hojas de ruda. 1 cucharadita por taza de agua (sobre todo en casos de **dolores de vientre, carminativa**).

5 – Mezclar los siguientes ingredientes: 60 gr de corteza de limón (parte amarilla), 30 gr de cilantro, 30 gr de alcaravea y 30 gr de anís. 1 cucharada por taza de agua hirviendo. Media taza después de cada una de las dos comidas (**digestiva, carminativa**).

6 – En 1 taza de agua hirviendo dejar en infusión, durante 5 minutos, una punta de flores de manzanilla, otra de menta y 3 hojas de salvia fresca (**digestiva**).

7 – Preparar una tisana con 10 pizcas de anís verde, 3 pizcas de lavanda y 3 de menta por litro de agua. 3 tazas al día, después de las comidas.

8 – Orégano, tila y boldo a partes iguales. 1 cucharada por taza. 2 tazas al día después de las comidas (**acidez de estómago**).

9 – 2 pizcas de lavanda, 2 de melisa, 3 de salvia, 1 de anís verde y 1 de mejorana por litro de agua. 1 taza antes de las comidas (**antiespasmódica** en casos de **calambres estomacales**).

10 – 15 gr de hojas de limón, 20 gr de raíz de apio, 15 gr de tomillo, 50 gr de hojas de alcachofa. Mezclar y usar de esta mezcla 1 cucharada por taza. Dejar enfriar y tomar antes de las comidas (**aperitiva**, en casos de **inapetencia y anorexia**).

11 – Preparar una mezcla a partes iguales con condurango, milenrama, regaliz, melisa y poleo. 1 cucharada por taza de agua hirviendo, después de las comidas (en casos de **gastritis y úlceras**).

12 – Preparar una mezcla con 20 gr de condurango, 15 gr de rabo de gato, 15 gr de regaliz, 10 gr de menta, 10 gr de poleo, 10 gr de melisa y 15 gr de flores de azahar. 1 cucharada por taza de agua hirviendo. Después de las comidas (en casos de **úlcera de estómago y duodenal**).

13 – Mezclar a partes iguales hojas de menta, hojas de sen, rizoma de grama y frutos de anís, comino e hinojo. 1 cucharadita por taza, después de las comidas (**ligeramente laxante y diurética**).

14 – Preparar una mezcla con la siguientes plantas: 25 gr de salicaria, 25 gr de encina, 15 gr de cola de caballo, 15 gr de nogal, 15 gr de manzanilla, 20 gr de tormentilla, 20 gr de condurango y 20 gr de anís verde. 1 cucharada

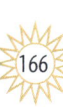

por taza. Hervir durante 5 minutos (astringente en casos de **diarrea**).

● **Cocimiento carminativo de malva:** En 700 cc de agua se ponen a hervir hasta que esta se reduzca a la mitad 35 gr de malva y 35 gr de raíz de malvavisco. Filtrar aún caliente y añadir 3,5 gr de semillas de anís y 7 gr de flores de manzanilla. Practicar con este líquido una lavativa (**laxante**, ablanda el vientre y **expele los gases**). Esta fórmula procede de la *Farmacopea matritense* de 1823.

Otras preparaciones

● **Mezcla de tinturas:** Se prepara mezclando 5 gr de cada una de las siguientes tinturas: hinojo, alcaravea, angélica y coriandro. 50 gotas en una tacita de agua caliente después de las comidas (**digestiva y carminativa**).

● **Tintura:** En 1 litro de alcohol de 90°, dejar macerar durante 1 mes los siguientes ingredientes: 20 gr de manzanilla, 20 gr de abrótano hembra, 20 gr de genciana, 20 gr de centáurea menor, 10 gr de cálamo aromático, 25 gr de canela, 25 gr de ajenjo y 30 gr de gengibre. Filtrar y tomar 15 gotas disueltas en agua antes de las comidas principales (**digestiva**).

● **Vino digestivo:** En 1 litro y medio de vino de Málaga, dejar macerar durante 9 días 40 gr de semillas de angélica, 8 gr de canela en polvo, 5 gr de nuez moscada en polvo. Filtrar y guardar en una botella de vidrio oscuro.

● **Jarabe:** En 1 litro de vino blanco, macerar durante 9 días 2 puñados de sumidades floridas de ajenjo, medio puñado de pétalos de rosa secos, 6 pizcas de canela y 400 gr de miel. Filtrar y tomar una copita antes de las comidas principales durante 3 días consecutivos (**es digestivo y vermífugo**).

● **Elixir de ajenjo compuesto:** Macerar durante 10 días en 700 gr de orujo 30 gr de sumidades floridas de ajenjo, 20 gr de genciana, 20 gr de corteza de naranja amarga, 3 gr de polvo de aloe (**aperitivo**, útil en casos de **anorexia**).

● **Elixir tónico:** En 1 litro de vino blanco, macerar durante 3 días 30 gr de raíz de genciana, 5 gr de centáurea y 15 gr de ruibarbo. Filtrar y beber una copita antes de las comidas (**aperitivo** en casos de **inapetencia**).

● **Elixir de quina:** En 200 gr de alcohol de 25°, macerar durante 15 días 15 gr de corteza de quina machacada, 12 gr de corteza de naranja, 10 gr de genciana y 1 gr de azafrán oriental. Filtrar y tomar 20 gotas antes de cada comida (**inapetencia**).

● **Licor amargo digestivo:** En 3 litros de alcohol de 60° macerar durante 9 días: 15 gr de quina, 10 gr de cálamo aromático, 10 gr de corteza de naranja, 10 gr de angélica, 10 gr de aloe vera,

10 gr de raíz de ruibarbaro, 10 gr de sumidades de ajenjo, 5 gr de resina de mirra, 5 gr de agárico blanco y 2 gr de azafrán. Todos los ingredientes deben estar picados para que el zumo salga más fácilmente. Filtrar, añadir 2 litros de agua destilada y dejar reposar a la sombra durante 9 días más. Volver a filtrar y añadir 900 gr de azúcar moreno integral. Mezclar bien y agitar para que el azúcar quede disuelto; al cabo de 2 días filtrar otra vez y guardar en botellas de vidrio oscuro. 1 copita después de las comidas principales (**trastornos digestivos** en general).

● **Licor estomacal:** En 1 litro de aguardiente dejar macerar los siguientes ingredientes: 15 gr de salvia, 10 gr de raíz o frutos de angélica y 5 gr de cada una de las siguientes plantas: tomillo, mejorana y comino. Colocar la botella al revés, bien tapada, y dejarla al aire libre durante 40 días, a sol y luna, agitándola suavemente todos los días. Retirar y dejar la botella 24 horas en un lugar fresco. Filtrar el líquido y añadir 350 gr de azúcar moreno. 1 copita siempre que se necesite, después de comer. Se puede tomar solo o diluido en una taza de infusión de tomillo (**digestivo**, contra **dolores de vientre** y **flatulencias**).

● **Licor estomacal de Raspail:** En 1 litro de vino se dejan macerar durante 15 días: 30 gr de raíz de angélica, 4 gr de cálamo aromático, 2 gr de mirra, 2 gr de canela en rama, 1 gr de acíbar (ver aloe), 1 gr de clavos, 1 gr de vainilla, 0,25 gr de nuez moscada y 0,25 gr de azafrán. Filtrar y añadir 500 gr de azúcar previamente disuelto en medio litro de agua. 1 copita después de las comidas, en caso de sistema digestivo perezoso (es **estomacal** y **digestivo**).

● **Vino de anís:** En 1 litro de alcohol de 90°, dejar macerar durante 21 días: 50 gr de semillas de anís y 5 gr entre culantro, canela y clavo. Añadir un trocito de vainilla en rama y la piel de media naranja (sólo la parte amarilla). Transcurrido el tiempo de maceración, preparar un jarabe disolviendo 1.200 gr de azúcar moreno en 1 litro de agua y añadirlo a la preparación anterior. Mezclar bien todos los ingredientes y dejar descansar todo unas horas antes de filtrar. Una copita después de las comidas en casos de digestión difícil (**digestivo**).

● **Vino de genciana:** 30 gr de raíz de genciana, 30 gr de marrubio, 20 gr de melisa, 20 gr de romero, 10 gr de hojas de salvia y 5 gr de centáurea menor. Macerar en 1 litro de vino blanco de Jerez durante 9 días, filtrar y guardar. 1 copita antes de las comidas (**aperitivo y tónico estomacal**).

● **Vino de canela:** En 1 litro de vino dulce, macerar durante 7 días: 10 gr de canela en rama, 30 gr de corteza de quina, 20 gr de raíz de genciana (todas ellas cortadas en pedacitos muy pequeños), 10 gr de semillas de anís, 50 gr de azúcar moreno y una vaina de vainilla machacada. Filtrar. 1 copita después de las comidas (en casos de **atonía gástrica, digestiones difíciles**).

● **Vino de salvia:** En 1 litro de vino blanco, dejar macerar durante 10 días 80 gr de hojas de salvia y 20 gr de raíz de genciana. Filtrar. 1 copita después de comer (**digestivo**).

● **Vino sacro o tintura sacra:** En un mortero de piedra se machacan 25 gr de aloe, 15 gr de raíz de genciana, 13 gr de estigmas de azafrán, 15 gr de mirra en polvo y 15 gr de corteza de naranja amarga. Después de haberlos mezclado perfectamente se le agrega 1 litro de vino de Marsala, hasta conseguir una consistencia homogénea. Dejar macerar durante 27 días y filtrar, envasando en botellas de vidrio oscuro; dejar descansar el vino durante 3 meses antes de consumirlo. 1 copita pequeña antes de las comidas (es **colagogo y aperitivo**).

● **Ratafía de angélica:** A medio litro de alcohol puro se añaden 60 gr de agua, 30 gr de semillas de angélica, 20 gr de semillas de anís y 20 gr de semillas de hinojo. Se dejan macerar las simientes durante 9 días, pasados los cuales se filtra y se añaden 1.250 gr de azúcar moreno en frío, removiendo frecuentemente la botella hasta que todo el azúcar quede disuelto (**trastornos digestivos**).

● **Agua milagrosa:** En 1 litro de orujo, dejar macerar durante 15 días, al sol, 10 gr de cada una de las siguientes plantas: angélica, romero, mejorana, hisopo, milamores, ajenjo, menta, tomillo, y 20 gr de salvia. Filtrar y guardar (**estreñimiento, infecciones intestinales, astenia, vértigo**). 1 cucharadita por la mañana en ayunas. Puede usarse también diluida con agua, en compresas para curar **llagas** y **abscesos**. Repetir 2-3 veces al día.

● **Hierbas:** Digestivo típico de las Baleares menores, se prepara tradicionalmente con una mezcla de hierbas que debe respetar el número impar (normalmente 9 o 11 plantas). En 1 litro de anís de buena calidad, dejar macerar durante 9 días un manojo de hierba luisa, uno de hierba buena, uno de menta, uno de abrótano, medio manojo de romero, medio de de tomillo, una cucharada de ajenjo y una de ruda, un puñado de edrinas de enebro. Filtrar (**digestivo**).

● **Vino purgante:** Dejar macerar durante 6 días, en 1 litro de vino de Jerez, 4 gr de azafrán, 30 gr de sen, 24 gr de ruibarbaro triturado, 4 gr de clavos (2 cucharadas como **tónico** y 5-6 cucharadas como **purgante** y **laxante**).

● **Vino de sen compuesto:** Durante 3 días dejar macerar en 1 litro de vino de Jerez 120 gr de sen, 8 gr de coriandro (semillas) y 8 gr de hinojo (semillas). Filtrar y añadir 90 gr de uva pasa. Dejar macerar 24 horas más y filtrar (**laxante** y **carminativo**).

● **Pasta de higos:** Con una batidora se mezclan 100 gr de higos secos, 100 gr de uva pasa, 20 gr de hojas de sen preferiblemente pulverizadas, 40 gr de semillas de lino molidas, hasta formar una pasta de la cual se tomará una pequeña porción a la ocasión (**laxante**).

● **Elixir antihelmíntico:** En 1 litro y medio de orujo, macerar durante 10 días 30 gr de raíz de genciana, 15 gr de ruibarbaro, 15 gr de sumidades floridas de ajenjo y 2 gr de azafrán. Disolver, hirviéndolo en 165 gr de agua, 350 gr de azúcar y añadir este jarabe aún caliente a los demás ingredientes, filtrando el líquido. 1 copita para los adultos. 1 cucharadita para los niños (**vermífugo**).

● **Ungüento antihelmíntico:** En 300 gr de aceite de oliva, macerar durante 3 días 70 gr de ruda, 30 gr de sumidades floridas de ajenjo y unos dientes de ajo machacados. Filtrar, exprimiendo bien los ingredientes con las manos. Friccionar el abdomen (**vermífugo**).

Afecciones nerviosas

En los trastornos nerviosos se elegirán fundamentalmente plantas con efecto sedante, a menudo cardiotónicas, hipotensoras y antiespasmódicas. Es aconsejable endulzar las tisanas con miel de azahar, por las intrínsecas propiedades calmantes de las flores de naranjo amargo. La última tisana tendría que tomarse antes de acostarse para conciliar el sueño, normalmente trastornado en las afecciones nerviosas. Los baños calientes a base de plantas relajantes, tomados por la noche, tienen también suma importancia en los tratamientos nerviosos, así como las duchas frías por la mañana (refuerzan el sistema nervioso), los baños de mar (por su poder remineralizante) y los baños de sol. Estos últimos están particularmente indicados en casos de depresión, astenia, angustia y baja vitalidad en general.

Las vitaminas del grupo B tienen una influencia positiva sobre los nervios, por lo cual sería conveniente integrar en la dieta alimentos como levadura de cerveza, miso (pasta de soja fermentada), tamari y chucrut biológico.

● **Plantas sedantes:** espino blanco, pasionaria, valeriana, mejorana, avena sativa, azahar

● **Plantas cardiotónicas:** ginkgo, espino blanco, melisa, borraja

● **Plantas hipotensoras:** ajo, espino blanco, olivo, muérdago, fumaria
● **Plantas antiespasmódicas:** melisa, valeriana, milenrama, drosera.

Tisanas

● **Infusiones:**

1 – Preparar una mezcla con 30 gr de sumidades floridas de lavanda, 10 gr de manzanilla, 5 gr de pasiflora, 5 gr de lúpulo y 5 gr de raíz de valeriana. Filtrar y beber antes de acostarse (**nerviosismo, insomnio**).

2 – Mezclar a partes iguales pasionaria, artemisa, azahar, hisopo, tila, amapola, y espino blanco. 1 cucharada rasa por taza de agua hirviendo. 3 tazas al día. Es una tisana calmante (**trastornos nerviosos en general**).

3 – Preparar una mezcla con 30 gr de flores de tilo, 50 gr de raíces de valeriana, 50 gr de hojas de menta, 50 gr de hojas de naranjo y 40 gr de flores de manzanilla. 1 cucharada de mezcla por taza de agua hirviendo. Esperar 10 minutos y filtrar. 2 tazas al día después de las comidas (**agotamiento nervioso, insomnio**).

4 – En 1 taza de agua hirviendo poner en infusión durante 10 minutos 4 gr de flores de tilo, 4 gr de flores de manzanilla y 4 gr de flores de melisa. 1 taza después de cada comida (**trastornos digestivos de origen nervioso, hemicránea nerviosa**).

5 – Preparar una mezcla con 30 gr de drosera, 30 gr de hojas de olivo, 30 gr de espino albar, 20 gr de muérdago y 20 gr de cola de caballo. 1 cucharada por taza de agua. 3 veces al día (**hipertensión, agitación nerviosa**).

6 – Mezclar a partes iguales romero, tomillo, hipérico y aspérula olorosa. 1 cucharada por taza de agua hirviendo. 2-3 tazas al día (**depresión, melancolía, tristeza, debilidad física y sexual**).

7 – Mezclar a partes iguales angélica, sauce, onagra y valeriana. 1 cucharadita por taza de agua. 2 tazas al día (**crisis histéricas**).

8 – Preparar una mezcla a partes iguales de manzanilla, flores de amapola y malva. 1 cucharadita rasa por taza. 2 veces al día (crisis nerviosas en época de **dentición, insomnio** en los **niños**).

9 – En 1 litro de agua hirviendo, echar 2 pizcas de espino albar, 1 pizca de ajenjo, 1 pizca de árnica, 3 pizcas de gordolobo y 3 pizcas de malva. 1 taza en la espera del médico (**convulsiones**).

10 – En 1 litro de agua hirviendo poner en infusión durante 30 minutos 10 gr de espino blanco, 10 gr de sumidades floridas de borraja, 10 gr de sumidades floridas y hojas de melisa, 10 gr de hojas de menta, 10 gr de pasionaria, 5 gr de flores de muguet (se pueden sustituir por pétalos de amapola), 5 gr de flores de ruda. Filtrar y beber templada. Una taza por la mañana y una por la noche (**palpitaciones, tensión nerviosa, insomnio**).

11 – Mezclar a partes iguales hipérico, melisa y borraja. 1 cucharada por taza. 3 tazas al día (**depresión, estrés**).

● **Tisana de la felicidad:** Mezclar a partes iguales verbena, menta, tila, melisa y manzanilla. 1 cucharada por taza de agua. Tomar a voluntad (**estados ansiosos y agotamiento nervioso**).

● **Infusión antiespasmódica:** Mezclar 90 gr de valeriana con 60 gr de hojas de naranjo y 30 gr de milenrama. 1 cucharadita por taza de agua hirviendo.

Otras preparaciones

● **Tintura compuesta:** En 2 litros de alcohol de 60°, macerar durante 21 días 20 gr de cada una de las siguientes plantas: hisopo, albahaca, menta piperita, salvia, ajenjo (**dolores de todo tipo, excitación nerviosa**).

● **Tintura compuesta:** En 1 litro de orujo, dejar macerar durante 9 días 100 gr de melisa, 100 gr de avena sativa, 80 gr de espino albar, 30 gr de pasiflora, 20 gr de valeriana. Filtrar y tomar 20 gotas 2 veces al día (**agitación, nerviosismo, insomnio**).

● **Polvo:** En un mortero, reducir a polvo los siguientes ingredientes: 7 gr de raíz de valeriana, 25 gr de raíz de artemisa, 4 gr de hojas de romero, 6 gr de aristoloquia, 3 gr de ruda y 4 gr de hojas de muérdago. Añadir 100 gr de miel y amalgamar bien los ingredientes. 2 cucharaditas al día, cada una de ellas en una oblea, lejos de las comidas (**epilepsia**).

● **Elixir:** En 200 gr de alcohol de 96°, macerar durante 5 días 100 gr de flores de manzanilla, 5 gr de corteza de naranja amarga, 2 gr de canela. Filtrar, exprimiendo bien los ingredientes, y añadir un jarabe preparado con 800 gr de azúcar disuelto en 700 gr de agua. Agitar bien para mezclar los componentes y dejar descansar el elixir unos días antes de tomarlo (**excitación nerviosa, insomnio**).

● **Agua de melisa o Agua del Carmen:**

1 – En 1 litro de grapa o de orujo, macerar en la sombra durante una semana un manojo de melisa a medio desecar, junto con la piel de 1 limón, 10 pizcas de nuez moscada, 10 pizcas de coriandro, 10 clavos y 10 pizcas de canela. Filtrar y guardar en botellitas.

2 – En 1 litro de alcohol de 45°, macerar durante 9 días 3 manojos de melisa seca, la piel de 1 limón y 5 pizcas de angélica. Después de los 9 días, filtrar y añadir 1 puñado de coriandro (semillas), 10 pizcas de nuez moscada, 10 pizcas de canela y 3 clavos. Después de 48 horas volver a filtrar y guardar en botellitas de vidrio oscuro.

El agua de melisa, conocida también como Agua del Carmen (toma el nombre de los frailes carmelitas que la prepararon por primera vez), es útil en muchísimas situaciones como **pérdida de memoria, depresión, exceso de emotividad, estados ansiosos, anemia, anorexia**, etc. Se toma 1 cucharadita de café en agua, 2 veces al día.

● **Vino aromático:** En una olla, poner a calentar al baño maría en 1 litro de vino de Jerez 25 gr de sumidades de romero, 20 gr de salvia y 15 gr de miel. Después de 20 minutos, retirarlo del fuego y dejarlo enfriar. Filtrar. 1 copita antes de las comidas (**agotamiento físico y nervioso**).

● **Maniluvios:** Preparar una infusión bastante concentrada con valeriana, trébol de agua de melisa y malva a partes iguales. Practicar los maniluvios calientes, 2 veces al día. La última vez, antes de acostarse (**nerviosismo, agitación, estrés**).

● **Maniluvios y pediluvios:** Un manojo de flores de espino blanco, un manojo de flores y hojas de salvia, un manojo de violeta por 2 litros de agua. 2 veces al día (**agotamiento nervioso**).

● **Aceite para masajes:** En una botellita de cristal se vierten 100 cc de aceite de sésamo y 100 cc de aceite de girasol. Se añaden 15 gotas de esencia de azahar, 15 gotas de esencia de melisa y 15 gotas de esencia de mejorana. Agitar bien y esperar unos días antes de utilizar. Guardar bien tapado. Practicar masajes en la espalda, en los brazos y en las piernas sobre todo (**nerviosismo, agitación, estrés**).

● **Baños relajantes:** En casos de trastornos nerviosos, es muy efectivo acompañar el tratamiento interno con baños relajantes. Si se padece de insomnio, el baño se tomará bien caliente, antes de acostarse. Para las recetas, consultar en el capitulo 3 el apartado «El baño».

Afecciones circulatorias y del corazón

En la mayoría de los trastornos circulatorios, el tratamiento con plantas medicinales es únicamente complementario, ya que la dieta es la verdadera protagonista de los éxitos alcanzados.

Se elegirán plantas **hipotensoras** o bien **hipertensoras** en el caso de alteraciones de la presión sanguínea, añadiéndole respectivamente plantas **sedantes** o **tónicas**. En los trastornos de los vasos (arterias, venas) usaremos plantas **venotónicas**, **vasodilatadoras** o **vasoconstrictoras**. Las plantas **cardiotónicas**, pueden acompañar muchas de estas preparaciones.

- **Plantas circulatorias:** espino blanco, meliloto, milenrama, ginkgo, castaño de India
- **Plantas hipotensoras:** ajo, espino blanco, olivo, muérdago, vinca
- **Plantas hipertensoras:** albahaca, bolsa de pastor, menta, romero
- **Plantas reguladoras de la presión arterial:** espino blanco, ajo, muérdago
- **Plantas hemostáticas:** bolsa de pastor, milenrama, agrimonia, pie de león, ortiga
- **Plantas cardiotónicas:** espino blanco, muérdago, milenrama, borraja, celidonia, melisa
- **Plantas sedantes:** espino blanco, meliloto, muérdago, pasionaria, valeriana, amapola
- **Plantas venotónicas:** castaño de India, rusco, ginkgo, hamamelis, arándano, ciprés
- **Plantas vasodilatadoras:** muérdago, vinca menor
- **Plantas vasoconstrictoras:** ginkgo, hamamelis, rusco, castaño de India

Tisanas

- **Infusiones:**

1 – Preparar una mezcla con 30 gr de hojas de olivo, 30 gr de espino albar, 20 gr de muérdago y 20 gr de cola de caballo. 1 cucharadita de mezcla por taza de agua hirviendo. 2 veces al día (**hipertensión arterial**).

2 – Preparar una mezcla a partes iguales de romero, albahaca, cardo mariano e hisopo. 3 tazas al día (**hipotensión arterial**). Tomar abundante zumo de remolacha y zanahorias.

3 – Mezclar a partes iguales menta, albahaca, verbena y manzanilla. 1 cucharada por taza. 1 taza antes de acostarse (**hiper e hipotensión**; ayuda a regularizar la presión).

4 – Mezclar a partes iguales ginkgo biloba, espino blanco, muérdago, hamamelis, vinca, bardana y brusco. 1 cucharada por taza de agua. Se puede añadir 1 diente de ajo machacado. 2 tazas al día (**insuficiencia vasculo-cerebral** e **insuficiencia vascular periférica**).

5 – Preparar una mezcla con 20 gr de ginkgo biloba, 25 gr de brusco, 20 gr de hamamelis, 20 gr de vid y 15 gr de abedul. 1 cucharada de mezcla por taza. 2 tazas al día. Esta tisana es aún más efectiva si se le añaden al final 40 gotas de extracto de castaño de India (**varices, hemorroides**).

6 – Mezclar a partes iguales hamamelis, celidonia menor, ciprés y milenrama. 1 cucharada por taza. 2 tazas al día. Complementar con una dieta rica en calcio, cataplasmas de col y duchas frías en las piernas (**varices**).

7 – Mezclar a partes iguales levístico, muérdago y retama negra. 1 cucharadita por taza. 3 tazas al día (**cardiopatías** en general).

8 – Mezclar a partes iguales espliego, pasiflora y romero. 1 cucharada por taza. 3 tazas al día con miel de azahar (**cardiopatías** de origen nervioso).

9 – Mezclar a partes iguales vid común, hamamelis, melisa y violeta. 1 cucharada por taza. 3 tazas al día (**trastornos circulatorios**).

10 – Mezclar a partes iguales espino blanco, salvia, castaño de India, meliloto y ortiga. 1 cucharada por taza. 3 tazas al día (**trastornos circulatorios**).

11 – Preparar una mezcla con 15 gr de alcachofa, 20 gr de muérdago, 20 gr de valeriana, 25 gr de espino blanco y 20 gr de cola de caballo. 1 cucharada por taza. 2-3 tazas al día. Complementar el tratamiento con un régimen adecuado y la ingestión de aceite de onagra y de borraja (**colesterol** alto).

12 – Preparar una mezcla a partes iguales de milenrama, alquimilla y bolsa de pastor. 1 cucharada por taza. Si es necesario, tomar varias tazas al día. Tomar conjuntamente jugo licuado de ortigas, bien frío (**hemorragias**).

13 – Artemisa vulgaris, ortiga menor y milenrama, a partes iguales. 1 cucharada rasa por taza. 3 veces al día (**anemia**).

14 – Espino blanco, romero y salvia a partes iguales. 1 cucharada por taza. 3 tazas al día (**anemia**).

● **Jugo fresco:** Licuar zanahorias, ortigas frescas y remolacha roja. 2 vasos al día, añadiendo a cada vaso 1/2 cucharada de polen y una punta de cuchillo de jalea real (**anemia**).

● **Ume-sho bancha con gengibre:** Verter una taza de té bancha sobre la pulpa de una ciruela umeboshi. Añadir 1 cucharadita de tamari-shoyu y 1/4 de cucharadita de gengibre rallado. Mezclar y tomar bien caliente. Es un remedio macrobiótico que tiene la propiedad de reforzar la sangre y la circulación (**circulación pobre, energía estancada**).

● **Maniluvios y pediluvios:**

1 – Preparar una infusión con un manojo de muérdago, uno de espino albar y uno de olivo por litro de agua. Es la mejor forma de utilizar y aprovechar al máximo el muérdago (**hipertensión**).

2 – Preparar en dos litros de agua una infusión concentrada con una cabeza de ajo, un manojo de espino albar, un manojo de celidonia y un manojo de flores de retama negra (*Sarothamnus scoparius*; **hipertensión**).

3 – Preparar una infusión con salvia, algas izijiki, muérdago, romero y espino blanco. Dejar reposar durante media hora antes de tomar el baño (**trastornos circulatorios**).

● **Baños de asiento:**

1 – Preparar una infusión concentrada con nogal, llantén, encina y cola de caballo. Dejar enfriar y filtrar (**hemorroides**).

2 – Preparar una infusión concentrada de hipérico, milenrama y raíz de consuelda. Dejar enfriar y filtrar. Altamente cicatrizante; excepcional en casos de **hemorroides sanguinolentas y fisuras anales**.

● **Tintura:** En un tarro de cristal verter a partes iguales milenrama, meliloto, hamamelis y castaño de india. Cubrir completamente las plantas con orujo y dejar macerar durante 15 días. Filtrar y tomar 20 gotas, 3 veces al día (**trastornos circulatorios**).

● **Tintura para fricciones:** Llenar un tarro de cristal con salvia, romero, hipérico y milenrama, a partes iguales. Añadir alcohol de 45° hasta cubrir las plantas. Dejar macerar durante 15 días y filtrar. Usar para fricciones, puro o diluido en agua (**trastornos circulatorios**).

● **Pediluvios:** Espino blanco, aquilea, castaño de india, meliloto. Un manojo de cada en 2 litros de agua. Tomar el baño, de templado a frío, durante 15 minutos (**varices**).

● **Ungüentos:**

1 – Preparar una mezcla de los siguientes aceites: 50% aceite de hipérico, 25% de aceite de caléndula y 25% de aceite de aloe vera. Preparar el ungüento con cera de abejas, como se describe en la receta base, y dejar enfriar. Añadir removiendo minuciosamente 5% de tintura de árnica, 5% de tintura de milenrama y 5% de extracto de castaño de India (**hemorroides, varices**).

2 – Preparar una mezcla entre los siguiente ingredientes: 30% de aceite de hipérico, 30% de aceite de salvia, 30% de aceite de romero y 10% entre tintura de árnica y tintura de milenrama. Cuando esté frío se le puede añadir, para que sea más efectivo, una décima parte de extracto gelatinoso de castaño de India. Masajes locales (**trastornos circulatorios, hormigueos**).

Cordiales

La palabra «cordial» deriva de «*cor*», o sea, corazón, y con este término se solían definir los preparados, usualmente alcohólicos, que sostenían o reforzaban el corazón. Uno de los cordiales más famosos es el **Agua de melisa**, cuya receta ha sido explicada en el apartado «**Trastornos nerviosos**».

● **Aperitivo cordial:** Machacar en un mortero 3 gr de acíbar (ver Aloe), 8 gr de mirra, 15 gr de ajenjo, 15 gr de corteza de naranja amarga, 15 gr de salvia blanca, 15 gr de corteza de quina, 15 gr de canela en rama. Para facilitar la mezcla agregar un poco de vino blanco dulce (restándolo de los 900 cc que vamos a usar). Añadir el resto del vino y 100 cc de alcohol. Dejar macerar al sol en frascos de vidrio transparente durante 4 días. Filtrar y embotellar, sellando con lacre. 1 copita antes de las comidas principales (*tónico cardiovascular, regulador de la tensión arterial y del ritmo cardíaco*).

● **Vino hipocrático** (*Vinum hippocratum*): Dejar macerar durante 6 días en 500 gr de vino de Málaga, 30 gr de canela en rama y 50 gr de melisa. 1 copita al día.

● **Vino de canela compuesto:**
1 – Dejar macerar durante 9 días en una mezcla hecha con 700 gr de vino de madera y 300 gr de orujo: 125 gr de almendras dulces, 45 gr de canela y 900 gr de azúcar. Filtrar y añadir 0,09 gr de musgo y de ámbar gris.

2 – A 100 gr de vino rojo, añadir 8 gr de tintura de canela, 6 gr de alcoholado de melisa y 30 gr de azúcar.

Afecciones hepáticas

En este apartado se tratan las dolencias más comunes que afectan al hígado y a la vesícula biliar. Dos son las acciones más importantes de las plantas medicinales sobre estos órganos: la **colerética** (aumentar la producción de bilis) y la colagoga (facilitar la eliminación de bilis). Utilizaremos plantas que posean estas propiedades, más algunas **digestivas, depurativas, carminativas y protectoras hepáticas**, según el caso. Unas de las plantas más importantes en la cura de las enfermedades hepáticas es el cardo mariano, cuya propiedad esencial es la de regenerar las células hepáticas y actuar como protector hepático. Por este motivo debe figurar en la mayoría de las preparaciones destinadas a las enfermedades del hígado. No es necesaria, en cambio, esta protección hepática en las afecciones de la vesícula biliar.

- **Plantas colagogas y coleréticas:** centaura, angélica, alcachofera, boldo, genciana
- **Plantas digestivas:** menta, angélica, genciana
- **Plantas protectoras hepáticas:** cardo mariano
- **Plantas depurativas:** fumaria, bardana, diente de león, aloe.

Tisanas

- **Infusiones:**

1 – Preparar una mezcla a partes iguales de menta poleo, manzanilla, cardo mariano, caléndula y boldo. 1 cucharada por taza. 1 taza antes de cada comida. La primera por la mañana, en ayunas (**afecciones hepáticas**).

2 – Preparar la siguiente mezcla: 35 gr de cardo mariano, 15 gr de boldo, 10 gr de diente de león, 10 gr de alcachofa, 5 gr de fumaria, 10 gr de centaura y 15 gr de menta. 1 cucharadita por taza de agua. 3 veces al día (**hepatitis agudas** y **crónicas, cirrosis**).

3 – Preparar una mezcla a partes iguales de fumaria, centáurea menor, boldo y hojas de olivo. 1 cucharadita por taza. 3 tazas al día (**cólicos hepáticos**).

4 – Preparar una mezcla con 15 gr de boldo, 15 gr de diente de león, 5 gr de genciana, 10 gr de marrubio, 10 gr de trébol, 15 gr de menta, 10 gr de centaura y 20 gr de caléndula. 1 cuchara rasa por taza de agua. 2 veces al día (**afecciones biliares**).

5 – Preparar una mezcla a partes iguales de boldo, angélica, alcachofa, fumaria y diente de león. 1 cucharadita por taza. 1 taza después de las comidas (**litiasis biliar**).

● **Cocimientos:**

1 – En 1 litro de agua, hervir durante 15 minutos 30 gr de raíces de perejil y 20 gr de raíz de apio. 3 tazas al día (**depurativo, desintoxicante**).

2 – En 1 litro de agua, hervir durante 5 minutos 50 gr de flores de manzanilla, 30 gr de raíces de perejil y 20 gr de parietaria. Filtrar. 2-3 tazas al día (**cólicos hepáticos**).

3 – En 1 litro de agua, hervir durante 2 minutos 30 gr de raíces de achicoria y 60 gr de raíces de perejil. Filtrar cuando el líquido esté frío. 3 tazas al día (**ictericia**).

● **Polvo:** Reducir a polvo los siguientes ingredientes: 20 gr de raíz de genciana, 40 gr de ruibarbo, 20 gr de boldo, 20 gr de romero y 40 gr de semillas de anís. Tomar 1 cucharadita de la mezcla diluida en un poco de agua, antes de las comidas (**cálculos**).

● **Elixir tónico:** En 200 gr de vino de Jerez, verter 10 gr de hojas de aloe vera, 10 gr de mirra, 5 gr de azafrán, 15 gr de ruibarbo, 10 gr de ácido clorhídrico. Agitar unos minutos y dejar macerar durante 10 días. Filtrar. 50 gotas antes de las comidas (**trastornos hepáticos debidos a mala digestión e intoxicación**).

Afecciones del aparato reproductor

Hombre

En las afecciones de la próstata, las plantas más indicadas son la calabaza, la equinácea y la vara de oro. Las semillas de calabaza, de hecho, **detienen el crecimiento de la próstata**; la equinácea, **descongestiona** la próstata, y la vara de oro actúa como **antiinflamatoria** y **diurética**. El brezo también aporta esta última propiedad.

Mujer

Las plantas medicinales son preciosas aliadas de la salud íntima de la mujer, gracias quizás a esta estrecha relación que une la mujer a la tierra y a sus frutos. Numerosísimas son las plantas **emenagogas** y **antihemorrágicas**, y muchas aquellas capaces de limitar los **trastornos físicos** y **psíquicos** de la regla y de la menopausia. También hay plantas que aumentan (**galactíferas**) y otras que detienen (**galactógenas**)) la producción de leche. Tanto en uso interno como externo, en forma de baños de asiento e irrigaciones vaginales, preciosa es la ayuda que las plantas ofrecen a la mujer.

En casos de embarazo son numerosas las plantas medicinales que hay que evitar, visto que la propiedad de favorecer la regla es común a muchísimas especies. Si no se conocen bien los efectos de una determinada planta, es mejor evitarla. Varias plantas tienen una reconocida propiedad **oxitócica**, o sea, que provocan contracciones uterinas, pudiendo precipitar el parto o provocar un aborto. Entre estas se encuentran la ruda, la agrimonia, el aloe y la bolsa de pastor. Plantas de uso común como el abrótano hembra (la manzanilla de Baleares), la manzanilla, la menta, el eneldo, la albahaca, el perejil, la caléndula, la salvia y la melisa también deben ser evitadas durante el embarazo por su acción emenagoga.

● **Plantas emenagogas:** caléndula, perejil, artemisa, ruda, ortiga
● **Plantas antihemorrágicas:** milenrama, alquimilla, bolsa de pastor, nogal, ortiga
● **Plantas galactógenas:** salvia, perejil
● **Plantas galactíferas:** anís
● **Plantas sedantes:** melisa, hierba luisa, azahar, olivo, pasiflora
● **Plantas que favorecen la fertilidad:** salvia, ortiga, onagra
● **Plantas afrodisíacas:** ajedrea, menta, salvia, heno griego
● **Plantas antidismenorreicas:** melisa, pie de león, artemisa, caléndula, milenrama

● **Plantas regularizantes del ciclo:** onagra, salvia, caléndula, artemisa, milenrama
● **Plantas para la menopausia:** olivo, salvia, ortiga, caléndula, milenrama, onagra, melisa, bolsa de pastor. Todas ellas sirven para minimizar los trastornos físicos y psíquicos de la menopausia.

Tisanas

● **Infusiones:**
1 – 50 gr de bolsa de pastor y 50 gr de artemisa vulgaris en 1 litro de agua hirviendo. Dejar reposar 15 minutos y filtrar. Beber un vaso cada hora (**hemorragias uterinas**, **reglas demasiado abundantes**).

2 – Mezclar 50 gr de raíz de valeriana, 25 gr de menta, 25 gr de melisa, 25 gr de milenrama, 25 gr de manzanilla y 25 gr de pie de león. 1 cucharadita por taza. 3 tazas al día (**menstruaciones dolorosas** y **abundantes**).

3 – Artemisa, melisa, caléndula, salvia y manzanilla a partes iguales. 1 cucharada por taza. 3 tazas al día, empezando una semana antes de la supuesta regla (**amenorrea**). Complementar con compresas de gengibre en el bajo vientre e ingestión de aceite de onagra.

4 – Preparar una mezcla de perejil, menta e hinojo a partes iguales. 1 cucharada por taza. 3 tazas al día (**ame-**

norrea). Compresas de gengibre en el bajo vientre. Aceite de onagra.

5 – Mezclar 25 gr de cada una de las siguientes plantas: manzanilla, milenrama, caléndula, hipérico, salvia, artemisa y serpol. 1 cucharada por taza de agua. 2 tazas al día. Seguir la cura durante 3 meses, empezando cada mes 10 días antes de la supuesta aparición de la regla (**ciclo irregular**).

6 – Mezclar a partes iguales caléndula, salvia, milenrama, melisa, matricaria e hipérico. 1 cucharada por taza. 3 tazas al día, empezando 10 días antes de la supuesta aparición de la regla (depresión, trastornos físicos y psíquicos de la regla; **síndrome premenstrual**). Complementar con aceite de onagra.

7 – Bolsa de pastor, milenrama y ortiga blanca a partes iguales. 1 cucharada por taza. 3 tazas al día (metrorragia o **hemorragia uterina**).

8 – Arrayán, bistorta, argentina y tomillo a partes iguales. 3 tazas al día (**leucorrea**).

9 – Milenrama, bolsa de pastor y salvia a partes iguales. 1 cucharada por taza. 3 tazas al día (**leucorrea**).

10 – Milenrama, melisa, salvia y raíz de valeriana a partes iguales. 1 cucharadita por taza. 3 tazas al día (**menopausia**).

11 – Salvia y vid común, a partes iguales. 1 cucharadita por taza. 3 tazas al día (**sudoración** excesiva durante la menopausia).

● **Irrigación vaginal:** Milenrama, corteza de roble y bolsa de pastor. 2 cucharadas por litro de agua (**metrorragia**).

● **Baños de asiento:**

1 – Hervir de 15 a 20 minutos 250 gr de corteza de roble en cinco litros de agua. Apagar el fuego y añadir 2 manojos de milenrama. Dejar enfriar unas horas y filtrar. Volver a calentar el líquido y tomar el baño templado (**metrorragia**, **leucorrea** y **fibromas**).

2 – Durante 12 horas se dejan macerar en 5 litros de agua 100 gr de malva y 100 gr de caléndula. Se filtra y se calienta el líquido para tomar el baño (**inflamación**, **escozor** y **sequedad de los genitales externos**).

3 – Se procede como en el anterior, usando milenrama y bardana. (**hongos**, **candidiasis**).

4 – Hervir 5 litros de agua y añadir 1 manojo de salvia, uno de tomillo y uno de lavanda (a ser posible, plantas frescas). Dejar enfriar y volver a calentar el líquido después de filtrarlo (**infecciones** y **prevención**; **desinfectante**).

● **Maniluvios, pediluvios:** 1 cabeza de ajo machacado, 1 manojo de flores de espino blanco, 1 manojo de celidonia, 1 manojo de malva, 1 manojo de salvia por 3 litros de agua en infusión. Practicar de templados a fríos durante 15 minutos (**metrorragia**).

● **Ducha vaginal:**

1 – En 1 litro de agua, preparar una infusión con 2 cucharadas de milenrama, 2 de perejil, 2 de salvia y 1 de ajenjo. Practicar la irrigación 2 veces al día (**amenorrea**).

2 – Malva, caléndula, rosa roja y salvia a partes iguales. 2 cucharadas por medio litro de agua. Introducir templada (**leucorrea**).

● **Tampón:** Empapar un tampón con aceite de sésamo, una pizca de gengibre rallado y una pizca de sal marina. Introducir en la vagina y mantenerlo durante una hora. Retirar y practicar la ducha vaginal anterior (**leucorrea**).

● **Tampón de umeboshi:** Hervir en medio vaso de agua 2 o 3 ciruelas umeboshi, hasta que el líquido se reduzca a la mitad. Empapar un tampón en este líquido e introducirlo en la vagina, dejándolo actuar durante dos horas. Repetir 2 veces al día. Si provoca escozor, diluir el líquido en más agua (**altamente bactericida**: **infecciones, blenorragia, tricomoniasis**).

● **Pomada de arcilla:** Preparar una infusión concentrada con tomillo. Dejarla enfriar durante unas horas. Formar una pomada con arcilla virgen y aplicarla en la vagina (**infecciones, escozor**). En casos de **hongos**, sustituir el tomillo por bardana.

● **Licor almizclado:** Durante 10 días, macerar en 600 gr de alcohol: 10 gr de hojas de artemisa vulgaris, 5 gr de menta, 4 gr entre semillas de angélica e hinojo, 2 gr de clavo, 0,5 gr de nuez moscada. Transcurrido este tiempo, preparar un jarabe con 600 gr de azúcar moreno disuelto en 1 litro de agua. Dejarlo enfriar completamente y añadirlo a la preparación anterior. Dejar descansar el licor durante 5 días, filtrar y esperar un mes antes de utilizarlo (**menstruaciones dolorosas**).

● **Licor de Artemis:** Durante 9 días, macerar en 500 gr de alcohol 15 gr de artemisa (hojas y flores) y 5 gr de hierba luisa. Preparar un jarabe con 500 gr de azúcar y 500 gr de agua, y una vez frío añadirlo a la preparación anterior. Dejarlo descansar durante 5 días más y filtrar. Esperar 1 mes antes de utilizarlo (**menstruaciones dolorosas**).

● **Vino de marrubio:** En 1 litro de vino blanco, macerar durante 9 días 50 gr de sumidades floridas de marrubio, 10 gr de melisa y 5 gr de corteza de quina. Filtrar. 1 copita antes de las comidas (**problemas menstruales**).

● **Infusión:** Preparar una mezcla respetando las siguientes proporciones: 30 gr de sabal serrulata, 20 gr de equinácea, 20 gr de gayuba, 15 gr de vara de oro y 15 gr de brezo. 1 cucharada por taza de agua. Hervir durante 3 minutos y filtrar. 3 tazas al día. Imprescindible es incluir en el tratamiento la ingestión de semillas de calabaza, 3 cucharaditas antes de las comidas (**prostatitis, prostatismo**).

Afrodisíacos

Es útil recordar que la mayoría de las plantas medicinales, en sí, no son propiamente afrodisíacas sino que ejercen una estimulación general del organismo, acrecentando también el estímulo sexual.

● **Infusión:** Durante 40 días, beber por la mañana y por la noche la tisana obtenida mezclando 6 partes de ajedrea, 2 de romero, 2 de menta y 2 de verbena. 1 cucharada de mezcla por taza de agua (**impotencia, frigidez**).

● **Cocimiento:** Preparar un cocimiento concentrado con ajedrea y heno griego a partes iguales. Friccionar la espina dorsal con un toalla bien empapada en este líquido (**impotencia, frigidez**).

● **Esencia de Italia:** En 1 litro de alcohol de 90°, dejar macerar durante 1 mes: 90 gr de canela, 60 gr de cardamomo, 60 gr de ajedrea, 15 gr de clavo de especia, 12 gr de pimienta larga, 8 gr de miristica, 0,2 gr de ámbar gris, 0,2 gr de musgo. 20-30 gotas en 1 cucharadita de miel (**afrodisíaca**).

● **Licor del amor perfecto:** 2 litros de grapa o de orujo, 40 gr de piel de limón, 30 gr de tomillo, 15 gr de canela, 10 gr de vainilla, 10 gr de coriandro, 10 gr de macis. Macerar las drogas durante 15 días en el orujo y añadir un jarabe de azúcar hecho con 2 kg de azúcar de caña o miel por 1 litro de agua. Mezclar y filtrar (**afrodisíaco**).

● **Vino afrodisíaco:**

1 – Dejar macerar durante 15 días en 1 litro de vino tipo Málaga 30 gr de vainilla, 30 gr de canela, 30 gr de raíz de ginseng, 30 gr de ruibarbaro. Filtrar y añadir 15 gotas de tintura de ámbar (facultativo). 1-2 copitas al día.

2 – En una mezcla hecha con 1 litro de vino rojo y 25 gr de alcohol, macerar durante 9 días 8 gr de canela, 1 gr de gengibre, 1/2 gr de nuez moscada, 1/2 gr de eugenia (clavos), 0,25 gr de piel de naranja amarga. Añadir 150 gr de azúcar moreno, agitando bien la mezcla.

Afecciones y trastornos urinarios

Casi todas las plantas actúan sobre los riñones, ejerciendo una acción **diurética**.

El agua, que es la base de las preparaciones, aumenta también la producción de orina. Muchos de los trastornos del sistema urinario son producidos por los excedentes de ácido úrico y de urea que se concentran en la orina para ser eliminados. Hay plantas que facilitan la eliminación de dichas sustancias, siendo favorablemente utilizables en casos de gota y en curas desintoxicantes y depurativas. Otras actúan como **antisépticas** y **antibióticas** de las vías urinarias; otras aún ayudan a **disolver los cálculos urinarios**. Hay, finalmente, plantas medicinales muy activas en desinflamar los órganos del aparato urinario y resolver cistitis, nefritis, prostatitis, etc. Veamos con detalle su acción específica.

● **Plantas diuréticas:** estilos de maíz, cola de caballo, grama, diente de león, brezo

● **Plantas antisépticas y antibióticas:** tomillo, gayuba, vara de oro, capuchina, brezo

● **Plantas que disuelven los cálculos:** herniaria, saxífraga, mijo de sol, hierba de la esquinancia

● **Plantas que eliminan ácido úrico:** bardana, borraja, trinitaria, zarzaparrilla, ortiga

● **Plantas antiinflamatorias:** vara de oro, maíz, borraja, calabaza, malva.

Las preparaciones destinadas a curar las afecciones de la próstata han sido detalladas en el apartado anterior.

Tisanas

● **Infusión diurética:** Mezclar a partes iguales grama, ramitas de cerezas, diente de león y estigmas de maíz. 1 cucharada por taza. 3 tazas al día (**retención de líquidos**).

● **Infusiones:**

1 – Mezclar a partes iguales manzanilla, milenrama e hipérico. Una cucharada por taza. 2 tazas al día (**incontinencia urinaria**, **enuresis nocturna**). Se puede suministrar tranquilamente a los niños que se hacen pipí en la cama, 1 cucharadita por taza.

2 – Mezclar a partes iguales gayuba, rusco, vara de oro, cola de caballo y estigmas de maíz. 2 cucharadas de mezcla por litro de agua. 2 litros de tisana a lo largo del día (**cistitis**).

3 – Flores de brezo, tomillo y vara de oro a partes iguales. 1 cucharada por taza. 3 tazas al día (**cistitis**).

4 – Mezclar a partes iguales hojas de abedul, menta y naranja amarga. 1 cucharada por taza. 3 tazas al día (**cistitis**).

5 – Mezclar a partes iguales borraja, bardana, raíces de grama y estigmas de maíz. 1 cucharada por taza. 3 tazas al día (**cálculos renales**). Esta misma infusión, añadiéndole celidonia en parte igual a las demás plantas, sirve para maniluvios y pediluvios destinados a complementar el tratamiento interno.

6 – Diente de león, abedul e hipérico a partes iguales. 1 cucharada por taza. 3 tazas al día (**exceso de ácido úrico**).

7 – Abedul, madreselva y cola de caballo a partes iguales. 1 cucharada por taza. 3 tazas al día (**albuminuria**).

8 – Mezclar entre ellas 2 partes de brezo, 2 de vara de oro, 2 de arenaria, 1 de ulmaria y 1 de gayuba. 1 cucharada rasa por taza. 2 tazas al día. Tomar café de achicoria y aplicar 3 veces por semana compresas de gengibre (ver capítulo 1) sobre los riñones o bien sobre la vejiga, según sea la necesidad (ayudan a disolver los **cálculos renales** y de **vejiga**).

● **Cocimiento de gayuba:** Triturar 25-50 gr de hojas de gayuba pulverizadas, humedeciéndolas con agua. Dejarlas en reposo durante unas horas. Hervir las hojas durante 15 minutos en 1 litro de agua. Enfriar y filtrar. 3 tazas al día (**cistitis crónica**).

● **Cocimientos:**
1 – Se prepara una mezcla a partes iguales de hierba de las piedras (*Silene saxífraga*), mijo del sol, herniaria, hierba de la esquinanacia, abrojo, vara de oro, cola de caballo y estigmas de maíz. 3 cucharadas por litro de agua. Hervir durante 3 minutos y filtrar. Tomar a lo largo del día, durante dos semanas. Descansar y repetir cada 2 meses (**urolitiasis** o **cálculos renales**). Complementar con compresas de gengibre sobre los riñones.

2 – En 1 litro y medio de agua, hervir durante media hora: 20 gr de semillas de lino, 20 gr de vainas de judías, 20 gr de hojas de arándano y 10 gr de pie de león. Beber una taza antes de las comidas (**hiperglicemia**).

3 – Durante una hora, hervir en 2 litros de agua 50 gr de raíces de grama, 30 gr de raíces de achicoria, 15 gr de parietaria y 20 gr de cebada. Dejar enfriar y filtrar. 3 tazas al día (**cálculos renales**).

● **Baños de asiento:**
1 – En 2 litros de agua caliente, verter 1 cabeza de ajo machacado y un buen manojo de flores de espino blanco. Tomar este baño, tibio, 2 veces al día, complementándolo con la tisana indicada más arriba para este mismo caso (**incontinencia urinaria en los ancianos**).

2 – Un manojo de las siguientes plantas: grama, estigma de maíz y flores de malva, en 2 litros de agua caliente. 2 baños al día, tomados tibios (**cólicos renales**).

3 – En 1/2 litro de agua, poner 3 cucharadas de mezcla de las siguientes plantas: nogal, cola de caballo, malva, manzanilla, tomillo, llantén y encina. Hervir durante 3 minutos, verter en el bidet, llenándolo con agua caliente. Tomar el baño hasta que el agua este fría (**cistitis**).

4 – En 2 litros de agua, verter un manojo de tomillo, 1 de malva, 1 de brezo. 2 baños al día, tomados tibios. Con este mismo líquido se puede proceder también a una irrigación vaginal (**cistitis**).

● **Vino de cebollas:** Reducir a puré 250 gr de cebollas crudas, añadirles 100 gr de miel y dejar macerar todo durante 1/4 de hora en 1/2 litro de vino blanco. 4 cucharaditas de café por día (**albuminuria**).

● **Licor de cebolla:** En un tarro de cierre hermético, dejar macerar durante 10 días: 150 gr de cebolla (sin piel), 50 gr de grama, 30 gr de hojas de alcachofa, 10 gr de cáscara de limón, 40 gr de alcohol de 95°, 1 litro de vino blanco seco. Es aconsejable remover cada día con una cuchara de madera. Es un licor rico en vitamina C y en sales diuréticas, indicado en las **afecciones de las vías urinarias**. También está indicado en casos de diabetes, restándole en este caso unos 40° al alcohol.

● **Elixir de romero:** Dejar macerar en un frasco de cristal, durante 6 días, 20 gr de hojas de romero y 10 gr de piel de limón (solamente la parte amarilla) con 70 gr de alcohol. Filtrar y añadir 1 litro de vino blanco. Dejar descansar 2 días más antes de consumirlo. 1/2 copita después de las dos comidas principales. Se aconsejan 2 ciclos a base de este vino dos veces al año, en primavera y en otoño (**tónico**, **estimulante** y **diurético**).

● **Vino diurético:** 7,5 gr de bayas machacadas de enebro y semillas de mostaza blanca. Macerar durante 9 días en 2 litros de vino blanco y filtrar. 1 copita dos veces al día.

● **Infusión afrodisíaca:** 2 pizcas de menta y 1 de ajedrea por taza de agua.

● **Cocimiento de azuki:** Los azuki son judías de soja roja, utilizadas en medicina oriental para curar las **afecciones renales**. Poner en remojo 1/2 kg de azuki durante 12 horas. Ponerlos a hervir en olla a presión durante 1 hora con 3 litros de agua, una tira de alga kombu previamente remojada con su agua de remojo y una pizca de sal marina (**afecciones renales** en general). 3 tazas de líquido al día. Las judías pueden comerse aparte, acompañando cereales integrales o ensaladas.

Depurativos

● **Infusiones:**

1 – Preparar una mezcla con los siguientes ingredientes: 60 gr de raíz de bardana, 25 gr de tronco de regaliz, 50 gr de raíz de diente de león, 40 gr de grama, 20 gr de raíz de achicoria. Una cucharada por taza de agua hirviendo, por la mañana en ayunas (**depurativa**).

2 – Preparar una infusión con 20 gr de cada una de las siguientes plantas por 1 litro de agua hirviendo: borraja, berro, diente de león, palomilla, achicoria salvaje y perifollo. Dejar descansar 5 minutos y filtrar. 3-4 tazas al día, empezando por la mañana en ayunas (**depurativa**).

3 – Preparar una mezcla con 2 partes de ortiga, 2 partes de bolsa de pastor y una parte de fumaria. 1 cucharada por taza. 3 tazas al día (**depurativa** de la **sangre**).

4 – Preparar una infusión con 10 gr de sumidades floridas de hisopo, 10 gr de raíz de bardana, 5 gr de hojas de abedul, 15 gr de hojas de ortiga y 10 gr de hojas de sen por 1 litro de agua. Dejar descansar 10 minutos y filtrar. 1 taza cada mañana en ayunas. Ideal como **cura depurativa de primavera**.

● **Cocimiento:** En 3 litros de agua, hervir durante 1 hora las raíces de las siguientes plantas: 50 gr de grama, 15 gr de regaliz, 20 gr de genciana, 50 gr de bardana, 20 gr de zarzaparrilla y 150 gr de diente de león. Filtrar y conservar en la nevera en una botella tapada. 3 tazas al día durante dos semanas. Muy indicada como **desintoxicante** de la sangre y del organismo en general. Consumir también en casos de **eccema**, **gota** y **reuma**.

● **Caldo depurativo:** Hervir durante media hora, en 1 litro de agua, una cebolla, un puerro, una rama de apio, una tira de alga kombu (con el agua en la cual estuvo en remojo) y una pizca de sal marina integral. Cuando faltan 10 minutos se le añade un buen manojo de ortigas frescas. Filtrar y tomar 3 tazas diarias, media hora antes de las comidas. Añadir a cada taza, en el último momento, el zumo de medio limón (**depurativo** de la sangre, **desintoxicante** en general).

● **Ruibarbo:** Machacar 20 gr de ruibarbo seco y pelado, y dejarlo macerar durante 10 días en 200 gr de alcohol de 95° y 20 gr de agua. Transcurrido este tiempo, añadir un jarabe preparado con 550 gr de azúcar y 250 gr de agua; dejar descansar 1/2 día más, filtrar y embotellar. Ademas de ser aperitivo y combatir los problemas de inapetencia, este licor es **desintoxicante** y **depurativo**, útil en casos de **ictericia** y complemento ideal de las **curas de limpieza en otoño y en primavera**. Se toma media copita por la mañana, durante 15 días. Desaconsejado a las mujeres embarazadas y a los enfermos de gota, reumas y varices.

Enfermedades infecciosas. Fiebre

● **Infusiones:**

1 – Se necesitan 40 gr de cada una de las siguientes plantas: flores de borraja, flores de saúco y albahaca; 30 gr de cada una de las siguientes plantas: sumidades de romero, de hisopo y de ajedrea; 10 gr de cada una de la siguientes plantas: centáurea menor, eucalipto, sumidades de hipérico y flores de espliego. Se desmenuzan todas las plantas, se mezclan bien y se guardan, utilizándose una cucharada por taza de agua. Esta infusión combate la congestión y provoca la sudoración, siendo útil en las **fiebres eruptivas**, **gripes**, etc.

2 – Preparar una mezcla a partes iguales de sauce, llantén, tomillo, pulmonaria, malvavisco y borraja. 1 cucharada por taza de agua hirviendo. 3-4 tazas al día (**gripe**).

3 – 50 gr de lavanda y 100 gr de cada una de las siguientes plantas: melisa, tomillo y amapola. 1 cucharada de mezcla por taza. 2 veces al día (**antiespasmódica** en casos de **tosferina**, etc.)

4 – Preparar una mezcla con violeta, gordolobo, malva, borraja y tomillo. 1 cucharada por taza de agua hirviendo. 3 tazas al día (**tosferina**).

● **Infusión de las 5 flores:** 10 gr de flores de lavanda, 5 gr de flores de caléndula, 5 gr de flores de borraja, 5 gr de flores de malva y 5 gr de flores de saúco (**diurética** y **sudorífica** en las enfermedades infecciosas).

● **Cocimiento:** Hervir durante 10 minutos en 1 litro de agua 5 gr de sumidades floridas de romero, 5 gr de corteza de sauce, 5 gr de raíces secas de angélica. Filtrar y tomar 2 tazas al día (**espasmos**, **fiebres**).

● **Agua de manzanas:** En medio litro de agua hirviendo, mezclar una manzana grande cortada en trocitos, 10 gr de hojas de melisa, el zumo de medio limón y un trocito de canela. Dejar en infusión durante 10 minutos y pasar por el turmix o a través de un tamiz. Beber durante el día (**fiebre**).

Vinagre de los 4 ladrones:

1 – Durante 9 días, dejar macerar en 2.500 cc de vinagre blanco: ajenjo, romero, salvia, menta, ruda, lavanda (40 gr de cada una), cálamo, clavo, canela, mirística, ajo (5 gr de cada una). Filtrar exprimiendo y añadir 10 gr de alcanfor disuelto en 40 gr de ácido acético cristalizado. Este vinagre, apreciado desde el siglo XVII, se usa como **prevención en las enfermedades infecciosas** (su origen se remonta, de hecho, a la peste de Tolosa). Se utiliza restregándose con él las manos y la cara y quemándolo en las habitaciones para prevenir contagios. También se puede hacer inspirar en casos de desmayo.

2 – Dejar macerar durante 10 días en 1 litro de vinagre: 30 gr de ajenjo, 20 gr de romero, 20 gr de salvia, 20 gr de tomillo, 20 gr de menta, 20 gr de lavanda, 15 gr de ruda, 2 gr de canela, 2 gr de clavo, 2 gr de ajo. Filtrar exprimiendo bien los componentes y añadir 4 gr de alcanfor. Más sencilla que la anterior, constituye también una preparación altamente **antiséptica** en la **prevención de enfermedades infecciosas**. Con el mismo fin se puede quemar en las habitaciones.

● **Licor de tomillo:** En 250 gr de alcohol de 95° dejar macerar durante 10 días 20 gr de sumidades floridas de tomillo, 3 gr de mejorana, 3 gr de lavanda, 3 gr de canela en rama, 3 gr de nuez moscada. Añadir 550 gr de azúcar disuelto en 600 gr de agua y dejar descansar un día más. Filtrar y guardar, esperando al menos 3 meses antes de consumirlo (**antiséptico**).

● **Elixir de Chaussier:** En medio litro de aguavid, dejar macerar durante 15 días 64 gr de quina, 16 gr de cascarilla, 2 gr de azafrán, 12 gr de canela. Filtrar y añadir 150 gr de azúcar y 6 gr de éter sulfúrico. Altamente **antiséptico**, este preparado se utilizó contra el tifus en 1814-1815.

● **Elixir de larga vida del fraile Francisco Ferrer:** En 1 litro de alcohol de 90°, macerar durante 30 días 30 gr de aloe, 15 gr de ruibarbo, 10 gr de quina, 10 gr de genciana, 5 gr de azafrán y 5 gr de agárico blanco (**preventivo**, **refuerza el organismo** en general).

● **Elixir Gentialoe:** Preparar una grapa de aloe dejando macerar durante 15 días el aloe en medio litro de grapa (ver *Aloe*). Aparte, en otro frasco dejar macerar también durante 15 días raíz de genciana y tomillo en medio litro de grapa. Las plantas deben llenar los tarros y el alcohol las debe cubrir. Filtrar ambas preparaciones y mezclarlas. 30 gotas 2-3 veces al día, mezcladas con agua. (¡Es una bomba! Refuerza el **sistema inmunitario**, elevando el número de glóbulos blancos. Indicado en los estados infecciosos y en casos de debilidad).

● **Ume-sho-kuzu:** En una taza mezclar la pulpa de una ciruela umeboshi con un poco de agua y una cucharadita de tamari. Añadir luego un vaso de agua y cocerlo todo hasta que el compuesto adquiera transparencia. Verter en una taza y añadir 1/4 de cucharadita de gengibre rallado. Es un remedio macrobiótico de emergencia y puede resultar milagroso. Devuelve rápidamente la energía y el calor. Es útil en caso de **enfermedades infecciosas**, sobre todo respiratorias, **gripe**, etc.).

● **Ungüento de aloe:** Preparar un ungüento como se explica en la receta base, usando oleomacerados de aloe y de caléndula a partes iguales. Cuando estén fríos añadir, por cada 100 gr de crema, 50 gotas de tintura de aloe y 50 gotas de tintura de hamamelis (**enfermedades eruptivas, sarampión, varicela, rubeola**, etc.).

Reconstituyentes

● **Infusiones:**

1 – Preparar una mezcla con 120 gr de raíces de valeriana, 60 gr de flores de manzanilla, 20 gr de raíces de genciana. Utilizar una cucharadita rasa de esta mezcla por cada taza de agua hirviendo. Beber media taza por la mañana al despertarse y la otra media por la noche (**debilidad**).

2 – Preparar una mezcla a partes iguales de raíz de angélica, comino y salvia. 1 cucharadita por taza. 3 tazas al día (**astenia, falta de energía**).

3 – Mezclar a partes iguales romero, tomillo, serpol, malva y genciana. 1 cucharada por taza. 1 taza antes de las comidas (**reconstituyente** y **aperitiva** en casos de **delgadez excesiva**).

4 – Preparar una mezcla a partes iguales de genciana, romero y centáurea menor. 1 cucharadita por taza. 3 tazas al día (**convalecencia**).

● **Licor de miel:** En 1 litro de orujo, dejar macerar durante 15 días 50 gr de piel de naranja amarga (solamente la parte amarilla). Pasados los 15 días, añadir 600 gr de miel pura, disuelta en 600 gr de agua, 2 clavos de especia y 5 gr de canela. Dejar macerar todo 2 días más agitando a menudo el frasco y 3 días más sin tocarlo (**reconstituyente**).

● **Vino de quina:** En 1 litro de vino de Jerez, macerar durante 3 días los siguientes ingredientes: 20 gr de corteza de quina, 10 gr de raíz de genciana, 10 gr de raíz de angélica, un trozo de canela en rama y una cucharadita de sumidades floridas de ajenjo. Filtrar y utilizar después de 7 días. Una copita antes de las comidas (**reconstituyente**).

● **Hidromiel:** En un tarro de cierre hermético, dejar macerar durante 10 días 2 gr de corteza de canela, 1/2 gr de clavos de especia y la piel de un limón en 350 gr de alcohol de 90°. Filtrar. A fuego lento, mezclar 400 gr de miel con 1 litro de agua y dejar hervir hasta que el compuesto se reduzca a la mitad. Cuando esté tibio, unirlo a la maceración anterior. Esperar que se enfríe completamente y embotellar. Definido como la bebida de los dioses, el hidromiel es un enérgico **reconstituyente**.

● **Marsala reconstituyente:** En un mortero, machacar 25 gr de raíz de genciana, 25 gr de rizoma de cálamo aromático, 10 hojas de mejorana, 10 gr

de corteza de quina, 10 gr de hojas de nuez. Dejarlo macerar durante una semana en 1 litro de vino de Marsala. Filtrar y conservar en botellas. 1 copita antes de las 2 comidas principales. Útil en casos de **astenia** y **convalecencia**.

Ademas de las preparaciones indicadas, se aconseja una cura de jalea real mezclada con ginseng y fricciones efectuadas con un guante de crin mojado en tisana caliente de **gengibre**.

Dolores reumáticos y musculares

Las plantas utilizadas en las enfermedades reumáticas deben tener propiedades **antiinflamatorias** (artritis y artrosis tienen un aspecto inflamatorio relevante), **analgésicas**, para sedar el dolor, **depurativas** y **remineralizantes**. En caso de gota, evitar el sauce y la ulmaria, que contienen salicilina y empeoran la situación.

El tratamiento interno debe complementarse con aplicaciones locales de cataplasmas y fricciones realizadas con ungüentos o tinturas, que reactiven la circulación sanguínea a nivel articular. La **dieta** debería ser **ligera** y **desintoxicante**, para facilitar la expulsión de toxinas de la sangre, y rica en minerales como calcio y magnesio (lácteos, ortigas, coles, legumbres, frutos secos) para facilitar así la remineralización ósea.

● **Plantas antiinflamatorias:** harpago, sauce, ulmaria, malva
● **Plantas analgésicas:** sauce, ulmaria, clavo
● **Plantas depurativas:** bardana, ortiga, abedul, fresno, enebro, zarzaparrilla, ortosifon
● **Plantas remineralizantes:** cola de caballo, ortiga.

● **Infusión:** 1 pizca de manzanilla, 1 de lavanda, 2 de pensamiento, 2 de romero, 2 de salvia por litro de agua. 4 tazas al día (**reuma**).
● **Decocción:**
1 – En 1 litro de agua, hervir durante 10 minutos 5 gr de raíces de saponaria y 30 gr de zarzaparrilla. Filtrar en seguida. 2 tazas al día (**artritis**).

2 – Preparar una mezcla con 40 gr de harpago, 20 gr de cola de caballo, 20 gr de abedul y 20 gr de sauce. Las plantas se utilizarán enteras: raíz, hojas, corteza. 1 cucharada por taza de agua, hirviendo las hierbas durante 5 minutos. 3 tazas al día, después de las comidas (**enfermedades reumáticas**). En caso de gota, sustituir el sauce y la ulmaria por otras plantas de análogas propiedades.

3 – En 2 litros de agua, hervir durante 10 minutos 20 gr de raíz de saponaria, 200 gr de hojas de fresno y 150 gr de corteza de saúco. Filtrar y tomar 3 tazas al día (**gota**).

● **Maniluvios y pediluvios:** Un manojo de brezo, 1 de bardana, 1 de manzanilla, 1 de celidonia, 1 de raíz de grama, 1 de lavanda, 1 de romero y 1 cebolla en rodajas por 2 litros de agua. Tomar el baño caliente durante 15 minutos (**reuma, artritis**).

● **Compresas:** Preparar una tisana concentrada con fresno, sauce, romero y harpagofito. Dejar macerar las plantas en agua durante unas horas y filtrar. Volver a calentar, empapar en la tisana bien caliente una toalla y aplicarla a la parte enferma. Repetir la operación durante 10-15 minutos (**dolores reumáticos y articulares**).

● **Loción:** Machacar 3 manojos de hojas de ortiga, 2 manojos de hojas y flores de celidonia y dos hojas de col grandes y verdes. Dejar macerar durante 48 horas en 2 litros de agua de lluvia. Aplicaciones locales (**reuma**).

● **Bolsa de heno:** Se llenan los 2/3 de un saquito de algodón con heno. Se cierra la bolsa y se pone en un recipiente con agua hirviendo, manteniéndolo tapado durante 10 minutos. Después de haberla aplastado para quitar el exceso de agua, se envuelve en un trozo de lana. Aplicar la bolsa caliente (¡pero que no queme!) sobre la parte afectada, cubriéndola con una manta para que no salga el calor. Mantener durante media hora. **Analgésico** en los **dolores reumáticos**, el saquito de heno es conocido como «la morfina» del naturismo.

● **Compresas de gengibre:** También constituyen un óptimo **analgésico** en casos de dolores **reumáticos y articulares**. Ver preparación en el capítulo 1 (*gengibre*).

● **Tintura para fricciones:** Llenar un tarro de cristal con romero y lavanda (flores y hojas), apretando bien las plantas. Cubrir con alcohol de 96° y dejarlo macerar durante 9 días, agitando la tintura cada día. Filtrar, rebajar la tintura con agua destilada (misma cantidad del líquido obtenido con la maceración), añadir unas gotas de aceite esencial de romero y de lavanda (20 gotas de cada esencia por cada 200 cc de tintura) y guardar en botellas oscuras. Fricciones en caso de **dolores reumáticos**.

● **Vinagre aromático para fricciones:** Macerar durante 10 días, en 400 gr de vinagre de vino purísimo mezclado con 50 gr de alcohol de 90°, 50 gr en total de las siguientes plantas frescas y previamente machacadas: sumidades floridas de lavanda, hojas de naranjo, romero, menta piperita y salvia. Dejar descansar la botella en un lugar fresco. Después de 10 días, añadir 4 gr de alcanfor previamente disuelto en 10 gr de ácido acético. Macerar durante unas horas, filtrar el líquido y guardarlo en botellitas de vidrio oscuro (**traumas**, **reumatismos**).

● **Cataplasma de arcilla:** Preparar una infusión muy concentrada con lavanda y romero. Al apagar el fuego, añadir sal marina integral (una cucharada por cada taza grande de arcilla). Dejar macerar unas horas antes de filtrar la tisana. En un bol de barro, verter arcilla verde junto a la maceración de plantas y sal y con una cuchara de madera formar una pasta cremosa homogénea. Aplicar sobre la parte dolorida y mantener, si es posible, toda la noche o por lo menos durante 3 horas, cubriendo la cataplasma con gasas o telas de algodón. Especialmente eficaz en **reumas**, **artritis**, **artrosis crónicas** y **recidivas** (rodillas, etc.) y en los periodos en los cuales predomine la inflamación. Aplicar durante un mes seguido, como mínimo.

● **Cataplasma:** En un recipiente que se pueda cerrar herméticamente, macerar durante 2 días: 200 gr de harina de maíz, 400 gr de alcohol de 45°, 200 gr de higos secos machacados y 20 gr de mostaza en polvo. Formar una pasta con los ingredientes y aplicarla sobre la zona dolorida, previamente untada con aceite de oliva. Mantener la cataplasma 2-3 horas (**ciática**).

● **Agua de la reina de Hungría:** Presentada ampliamente en el capítulo 1, apartado dedicado al romero, este alcoholado merece un lugar de honor en la historia de las aguas de colonia y de la moderna perfumería. Su más famosa característica parece ser la de «dejar la piel pura y transparente como solamente se tiene en la primera juventud». En el año 700 gozaba de tal fama que se la consideraba el alivio para todos los males.

Una forma sencilla de prepararla es la siguiente, aconsejada por Messegué: Preparar una tintura de romero y una de lavanda. Mezclar 3 partes de la primera con una parte de la segunda. Uso interno: 1 cucharadita al día en agua. Uso externo: se usa en fricciones y masajes en casos de **reumatismo**, **gota** y **dolores musculares**.

● **Linimentos antirreumáticos:**

1 – 5 gr de esencia de orégano y 95 gr de alcoholado de romero. Para fricciones sobre las zonas doloridas.

2 – 40 gr de tintura de gengibre, 60 gr de alcoholaturo de romero y 2 gr de esencia de orégano. Para fricciones sobre las partes doloridas.

3 – 180 gr de tintura de gengibre, 3 gr de esencia de orégano, 3 gr de esencia de enebro, 3 gr de esencia de ciprés, 12 gr de esencia de trementina y 500 ml de alcoholato de romero. Friccionar 2-3 veces al día. Mantener la cura durante 3 semanas, aunque los dolores hayan desaparecido.

4 – En 200 gr de aceite de oliva, se ponen a calentar al baño maría, durante dos horas, 50 gr de flores secas de manzanilla. Cuando esté frío el aceite se filtra en un tarro exprimiendo bien las flores y se le mezcla un alcohol canforado preparado disolviendo 20 gr de alcanfor en 20 gr de alcohol de 60° (fricciones en casos de **dolores reumáticos** y **musculares**).

● **Pomada:** Se prepara al baño maría, revolviendo hasta que todos los componentes se hayan mezclado perfectamente: 2 cucharadas de aceite extra virgen de oliva, 2 cucharadas de resina de abeto, 2 cucharadas de cera de abejas. Dejar enfriar e incorporar 1 cucharadita de tintura de romero (**dolores reumáticos**).

● **Ungüento:** Preparar un ungüento como de receta base con aceite de romero (50%), aceite de ruda (50%) y cera de abejas. La consistencia debe ser bastante relevante, porque se le añaden tinturas y aceites esenciales. Cuando el ungüento está frío, por cada tarrito de 30 cc añadir 30 gotas de tintura de árnica y los siguientes aceites esenciales: 10 gotas de lavanda, 10 gotas de romero, 10 gotas de mentol, 10 gotas de pino (o 5 de trementina), 5 gotas de orégano, 5 gotas de enebro, 2 gotas de clavo y 3 gotas de canela. Se puede añadir también alcanfor (**dolores reumáticos** y **musculares**).

Afecciones de la piel

El capítulo 3 del presente libro está ampliamente dedicado a la piel, a su constitución y a los procesos fisiológicos naturales a los cuales está sujeta, como parte de nuestro organismo total. En este apartado veremos sólo los tratamientos relativos a las patologías más comunes que pueden afectar al órgano más grande de nuestro cuerpo.

Las plantas más indicadas en las afecciones de la piel son las **antiinflamatorias**, como la caléndula y la malva, que utilizaremos en muchísimos casos, desde acné a tumores, o bien las **antisépticas**, como el tomillo y la lavanda, esenciales en casos de granos y espinillas. Las plantas fungicidas, como la bardana, se utilizarán en casos de hongos y candidiasis, mientras que las **astringentes**, como la consuelda y el hipérico, se usarán en casos de cicatrices y estrías. La piel, al estar relacionada con el sistema respiratorio, es sensible a las enfermedades alérgicas, por lo cual utilizaremos plantas **antihistamínicas**, como la manzanilla y el helicriso, en casos de eritemas solares y eccemas alérgicos.

En la mayoría de las afecciones de la piel, la arcilla puede dar resultados espectaculares, por lo cual aconsejo acompañar el tratamiento elegido con una cura de arcilla por vía interna o externa. Al ser la piel uno de los órganos relacionados con la excreción (a través del sudor), una dieta vegetariana suave (con exclusión de fritos, productos refinados y especias) y el evitar hábitos tóxicos (excitantes, alcohol, tabaco) son bases imprescindibles para el éxito de la curación. En casos de acné juvenil, donde la causa hormonal es importante, se puede seguir simultáneamente una cura a base de zinc (oligoelementos) por la mañana en ayunas, durante 3 meses.

● **Plantas antiinflamatorias:** caléndula, malva, llantén, aloe vera, rosa roja
● **Plantas antisépticas:** tomillo, benjuí, romero, lavanda, propoleo
● **Plantas fungicidas:** bardana
● **Plantas astringentes:** hamamelis, consuelda, hipérico, milenrama, rosa roja
● **Plantas antihistamínicas:** manzanilla, helicriso.

● **Infusiones:**
1 – Preparar una mezcla con fumaria, zarzaparrilla y lúpulo a partes iguales. 2 tazas al día. Esta misma tisana se puede aplicar localmente sobre la parte afectada (**acné**).

2 – Mezclar a partes iguales saponaria, abedul y diente de león. 1 cucharada por taza de agua. 3 tazas al día.

Usar también como loción para lavarse la cara (**dermatitis, dermatosis**).

3 – Mezclar a partes iguales ortiga mayor, romero y diente de león. 3 tazas al día (**dermatitis, dermatosis**).

4 – Mezclar a partes iguales tomillo, serpol, romero, verbena, albahaca y salvia. 1 cucharada por taza de agua. 1 taza al día por la noche (**eccemas**).

5 – Mezclar a partes iguales bardana, tomillo y boj. Lavar la parte afectada con esta tisana, dejada macerar unas horas antes de filtrar (**hongos, candidiasis, tiña**, etc.). Aplicar 3 veces por día la pomada que viene a continuación.

● **Pomada:** Con la tisana anterior, preparar una pasta con arcilla verde y aplicar localmente (**hongos, candidiasis, tiña**).

● **Cocimiento:** Mezclar a partes iguales bardana, malva y gordolobo. Cocer unos minutos, añadir zumo de limón y aplicar caliente sobre la zona afectada, sirviéndose de una tela de algodón (**forunculosis**).

● **Ungüento de gordolobo:** En 100 gr de aceite de oliva, mezclar 5 gr de raíz de bardana y 10 gr de zumo exprimido de flores y hojas de gordolobo. Calentar la mezcla a fuego lento, dejarla enfriar y filtrar (**erupciones cutáneas**).

● **Pomada de arcilla:** Preparar una tisana concentrada con tomillo, lavanda y caléndula. Dejar macerar unas horas antes de filtrar. Mezclar con arcilla verde hasta formar una pasta homogénea. Añadir un poco de tintura de propoleo y aplicar sobre la zona afectada (**acné, forúnculos, granos, impétigo**).

● **Ungüento de tomillo y propoleo:** Preparar un ungüento como se explica en la receta base, con oleomacerados de romero y propoleo a partes iguales, y cera de abejas. Cuando esté frío, añadir por cada 30 cc de ungüento 5 gotas de aceite esencial de tomillo y 30 gotas de tintura de propoleo (aplicar sobre la zona afectada por **acné, granos infectados, forúnculos**, etc.) Mejor si se aplica después de la pomada de arcilla.

● **Ungüento de helicriso:** Mezclar 3 partes de aceite de helicriso macerado en aceite de sésamo, 1 parte de aceite de caléndula, 1 parte de aceite de propolco y 1 parte de aceite de hipérico, con cera de abejas, como se explica en la receta base. Cuando está frío, añadir 3 gotas de esencia de tomillo por cada 30 cc de ungüento (**eritemas solares, eccemas**).

● **Ungüento de aloe vera:** Mezclar 3 partes de aceite de aloe vera con 1 parte de aceite de caléndula, 1 parte de aceite de malva y 1 parte de aceite de hipérico. Preparar un ungüento con la cera de abejas, dejar enfriar y añadir 20 gotas de tintura de aloe vera por cada 30 cc de ungüento (**eccemas, inflamaciones locales**).

● **Ungüento de consuelda y milenrama:** Mezclar a partes iguales aceite de consuelda, aceite de hipérico y aceite de caléndula. Preparar un ungüento con cera de abejas y añadir 30 gotas de tintura de milenrama por cada 30 cc de ungüento, en frío (**grietas, estrías**).

● **Ungüento a la manteca de cacao:** En un tarro de mermelada vacío, verter a partes iguales aceite de caléndula, de consuelda y de hipérico. Añadir 3 cucharadas de manteca de cacao y cera de abejas. (Para evitar **estrías durante el embarazo**, aplicar sobre vientre, muslos y pecho).

Contusiones y heridas

● **Agua vulneraria sencilla:** En 200 gr de alcohol, dejar macerar durante 9 días 25 gr de milenrama, 25 gr de hipérico y 25 gr de romero. Filtrar y utilizar diluida en 2-3 partes de agua (**vulneraria** y **cicatrizante**).

● **Agua vulneraria compuesta:** En 200 gr de alcohol, dejar macerar durante 3 días: 10 gr de flores de espliego, 10 gr de flores de hipérico, 10 gr de romero, 10 gr de salvia, 10 gr de sumidades de *Artemisa officinalis*, 10 gr de tomillo y 10 gr de milenrama. Filtrar y añadir medio litro de agua destilada. Pasar por papel de filtro (**desinfectante, vulneraria** y **cicatrizante**).

● **Tintura:** Dejar en maceración durante 15 días 20 gr de sumidades floridas de salvia y 20 gr de sumidades floridas de romero en medio litro de alcohol. Filtrar y aplicar en forma de compresas sobre la articulación dolorida (**esguinces**).

● **Compresas:** Preparar una infusión concentrada con milenrama, hipérico y consuelda. Dejar macerar las plantas en agua unas horas y filtrar. Empapar en la tisana una gasa de algodón y aplicar a la parte dañada (**contusiones, golpes, esguinces**).

● **Compresas:** Preparar una infusión concentrada de milenrama, alquimilla, bolsa de pastor e hipérico. Aplicar fría, en compresas sobre la zona (**heridas, hemorragias externas, sangre de la nariz**, etc.).

● **Pomada:** 30 gr de hojas de salvia, 30 gr de hiedra terrestre, 250 gr de manteca de cerdo y 4 gr de cera de abejas (**úlceras externas, contusiones**).

● **Ungüento:** En medio litro de aceite de oliva, verter 100 gr de cada una de las siguientes plantas: hipérico, milenrama, caléndula, llantén menor y malva. Cocer este compuesto a fuego lento durante 4 horas, filtrar y guardar en una botella oscura. Aplicar localmente en casos de **contusiones, distorsiones, úlceras** y **quemaduras**.

● **Tintura de árnica aromática:** Macerar durante 9 días en un litro de alcohol 50 gr de flores de árnica, 10 gr de eugenia (clavo), 10 gr de canela, 10 gr de gengibre, 100 gr de anís. Filtrar. 1 cucharadita en 1/2 vaso de agua. Dos otres veces al día (**caídas, contusiones** y **golpes**).

● **Ungüento:** Preparar una mezcla de aceites de plantas: 50% de aceite de hipérico, 20% de salvia, 20% de caléndula y 10% de malva. Añadir cera de abejas y dejar que esta se funda al baño maría. Dejar enfriar y añadir tintura de árnica, en la proporción del 10% respecto al total de los demás ingredientes, removiendo bien la preparación (**hematomas, golpes, contusiones**). Si el golpe presenta herida abierta, no se añade la tintura de árnica.

● **Loción antiséptica:** Preparar una infusión concentrada con tomillo, milenrama y boj a partes iguales. Añadir unas gotas de tintura de equinácea o bien de propoleo. Usarla fría. Para lavar y desinfectar las **heridas**.

Tintura de árnica
1. Se llena un tarro de cristal con flores secas de árnica y se cubren con alcohol de 96º

Quemaduras

Las plantas que elegiremos deberán poseer propiedades sedantes y **analgésicas** frente al dolor, **antiinflamatorias, cicatrizantes** y capaces de regenerar las células dañadas.

● **Plantas analgésicas:** aloe vera, hipérico.

En casos de quemadura, el remedio milagroso de primer auxilio consiste en cortar a lo largo una hoja de aloe vera y aplicarla directamente sobre la zona dañada, manteniendo la parte externa jugosa en contacto con la quemadura. Usualmente, esta práctica reduce inmediatamente el dolor y evita la formación de llagas. Después se puede mantener la cura eligiendo entre las preparaciones que siguen. Durante la noche, volver a aplicar el aloe.

● **Ungüento para quemaduras:** Preparar un bálsamo con aceite de hipérico, malva y caléndula (macerada en aceite de sésamo). Añadir por cada 100 gr de ungüento 50 gotas de tintura madre de aloe y 50 gotas de tintura de caléndula.

● **Cataplasma**: Triturar muy finamente zanahorias, col y hojas de hiedra trepadora (1 hoja por cataplasma). Mezclarlo con jugo de ortiga recién licuado y aplicar a la parte dañada.

● **Cataplasma de arcilla:** Preparar una infusión concentrada de flores de caléndula y de malva. Formar una pasta con arcilla verde y aplicar a la quemadura, manteniendo la cataplasma durante 2 horas. 2 veces al día. Después de quitar la cataplasma, aplicar aceite de hipérico.

● **Compresas:** Preparar una decocción concentrada de saúco, menta y diente de león. Dejar enfriar y aplicar en compresas como de costumbre.

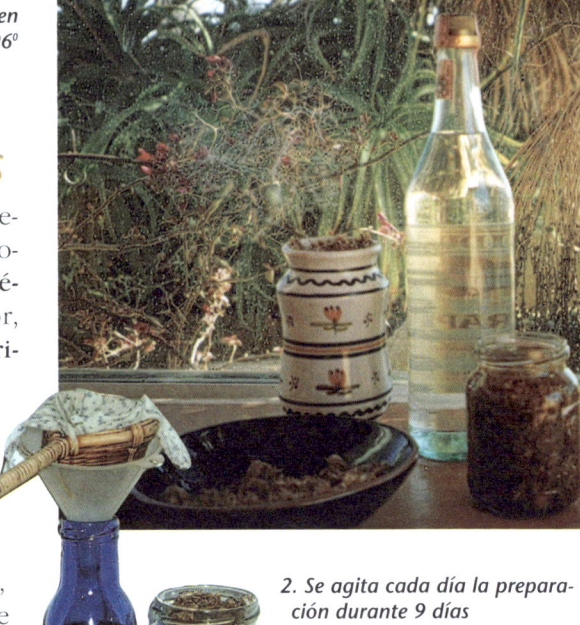

2. Se agita cada día la preparación durante 9 días

3. Se filtra usando una tela de algodón y se guarda en botellas de vidrio oscuro

Celulitis

- **Infusión:** Mezclar menta, lavanda, tila, verbena y albahaca a partes iguales. 1 cucharada por taza de agua hirviendo. 3 tazas al día. Complementar con los tratamientos externos.
- **Compresas:** En 2 litros de agua, dejar macerar durante 24 horas dos puñados grandes de hiedra trepadora y dos de salvia. Filtrar. Empapar en el líquido una toalla de algodón y aplicar en compresas a la parte afectada.
- **Maniluvios y pediluvios:** Mezclar a partes iguales celidonia, hiedra, erica, grama (un manojo de cada) y añadir una cebolla grande en rodajas. Preparar una infusión con 2 litros de agua, dejarla enfriar y filtrar. Volver a calentar el líquido para tomar el baño.
- **Ungüento:** En un mortero, machacar hojas de hiedra hasta que suelten un poco de zumo. Llenar con ellas un tarro de cristal y preparar un oleomacerado utilizando aceite de almendra. De la misma forma, preparar un oleomacerado de fucus (es un alga que se halla ya seca en los herbolarios). La cantidad de plantas en los oleomacerados debe ser muy consistente. Después de 40 días, filtrarlos. Preparar un ungüento con 2 partes de aceite de hiedra, 2 partes de aceite de fucus, 2 partes de aceite de consuelda, 1 parte de aceite de caléndula, 1 parte de aceite de hipérico y cera de abejas. Cuando esté frío, añadir 10 gotas de esencia de geranio, 10 gotas de esencia de enebro y 10 gotas de esencia de salvia por cada 50 cc de ungüento. Masajear las zonas afectadas dos veces al día.

Afecciones oculares

- **Colirios:**

1 – Preparar una infusión con 1 cucharada de flores de caléndula, 1 de flores de salvia y 1 de aciano por cada taza de agua. Practicar baños oculares o introducir en los ojos con un cuentagotas (**afecciones oculares en general**).

2 – En una taza de agua, poner en infusión a partes iguales 1 cucharada de aciano y eufrasia. Usar como el n° 1 (**afecciones oculares en general**).

- **Colirio astringente:** Mezclar 50 gr de eufrasia con 25 gr de aciano y 25 gr de llantén. Poner en infusión durante media hora una cucharada de esta mezcla en 100 gr de agua hirviendo.

las hierbas en la cocina

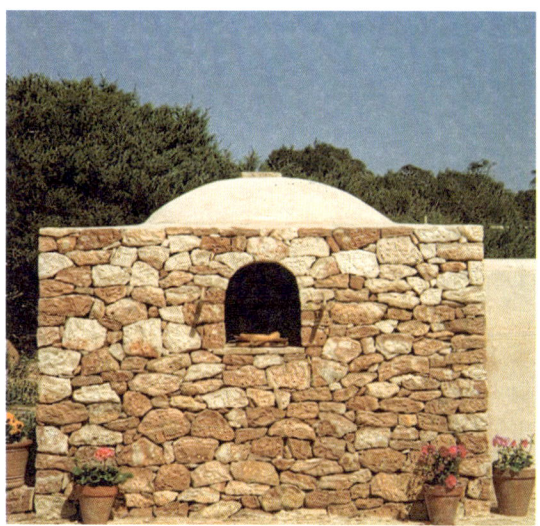

Un conocimiento suficiente de los ingredientes que usamos en la cocina nos debería llevar a poner en práctica la famosa frase atribuida a Hipócrates: *«Que el alimento sea tu medicina y que la medicina sea tu alimento»*. Cada menú, en manos de una persona que conoce los elementos que lo componen, es en potencia una verdadera receta médica. Sin adentrarnos en temas de dietética, en este apartado se presentan algunas recetas preparadas a partir de las mismas plantas medicinales que ya hemos visto emplear de forma estrictamente terapéutica. Entre estas recetas hay algunas, como la sopa de ajo y tomillo o el caldo depurativo, que bien podrían haber formado parte del apartado anterior por su efecto medicinal; otras, como la mermelada de pétalos de rosas, no son tan específicas pero sí benéficas siempre, porque nos aportan las propiedades de las plantas con las cuales han sido confeccionadas.

Entre las plantas medicinales, las llamadas «aromáticas» son las que mayormente se prestan a ser utilizadas en la cocina. Estas hierbas, además de conferir a los alimentos propiedades digestivas, favorecen su conservación. Es importante revalorizar el papel de los aromas en la cocina, tanto por descubrir nuevos sabores como por la acción benéfica que ejercen sobre nuestro organismo.

En general, las plantas aromáticas y las especias deben usarse frescas y las más delicadas entre ellas se añadirán a los alimentos en el último momento, pues los aceites esenciales responsables de las características de estas plantas se dispersan fácilmente con el calor.

En general podemos usarlas como sigue:

● **Albahaca:** Digestiva, se usa cruda en ensaladas, salsas para pastas, verduras al horno... Es el complemento ideal de tomates y berenjenas.

● **Ajedrea:** Estimulante física y mental, es además antiséptica, digestiva y supuestamente afrodisíaca. Ideal en salsas, tortillas, platos a base de setas y en la preparación de aceitunas aromatizadas.

● **Anís verde:** Antiespasmódico y carminativo, se utiliza en la confección de dulces, puddings, pasteles y pan.

● **Azafrán:** Antiespasmódico y útil para curar la ictericia, el azafrán se utiliza en cocina para condimentar arroces, pasta y vegetales. Es óptimo con los huevos, sobre el queso y en las cremas de verduras.

● **Canela:** Antiséptica y digestiva, se puede cocinar con fruta, en compotas y pasteles, y con un poco de cuidado se puede añadir a preparaciones saladas (pollo, por ejemplo).

● **Cardamomo:** Útil en la cura de afecciones urinarias y de la ictericia, según los árabes posee cierta propiedad afrodisíaca. Las semillas machacadas se utilizan en pastelería, en el pan y en los dulces de café.

● **Clavo de especia:** Antiséptico, digestivo y tonificante, se usa a menudo junto a la canela en la preparación de compotas, dulces y pasteles. En los últimos meses de embarazo se puede añadir a las sopas (refuerza y da tono a las fibras musculares uterinas).

● **Cilantro:** Utilizado en medicina aryuvédica para curar el insomnio, el estreñimiento y los dolores del parto, el cilantro se utiliza en la cocina para aromatizar sopas de legumbres, panes dulces y ensaladas.

● **Comino:** Estimulante, utilizado en el aryuvédica contra la ictericia, hemorroides y meteorismo. En la cocina, acompaña excelentemente al pan de centeno, a la macedonia de fruta, al arroz y a las salsas agrias y dulces.

● **Enebro:** Tónico de todas las funciones orgánicas, antiséptico y diurético, sus bayas se utilizan para aromatizar guisos invernales a base de verdura (coles, principalmente). Se añade al chucrut.

● **Laurel:** Antiséptico y digestivo, se utiliza en las sopas de cereales y de legumbres.

● **Mejorana:** Parecida al orégano pero más suave, es digestiva, calmante y fortificante. Se utiliza en pizzas, sopas, verduras guisadas y también cruda en las ensaladas.

● **Menta:** Tonificante general y digestiva, se puede utilizar cruda en las ensaladas o cocida con las verduras. Es ideal para preparar salsas.

● **Nuez moscada:** Poderoso antiséptico intestinal, da un agradable sabor a arroces, purés de patatas o de calabaza, pasteles, gratinados y salsas.

● **Orégano:** Sedante, antiespasmódico y antiséptico, se puede utilizar indistintamente sobre alimentos crudos o cocidos. Acompaña muy bien a las recetas que incluyen calabacines, berenjenas y tomate.

● **Pimienta:** Tónico y digestivo, se utiliza en los trastornos urinarios y del hígado. Puede ponerse en ensaladas, sobre huevos y platos a base de quesos.

● **Romero:** Estimulante general, digestivo y colagogo, su uso en la cocina es común. Se conoce más bien por su utilización en recetas a base de carne. Es igualmente delicioso en sopas de legumbres, verduras al horno, seitán y en la preparación de panes.

● **Salvia:** Estimulante general, antiséptica y digestiva, su empleo en la cocina es parecido al del romero; frecuentemente se utilizan juntos. Se puede utilizar largamente en todos los platos salados cocinados.

● **Sésamo:** Energético y supuestamente afrodisíaco, sus semillas tostadas son óptimas en las ensaladas, sobre las verduras al vapor, galletas, panes y pasteles. Ideal sobre las cremas de queso.

● **Tomillo:** Estimulante general, antiséptico intestinal y digestivo, el tomillo debería estar más presente en nuestras mesas. Es delicioso en sopas y guisos y se puede unir crudo a salsas, tofu y queso fresco.

● **Vainilla:** Apreciada por sus propiedades excitantes, digestivas y como antídoto contra los venenos, la vainilla fue largamente empleada como afrodisíaco. Es la indispensable compañera de dulces, pudines y cremas.

Al no ser este un libro específico de cocina, me limitaré a unas cuantas recetas que destacan por su originalidad y en las cuales las hierbas aromáticas juegan un papel importante. No olvidéis, de todas formas, incluirlas también en vuestras recetas más habituales, recordando que un poquito de salvia, romero, orégano o albahaca casi nunca sobran y devuelven sabor al cereal sobrado de la comida anterior, que gracias a ellas podemos fácilmente transformar en deliciosas croquetas.

Aparte de las plantas aromáticas, hay algunas otras hierbas que pueden ser utilizadas en cocina para que otorguen a nuestros platos sus virtudes terapéuticas. La borraja y la malva, por ejemplo, pueden ser ingredientes de cualquier tipo de sopa o de empanada; las flores de capuchina, de trébol y de caléndula dan un sabor exquisito y un toque de estética a las ensaladas, mientras que las ortigas sustituyen a las espinacas, superándolas en sabor y suavidad.

Vinagres aromatizados

El vinagre se presta muy bien a ser aromatizado con plantas medicinales, haciendo resaltar así el sabor de las ensaladas o bien de otras preparaciones culinarias.

- **Vinagres aromáticos:**

1 – Macerar durante 10 días en un tarro de cristal bien cerrado 20 gr de salvia, 15 gr de romero, 15 gr de ruda, 8 gr de canela, 2 gr de nuez moscada y 1 litro de vinagre blanco. Filtrar, añadir 10 gr de cebolla triturada y dejar macerar durante 2 días más. Filtrar y pasar a botellas pequeñas. Si el sabor resultase demasiado fuerte, rebajar con más vinagre.

2 – En un tarro de gres, cerrado con una hoja de pergamino, dejar macerar durante 6 semanas al sol en 3 litros de vinagre de Orléans (bien fuerte): 250 gr de flores de saúco, 375 gr de estragón, 125 gr de menta, 100 gr de albahaca, 100 gr de ajedrea, 1 pizca de tomillo, 4-5 hojas de laurel, 125 gr de escalonio, 30 gr de ajo, 40 gr de clavo, 40 gr de canela en rama, 6 pimientitos rojos maduros, 180 gr de perifollo, 60 gr de pimienta triturada, sal y cebollas pequeñitas al gusto. Filtrar y guardar en botellas de vidrio oscuro bien selladas.

- **Vinagre de los diez aromas:** En 1 litro de vinagre de vino blanco, macerar durante 10 días: 30 gr de sumidades floridas y desecadas de ajenjo, 15 gr de romero seco, 15 gr de ruda seca, 15 gr de salvia seca, 10 gr de sumidades floridas de lavanda seca. Filtrar y añadir: 8 gr de canela en rama, 3 gr de nuez moscada, 2 clavos, 15 gr de ajo triturado y 10 gr de cebolla triturada. Dejar macerar durante 10 días más y filtrar.

- **Vinagre de las 5 flores:** Macerar durante 10 días en 1 litro de vinagre un puñado de flores de salvia, uno de flores de tomillo, 1 de flores de diente de león, 1 de flores de ajenjo, unos clavos, 2 ramitas de estragón y sal marina. Filtrar y guardar en botellitas.

- **Vinagre de frambuesas:** Dejar macerar en 3/4 de litro de vinagre blanco, 250 gr de frambuesas limpias y unas hojas de menta. Filtrar y embotellar en botellas pequeñas.

- **Vinagre al enebro:** Llevar a hervor 1 litro de vinagre de vino rojo con un poco de sal y dejar cocer en él 50 bayas de enebro y una rama de romero. Dejar enfriar y embotellar. Esperar 1 mes antes de utilizarlo; es ideal para condimentar verduras.

Aceites aromatizados

- **Aceite a las especias:** En un tarro de cierre hermético, dejar macerar durante 1 mes en 1 litro de aceite extra virgen de oliva: 2 hojas de laurel, 3 clavos de especias, 3 gramos de pimienta negra, 4 bayas de enebro, 1 trocito de canela y una cáscara de limón. Filtrar y embotellar en botellas pequeñas. Es un condimento ideal para verduras crudas y cocidas y para carnes a la parilla.

- **Aceite a los 4 sabores:** En un tarro de cierre hermético poner 2 dientes de ajo, 1 rama de romero, unas hojas de salvia y 1 guindilla. Cubrir con 1 litro de aceite de oliva y dejar macerar durante 20 días en un lugar fresco y oscuro. Filtrar y embotellar en botellas pequeñas, usándolo para condimentar verduras, ensaladas, carnes y pescado.

Sopas

- **Sopa de ajo con tomillo:** En un poquito de aceite, sofreír 4 dientes de ajo por persona. Añadir 2 tazas de agua por persona y sal marina. Hervir unos minutos, luego añadir 1 cucharada de tomillo y dejar hervir 2 minutos más. Filtrar. En un plato hondo, poner 1 rebanada de pan integral y un huevo fresco, crudo. Verter el líquido bien caliente para cuajar el huevo.

Es una sopa decididamente «medicinal» para tomar durante estados griposos e infecciosos (fiebres, catarro, resfriado). Ideal para anémicos y convalecientes.

- **Sopa de ajo con salvia:** Poner en infusión 12 hojas de salvia en 2 litros de agua. Añadir sal, pimienta, algunos dientes de ajo y un vaso de aceite de oliva. Hervir 10 minutos y verter caliente sobre rebanadas de pan integral (para 4 personas).

- **Sopa de ajo con especias:** En 1 litro y medio de agua, poner 16 dientes de ajo, 1 rama de tomillo y 1 de salvia, 1 clavo de especia, sal marina integral y una pizca de pimienta roja. Hervir durante media hora a llama viva. En los últimos minutos poner al horno 12-16 rebanadas de pan integral aliñadas con aceite extravirgen y abundante queso parmesano. Cuando las rebanadas están doradas, echar la mitad en el líquido y dejar que se empapen bien, luego pasarlo todo por el pasapuré. Acomodar las restantes rebanadas en boles y echarles por encima la sopa bien caliente.

● **Sopa de cebolla:** En un poco de aceite de oliva, sofreír a fuego lento 2 cebollas cortadas muy finas. Cuando estén doradas, echarlas en un recipiente junto a 1 litro y medio de leche y llevar a hervor. Apagar el fuego, añadir 2 yemas de huevo, sal y pimienta al gusto, y servir sobre rebanadas de pan viejo tostado.

Una variante consiste en sustituir las cebollas por el ajo. Esta sopa, bien tolerada por los niños, puede considerarse un excelente vermífugo.

● **Sopa de malva:** Recoger toda la verdura que podais encontrar en vuestra huerta: un poco de espinacas, unas hojas de acelgas, un poco de achicoria y de rucola, 2-3 puerros. Añadir 2 buenos manojos de malva. Triturar todas las hierbas muy finamente y hacerlas cocer en agua y sal marina. En el momento de servirla, añadir un poco de nata fresca o bien una yema de huevo. Muy indicada para las personas que padecen problemas estomacales e intestinales, sobre todo úlceras y estreñimiento, ya que la malva es vulneraria y emoliente.

● **Sopa de miso:** Cortar muy finamente una cebolla y una zanahoria y cocerlas en 1 litro de agua junto a una tira de alga wakame, previamente remojada en un vaso de agua durante 5 minutos y cortada en trocitos de 1 cm. Añadir una pizca de sal marina y hervir durante media hora. En un bol, diluir 1 cucharadita de miso (*Mugi miso*) por persona con un poco de caldo y añadir la pasta bien diluida al resto del líquido, prestando atención a que no hierva (el miso, de hecho, contiene fermentos vivos y la cocción, aunque sea mínima, puede destruir sus propiedades). Añadir en cada plato una cucharadita de cebollino picado o de perejil. Esta sopa es uno de los tesoros de la dieta macrobiótica. Revitalizante, desintoxicante y nutritiva, está particularmente indicada para quien padece enfermedades estomacales y hepáticas.

● **Sopa al estragón:** Cocer en agua salada un puñado de estragón con 1/2 kg de guisantes secos. Pasar todo por el pasapuré y añadir un poco de nata fresca.

● **Crema de ortigas:**

1 – Sofreír en aceite de oliva una cebolla grande cortada muy fina. Añadir ortigas trituradas, dejando que se sofría todo junto, y echar 1 litro de agua con un poco de sal marina. Dejar cocer durante 15 minutos y añadir, una vez apagado el fuego, crema fresca y queso parmesano. Pasar todo por el minipimer y acompañar de pan viejo ligeramente sofrito. Se trata de una receta altamente revitalizante y remineralizante.

2 – En 1 litro de agua, hervir durante media hora 500 gr de sumidades tiernas de ortigas y una taza de copos de avena. Añadir 50 gr de requesón y dejar enfriar. Pasar por el minipimer, añadir 2 cucharadas de tamari y volver a cocer la crema durante media hora más.

● **«Dado» para caldos vegetales:** Triturar finamente 1 kg de cebollas, 1 kg de zanahorias, 172 gr de apio, 800 gr de perejil, 400 gr de tomates, 450 gr de judías verdes, 1/2 kg de calabacines y 200 gr de tomillo. Mezclar todos los ingredientes con 1 kg de sal marina integral fina. Ponerlo en un tarro que cierre hermético, cubriendo los ingredientes con papel de pergamino, y usarlo para preparar caldos vegetales instantáneos o para dar sabor a multitud de preparaciones a base de verduras.

Salsas

Muchas de las plantas medicinales, sobre todo las aromáticas, se catalogan en medicina oriental como extremo *yin* debido a su efecto expansivo. Es por este motivo que no solamente sirven de delicioso y perfumado acompañamiento de carnes y pescados sino que equilibran el extremo *yang* de estos últimos, haciéndolos más digeribles y saludables. La cocina tradicional árabe, que prepara la carne con miel, canela y azafrán, es un ejemplo más de esta sabia manera de equilibrar alimentos extremos, haciendo de la cocina un verdadero arte, un juego de alquimia que transforma las materias primas.

● **Salsa a la menta:**
1 – Triturar finamente 50 gr de menta fresca, añadir 25 gr de azúcar integral de caña, 15 ml de vinagre de sidra, 4 cucharadas de agua, sal y pimienta. Es una salsa exótica y perfumada, típica de la cocina inglesa e ideal para acompañar las carnes.

2 – Pasar por el minipimer: 200 gr de queso de cabra (en rulo), 50 gr de perejil, 30 gr de menta verde, 20 gr de germinados de cebada perlada, sal y pimiento rojo en polvo. Verter muy despacio 1 vaso de aceite de oliva. Salsa particularmente indicada para la pasta, se adapta muy bien a muchos otros platos.

● **Salsa a la salvia:** Sofreír en una sartén 2 cebollas grandes trituradas. Añadir 100 gr de pan mojado en leche y 2 cucharadas abundantes de salvia fresca. Pasar por el minipimer, diluyéndola si hace falta con un poco de agua caliente. Para carnes y pescados.

● **Salsa a los aromas:**

1 – Triturar finamente 4 tomates maduros, 2 dientes de ajo, 140 gr de aceitunas sin hueso, una hoja de laurel y una cebolla. Poner todo al fuego junto a un poco de sal marina y 2 cucharadas de aceite de oliva. Cocer durante 20 minutos, añadir unas hojas de albahaca, una pizca de mejorana, una de lavanda y una de tomillo y apagar el fuego en seguida. Mezclar y tapar la olla.

2 – Dejar en infusión durante 10 minutos en 1/2 litro de caldo de pescado (o vegetal): 1 rama de tomillo, 1 de albahaca, 1 de ajedrea, 1 de mejorana, 1 de salvia, 2 escaloños picados y 1 cebollino. Añadir sal, pimienta y nuez moscada. Filtrar la infusión de hierbas, añadir harina y mantequilla y hervir todo a fuego lento durante unos minutos. En el momento de servir, añadir zumo de limón y una pizca de estragón. Excelente para pescado hervido o al vapor.

● **Salsa de grosella:** Recoger medio kilo de grosella, lavarlo y dejarlo en infusión en agua hirviendo durante unos minutos. Quitar el agua y verter la grosella en una sartén honda junto a 1 vaso de vino rojo, azúcar de caña, piel de limón rallada, canela, sal, pimienta y una nuez de mantequilla. Dejar cocer a fuego lento, añadiendo al final un poco de miga de pan. Servir caliente para acompañar la carne, sobre todo de ave. La grosella se puede sustituir por arándano.

● **Salsa de gengibre y perejil:** En una taza pequeña, mezclar una cucharada de perejil picado, 1/4 de cucharadita de gengibre rallado, un poco de agua y 1 cucharada y media de tamari shoyu. Sirve para acompañar verduras al vapor, tofu a la plancha, mazorcas de maíz hervidas.

● **Salsa arco iris:** Machacar 160 gr de nueces, añadir la piel rallada de 2 naranjas, 1 loncha de calabaza cortada en trocitos, 2 manzanas ralladas, 3 clavos de especia, 45 gr de pan rallado y 1/2 litro de vino rojo. Dejar hervir durante 30 minutos. Pasar por el minipimer y servir fría.

● **Pesto a la genovesa:** En un mortero, machacar hasta convertir en salsa 4 dientes de ajo, 1 manojo de albahaca fresca, 2 cucharadas de piñones, una pizca de sal y 1 vaso de aceite de oliva extravirgen (que se irá añadiendo poco a poco). Al final, añadir queso parmesano rallado al gusto. Es la salsa de los muy conocidos espagueti al pesto, pero se puede añadir también en crudo a sopas de legumbres, arroz y menestras.

● **Pesto loco:** Pasar por el minipimer: 7 cucharadas de piñones, 1 puñado de salvia fresca, 5 cucharadas de aceite de oliva, sal y un poco de agua de cocción de la pasta o del cereal que queremos condimentar. En el último momento añadimos 9 cucharadas de queso parmesano rallado.

● **Salsa de menta y alcachofas:** Limpiar y cortar muy finamente 3 alcachofas y cocerlas en una olla junto a 1 taza de caldo vegetal y 2 dientes de ajo machacados. Una vez cocidos, pasar por el minipimer, añadiendo unas hojas de menta, perejil y 5 cucharadas de aceite de oliva. También sirve para aliñar pasta y cereales integrales.

● **Salsa al curry y mejorana:** Pelar una manzana y cortarla en trocitos que dejaremos sofreír junto con una cebolla picada en una sartén con un poco de aceite y de mantequilla. Guardar. En 1 cucharada de aceite de oliva y 30 gr de mantequilla, sofreír 2 cucharadas de harina de cebada, 2 cucharadas de harina de trigo integral y 1 cucharadita de curry (o más, al gusto). Ir añadiendo 1/4 litro de caldo vegetal y sal, mezclando sin parar. Incorporar entonces el sofrito de manzana, dejando cocer todo durante 25 minutos, a fuego lento. Quitar del fuego y añadir 1/4 de nata líquida y 1 cucharada de mejorana picada.

● **Mayonesa con albahaca:** Preparar una mayonesa como de costumbre (más fácil con el minipimer) y echar 1 cucharada de perejil, una de albahaca y dos dientes de ajo. Volver a pasar todo por el minipimer y servir como aperitivo, junto con aceitunas y pan moreno o como acompañamiento de pescado.

● **Salsa negrita:** En un bol, mezclar 2 cucharadas de perejil picado, 1 cebolla dulce picada, 2 hojas de menta, 2 hojas de melisa (trituradas) la yema de 1 huevo duro desmenuzada, 1 cucharada de mostaza blanca, el zumo de 2 limones mezclado con 1/2 vaso de aceite de oliva, 2 cucharadas de yogur y 1-2 cucharadas de agua. Mezclar bien de forma que los ingredientes formen una salsa y usarla para acompañar todo tipo de ensaladas.

● **Pinzimonio:** Es un clásico aperitivo italiano que tiene como base aceite de oliva, zumo de limón y sal. Estos tres ingredientes se deben mezclar bien durante unos minutos (personalmente añado también tamari) y se le añaden luego unas hierbas que pueden diferir según el momento. Veamos algunos ejemplos:

1 – aceite, ajo, zumo de tomate, orégano, pimiento rojo;

2 – aceite, ajo, mostaza, romero, limón y sal;

3 – aceite, perejil, ajo, menta, ajedrea, limón, tamari y sal.

El compuesto debe resultar una salsa bastante líquida. Se sirve en copitas individuales, poniendo en el centro de la mesa un plato con verduras frescas, limpias, enteras o cortadas en trozos grandes. Las verduras más típicas en el pinzimonio son: zanahorias, apio, nabos, rabanitos, cebollinos, brécol, coliflor, tomates...

● **Mantequilla a la salvia:** Limpiar y secar 30 gr de hojas de salvia, picarla finamente y mezclarla con 100 gr de mantequilla, amalgamando bien los ingredientes hasta que el compuesto resulte liso y cremoso. Salar y guardar en la nevera hasta el momento de utilizarla. Tendréis una exquisita mantequilla aromatizada, para servir con pan integral tostado o para condimentar pastas y arroces.

● **Salsa tzaziki:** Triturar en el minipimer media cebolla, 2 dientes de ajo, un puñado de perejil y algunas hojas de menta junto a 700 gr de yogur. Añadir 1 pepino cortado en trocitos muy pequeños y sal. Servir fresca.

● **Salsa de romero:** Lavar y triturar las hojas de 5 ramitas de romero. Sofreír en una olla 1 cucharada de harina en 35 gr de mantequilla y 1 cucharada y media de aceite de oliva. Añadir el romero y 1 cucharadita de paprika, manteniendo el fuego muy lento. Añadir luego 12 nueces finamente trituradas, 4 cucharadas de agua y una pizca de sal, dejando cocer durante 12-14 minutos más. Apagar y, cuando la salsa esté tibia, añadir 1 cucharada de nata líquida. Sirve para acompañar pastas y cereales.

● **Salsa de gengibre-kozou para verduras al vapor:** Hervir al vapor verduras a placer (pueden ser brécoles, coliflor, coles de Bruselas, judías verdes...) hasta que estén cocidas pero al dente. Retirar dos tazas del agua de cocción, dejarla enfriar y diluir en ella una cucharada de kozou. Verter el compuesto en un cazo pequeño junto a una cucharada de vinagre de arroz, media cucharadita de gengibre rallado y tamari shoyu al gusto.

Otros platos

Muchas de las recetas que siguen forman parte de la tradición culinaria de mi tierra natal, la Toscana del norte, tierra de los etruscos. Siendo el clima italiano muy parecido al español, así como los alimentos que de él derivan, he integrado muchas de estas recetas tradicionales en las clases de macrobiótica y cocina natural que imparto regularmente en Formentera. La mayoría de ellas no han necesitado muchos cambios, ya que la base alimentaria de esta región italiana han sido hierbas y verduras silvestres junto a la espelta y al trigo; algunas, en cambio, las he presentado en una versión más aceptable por una dieta naturista. Cuando en las clases presento un plato que contiene productos lácteos, preparo también un plato alternativo donde los lácteos son sustituidos por leche de soja y tofu. El fin es de obtener un plato delicioso pero ligero, adaptado a los que siguen un régimen más estricto.

He intentado aislar en este libro, no específico de cocina, recetas fáciles y rápidas que constituyan más que todo ejemplos de cómo podemos integrar las hierbas en nuestra alimentación. No hay prácticamente recetas definidas como de *gourmet*; para seguir la línea del libro, he preferido elegir platos sanos y muchos de ellos aplicables a dietas y regímenes curativos o depurativos.

Entrantes

● **Ensalada de diente de león:** Tostar trocitos pequeños de pan moreno del día anterior. Restregarlos con ajo y unirlos al diente de león ya limpio y dispuesto en un plato. Añadir daditos de queso fresco de cabra. Aliñar.

● **Ensalada a las finas hierbas:** Preparar una ensalada con lechuga, berro, rucola, tomates y poca cebolla. Verter por encima una salsa preparada pasando por el minipimer yogur natural, un diente de ajo, aceite de oliva, sal y abundante eneldo fresco. Decorar con flores de capuchina.

● **Ensalada griega:** Preparar una ensalada con tomates bien maduros, cebollas, lechuga y pepinos. Añadir queso feta cortado en daditos, ajo finamente picado, aceite extravirgen de oliva, aceitunas negras, sal y abundante orégano.

● **Ensalada de primavera:** Lavar las hojas de lechuga y colocarlas en un plato. Añadir rabanitos cortados en lonchas finas y hojas y flores de borraja. Condimentar con aceite, sal y hojas de menta. Adornar con flores de capuchina.

● **Ensalada oriental:** Rallar un nabo grande, salarlo y apartarlo. Calentar en una sartén 2 cucharadas de aceite de sésamo y sofreír el nabo, secándolo después con papel de cocina y dejándolo enfriar. Sofreír en el mismo aceite 125 gr de champiñones cortados en rodajas finas, hasta que estén blandos; si es necesario, añadir más aceite. Secarlos también con papel de cocina. Repetir el mismo proceso con 3 gambos de apio cortados en trocitos. Mezclar las verduras fritas con 3 puerros crudos cortados muy finos y 1 zanahoria rallada. Preparar una salsa con 3 cucharadas de tamari shoyu, 1 cucharada de azúcar de caña, 1 cucharada de vinagre de arroz, 1/4 de cucharadita de pimienta negra, 2 cucharadas de sésamo tostado y 1 cucharadita de gengibre en polvo.

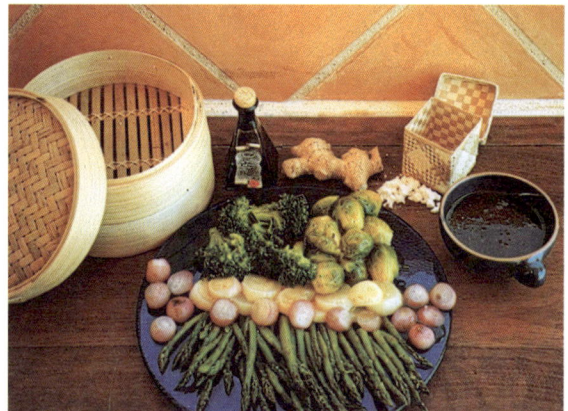
Verduras al vapor con salsa de gengibre

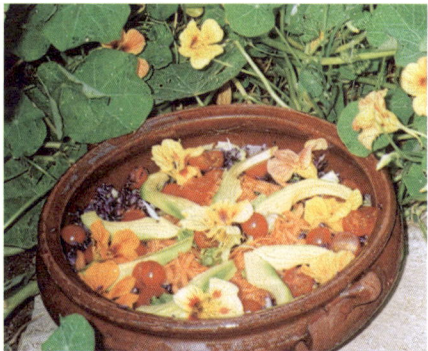
Ensalada de capuchina

● **Ensalada de aloe:** Se corta un cuarto de col roja en rodajas muy finas, se añade un pepino en rodajas finas, un puñado de nueces picadas y un puñadito de pasas. Se adereza con aceite de oliva extravirgen, media cucharadita de mostaza, 1 cucharada de aceite aromatizado (ver recetas) y un trozo de aloe de 4x4 cm picado muy fino.

● **Hierbas silvestres con germinados:** Preparar una ensalada con hojas tiernas de diente de león, sumidades de ortigas, llantén, berro, perifollo, apio salvaje y perejil. Añadir germinados a placer; pueden ser de trigo, de lentejas, de guisantes, de azukis o de alfalfa, y adornar con flores de diente de león y de malva. Condimentar con aceite de oliva, tamari, zumo de umeboshi y alcaparras. Es un plato altamente depurativo, especialmente indicado en las curas de primavera para descongestionar el hígado.

● **Pomelo caliente a las especias:** Encender el grill del horno. Mezclar la pulpa de 2 pomelos cortados por la mitad con 50 gr de azúcar moreno, 1/4 de cucharadita de especias ralladas (pimienta, o bien mezcla de canela, clavo de especia y nuez moscada), 1 cucharada de mantequilla y 1 cucharadita de ron. Llenar con el compuesto las mitades de pomelos y mantenerlos bajo el grill del horno durante 6-8 minutos, hasta que la parte superior empiece a burbujear. Servir caliente.

● **Tofu a las hierbas aromáticas:** Dejar macerar durante media hora 400 gr de tofu en una mezcla preparada con 2 cucharadas de tamari, 1 cucharada de miso (previamente diluido en poca agua tibia), 1 cucharada de aceite de oliva, 1 cucharada de zumo de limón, 2 dientes de ajo picados y 1 cucharada de hierbas aromáticas (perejil, albahaca, cebollino, ajedrea) picadas. Saltear entonces el tofu por ambos lados en una sartén con poco aceite de oliva, rociándolo con un poco del líquido de la maceración.

● **Tofu en pinzimonio con gengibre:** Hervir 300 gr de tofu durante 5 minutos. Cortarlo en cubitos de un par de centímetros de lado. Con la ayuda de una gasa, extraer el zumo de 1 cucharada de gengibre recién rallado. Cortar muy finamente 1 cebollino, mezclarlo con el zumo de gengibre, 1 cucharada de tamari, 1 cucharadita rasa de tomillo y 2 cucharadas del agua de cocción del tofu. Utilizar esta salsa para sumergir en ella los cubitos de tofu.

● **Calabaza marinada:** Cortar en daditos 1/2 kg de calabaza amarilla dulce. Pasarla por harina integral y freirla en aceite de sésamo. Hervir durante unos minutos en un poco de agua 2 cucharadas de tamari y 1 cucharada de vinagre de arroz. Apagar el fuego, añadir 2 hojas de laurel o unas hojas de romero y media cucharadita de gengibre rallado. Disponer la calabaza en un tarro de cristal con cierre hermético, cubrir con el líquido, cerrar y dejar marinar durante 1 día. Conservar en la nevera.

● **Tomates rellenos:** Vaciar los tomates, salarlos y llenarlos con queso de cabra de rulo previamente mezclado con un picado finísimo de cebollino y orégano. Colocarlos en un plato sobre hojas de lechuga y cubrirlos con una salsa verde a base de aceite de oliva extravirgen, tamari, ajo y menta.

● **Queso tierno al tomillo:** Cortar en daditos un queso tierno y fresco, mejor aún si es de cabra. Disponerlo por capas en un bol y entre capa y capa verter aceite de oliva de buenísima calidad y hojitas de tomillo. El queso, para conservarse, debe estar cubierto de aceite. Esperar unas horas antes de consumirlo. Ideal para las fiestas. Esta receta se puede preparar sustituyendo el queso por tofu. El aceite de oliva utilizado se puede aprovechar luego para aliñar ensaladas.

● **Zanahorias en salsa blanca con menta:** Rallar unas cuantas zanahorias y condimentarlas con aceite, zumo de limón y sal. Mezclar y dejar descansar unos minutos. Preparar una salsa mezclando yogur con perejil y menta picados, y verterla sobre las zanahorias. Servir este plato fresco.

Queso tierno al tomillo

Platos varios

● **Pan cocido:** En una olla, llevar a hervor 1 litro de agua con sal marina, 1 cucharada de aceite de oliva, 2 pizcas de orégano, 1 cucharada de salsa de soja (tamari shoyu) y 2 dientes de ajo. Cocer durante 5 minutos, añadir 8 rebanadas de pan integral viejo y cocer durante 3 minutos más. Es un plato tradicional de la cocina pobre genovesa, muy rápido e ideal para las noches de invierno; el orégano, relajante y calmante, prepara para un buen sueño.

● **Focaccia a la salvia:** Mezclar 1 cucharada de levadura de cerveza en una taza de agua tibia con media cucharadita de azúcar y verter la mezcla en un bol junto a 400 gr de harina de trigo integral, 1 cucharadita de sal, 1 cucharada de aceite de oliva y 3 cucharadas de salvia picada. Añadir más agua tibia, si es necesario, para trabajar la masa. Formar una pelota de consistencia suave, que no se pegue a las manos. Amasar durante 10 minutos y dejar que suba la masa, extendiéndola con un espesor de un dedo en horizontal sobre una placa de horno previamente engrasada con aceite de oliva. Cubrir con un paño de algodón y ponerla en un lugar suficientemente caliente. Al cabo de una hora, la masa habrá alcanzado el doble de su espesor. Con los dedos se harán unos agujeros hondos en toda la superficie de la masa y se rociará de aceite de oliva y granitos de sal marina gruesa. Cuando está caliente se puede introducir en el horno la focaccia, dejándola cocer a calor moderado durante 50 minutos más o menos.

● **Focaccia al romero:** La masa se prepara como en la receta anterior. Se practican los agujeros a lo largo de la masa extendida y se cubre toda la focaccia con los siguientes ingredientes: 3 cebollas grandes —cortadas y sofritas anteriormente en mantequilla y aceite—, aceite de oliva extravirgen, hojitas de romero fresco y aceitunas negras. La cocción se realiza como en la receta anterior.

● **Cuadraditos de polenta a la salvia:** Si sobra polenta ya preparada del día anterior, podéis reciclarla. Se corta en cuadraditos que se pasan por la sartén con abundante mantequilla y hojas de salvia. Cuando están bien dorados, se espolvorean con queso parmesano rallado y se sirven como aperitivo.

● **Algas dulse a la salvia:** Lavar 1 puñado de algas dulse y dejarlas en remojo en una taza de agua fría durante 10 minutos. Sofreír en un poco de aceite de oliva 2 cebollas finamente cortadas, hasta que estén transparen-

Foccacia de romero

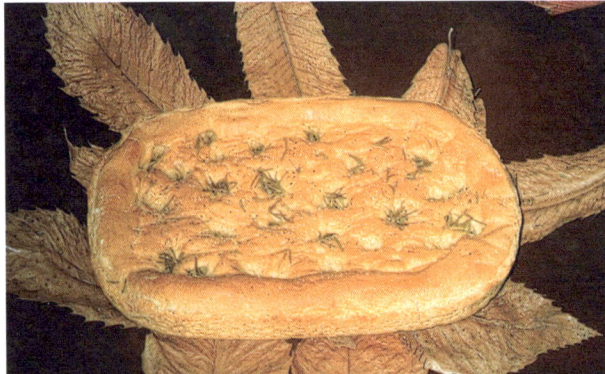

tes. Añadir 2 dientes de ajo machacados y, después de unos minutos, las algas con su agua de remojo y 3 hojas de salvia. Cocer a fuego moderado durante 5 minutos hasta que el agua se haya más o menos consumido. Quitar del fuego, condimentar con tamari shoyu y zumo de limón y servir.

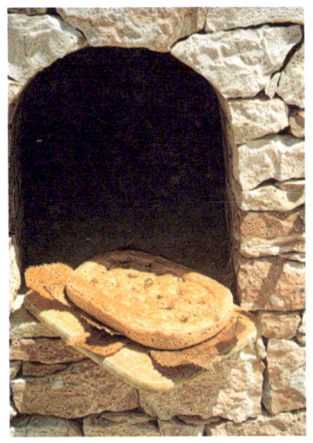

● **Raviolis a la salvia:** En las tiendas de alimentación natural se pueden encontrar raviolis ya preparados de buena calidad, por lo cual no me entretengo en la receta base, que es larga y dificultosa, sino en la salsa de acompañamiento. Mientras los raviolis están cociéndose en agua y sal, poner al fuego una sartén con mantequilla y hojitas de salvia (2-3 hojas por persona) trituradas y rehogar hasta que la mantequilla esté completamente derretida. Verter inmediatamente sobre los raviolis calientes, añadiendo por encima queso parmesano rallado. Los platos deberían calentarse antes de servir los raviolis.

● **Tarta salada de hierbas:** En un bol, preparar una masa sencilla con 1 taza grande de harina integral, 2 cucharadas de aceite de oliva, sal y agua tibia suficiente para formar una pelota que no se pegue a las manos. Amasar durante unos minutos y, con un rodillo de madera, formar una base muy fina (no contiene levadura, por lo cual la masa debe ser sutil) que extenderemos sobre una placa de horno untada con mantequilla. Aparte prepararemos un relleno compuesto de: 2 tazas de acelgas hervidas, 1 taza de borrajas (previamente hervidas y troceadas), 2 puerros cortados finamente y rehogados en mantequilla, 2 patatas crudas cortadas en lonchas finas, 3-4 cucharadas de aceite de oliva, 2 huevos, 1 taza de queso parmesano rallado, 1 taza de requesón, 1 taza de cereal integral ya cocinado, sobrante de las comidas anteriores (arroz, espelta, cebada, etc.), un poquito de mejorana, sal marina y 2-3 hojitas de albahaca. Mezclarlo todo, verter el relleno sobre la masa y cubrir con la masa restante

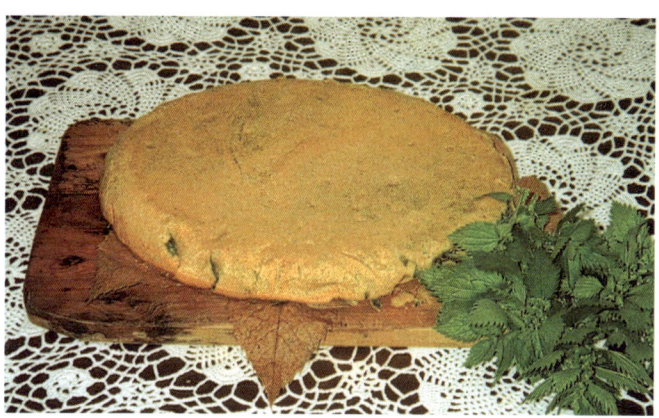

Empanada de ortigas y diente de león

también extendida. Mojar con agua la superficie para que no se seque e introducirla en el horno, previamente calentado a 170° (encendiendo solamente la parte de abajo). Dejar cocer durante una hora más o menos, hasta que la superficie esté bien dorada.

● **Empanada de ortigas y diente de león:** Hervir en poca agua 500 gr de acelgas y 500 gr entre ortigas, diente de león y lúpulo (este último no es imprescindible, se puede sustituir por borraja). Una vez hervidas, quitar el agua a las hierbas y mezclarlas con aceite de oliva, nuez moscada, sal, pimienta y 300 gr entre requesón y queso rallado. Preparar una masa con harina, sal y aceite y disponerla en una fuente. Verter el relleno y antes de cerrar la empanada echar por encima 3 huevos crudos. Agujerear la superficie y cocer a horno medio hasta que esté dorada.

● **Guiso de lentejas con ajedrea:** Cocer durante hora y media 200 gr de lentejas en medio litro de caldo vegetal, usando una olla de barro con tapadera. En los últimos minutos de cocción añadir 2-3 hojas de laurel y de ajedrea y una pizca de gengibre rallado.

Salar, añadir 20 gr de harina y 500 gr de germinados de avena. Cocinar unos minutos más a fuego moderado. Servir con ajo picado y aceite de oliva crudo.

● **Habas con ajedrea:** Las habas se prestan en particular a ser aromatizadas por la ajedrea. Si son tiernas, dejarlas cocer con su piel en agua junto a una rama de ajedrea. Guardar el agua de cocción porque se puede utilizar para preparar una sopa perfumada y afrodisíaca. Las habas, en cambio, se pueden servir como acompañamiento de otro plato, sofreirlas, o simplemente condimentarlas con tamari, aceite de oliva y limón.

● **Cebada con ortigas:** Cocinar la cebada en olla a presión después de haberla tenido en remojo durante 12 horas. Aparte, saltear en aceite de oliva 2 cebollas cortadas en rodajas muy finas y después de unos minutos de cocción añadir 200 gr de ortigas tiernas. Unir las ortigas y dos cucharadas de tamari a la cebada y cocer todo junto durante 20 minutos. Dejar reposar una decena de minutos antes de servir. Es un plato que podemos definir como curativo, ideal en primavera. La cebada es el cereal del hígado, lo descongestiona mientras que la ortiga lo depura.

● **Tempura de borraja:** Recoger una cuantas hojas de borraja, lavarlas y secarlas. Mezclar en un bol harina integral de trigo con agua y un poco de sal marina hasta conseguir un compuesto semilíquido. Empapar las hojas de borraja (una por una) en la pasta y freírlas en abundante aceite de oliva caliente. Para preparar un plato exquisito, freír también unas cuantas flores de calabacín, previamente lavadas y pasadas por el mismo compuesto. Una vez cocidas, rociarlas con tamari shoyu.

● **Tempura de hierbas silvestres:** En un bol, picar finamente las hierbas silvestre que encontremos en nuestro jardín: acelgas, borraja, un manojo de rucola, unas hojitas de menta, un poco de ajedrea o bien de orégano. Añadir sal marina, harina de trigo, harina de garbanzos, semillas de girasol o de sésamo y agua hasta obtener un compuesto que se pueda coger a cucharadas para freír en abundante aceite de oliva. Rociar con una salsa preparada con tamari shoyu, gengibre rallado y un poco de agua.

● **Tortilla de ortigas:** Lavar 500 gr de ortigas frescas y tiernas (las sumidades) y saltearlas unos minutos en una sartén con un poco de aceite de oliva. Salar y seguir mezclando para que no se quemen. Al mismo tiempo, batir 4 huevos y añadir 2 cucharadas de queso parmesano rallado y 2 cucharadas de nata líquida. Cuando las ortigas estén bastante tiernas, verter los huevos en la misma sartén y preparar la tortilla.

● **Huevos especiados:** Cortar por la mitad longitudinal 4 huevos duros. En una sartén con un poco de aceite de oliva, sofreír 1 cebolla cortada finamente hasta que quede suave y trasparente. Apartarla del fuego y añadirle un picadillo preparado con 1 cebolla, 2 dientes de ajo, sal marina, 1 cucharadita de gengibre rallado, 1 de coriandro en polvo, 1 de comino picado, 1 de curry y 1 de pimentón. Unir a todos estos componentes 250 gr de tomates maduros y cocer la salsa tapada hasta que esté densa. Añadir entonces los huevos duros y seguir la cocción durante 3 minutos más antes de servir. Acompañar con pan moreno integral tostado.

● **Huevos a la salvia:** Lavar 30 gr de alcaparras y preparar con ellas un picadillo con 3 dientes de ajo, 30 gr de pan mojado en zumo de limón, 2 hojas de salvia y sal. Pasar por la batidora si es necesario y verter la salsa en un plato. Preparar 4 huevos duros y, después de haberlos dejado enfriar, cortarlos en lonchas finas y disponerlos sobre la salsa, espolvoreando salvia fresca picada.

● **Pastel de berenjenas y albahaca:** Cortar 2 berenjenas en lonchas y rociarlas con sal marina, dejándolas reposar una hora antes de utilizarlas.

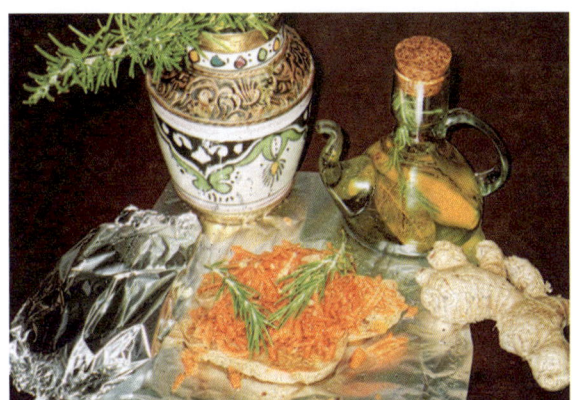

Seitán en papillote con romero

En una fuente, disponer unas cucharadas de salsa de tomate casera o bien de tomate biológico en bote de cristal que se vende en las tiendas de alimentación natural (es menos ácido que el tomate natural); disponer una capa de berenjenas, cubrirla con mozzarella en lonchas, 1 cucharada de alcaparras, 1 pizca de orégano o de tomillo, unas cucharadas de queso parmesano rallado, abundante albahaca fresca triturada, 2 cucharadas de aceite de oliva, 1 diente de ajo picado y, por último, la salsa de tomate. Formar una o dos capas más. Para la receta entera se necesita un bote grande de tomate (500 gr), que se pasará por la batidora antes de utilizarlo. Eventualmente, añadir agua, ya que al final el pastel debe resultar jugoso.

● **Berenjenas especiadas:** Se trata de una receta típica árabe. Cortar en trocitos 4 berenjenas y salarlas. Después de 20 minutos, lavarlas y secarlas con papel de cocina. En un wok, sofreír en 4 cucharadas de aceite de oliva 2 cebollas cortadas muy finas y 1 diente de ajo picado, hasta que las cebollas estén doradas. Añadir entonces 1/4 de cucharadita de pimienta de Cayena, 1/4 de cucharadita de clavos de especia triturados en el mismo momento y 1/4 de cucharadita de comino en polvo. Cocer durante 2 minutos y agregar las berenjenas, mezclando bien hasta que estén doradas. Añadir entonces 1/2 kg de tomates maduros en trocitos, 1 cucharadita de cilantro picado, 1 cucharadita de hierbabuena fresca y 2 cucharadas de uvas pasas. Cocer a fuego lento hasta que todo el líquido se haya evaporado. Añadir por último 2 cucharadas de perejil picado. Se puede servir caliente o frío.

● **Seitán en papillote con romero:** Con papel de cocina de aluminio, confeccionar unos cuadrados de 15 cm de lado. Cortar el seitán en lonchas de 2 cm de alto. Disponer 2 lonchas en cada cuadrado, cubrirlas con zanahoria y calabacín rallado, aliñar con aceite de oliva, ajo picado, tamari shoyu y el líquido del seitán. Cubrir con una rama de romero y formar con el aluminio un paquetito para ponerlo al horno. Dejar cocer unos 20 minutos.

● **Grillada vegetal:** En una placa de horno engrasada con aceite, disponer separando los ingredientes por clases: rebanadas de berenjenas y de calabacines, tomates bien rojos cortados por la mitad y cabezas de rovellones bien limpias. Rellenar los espacios li-

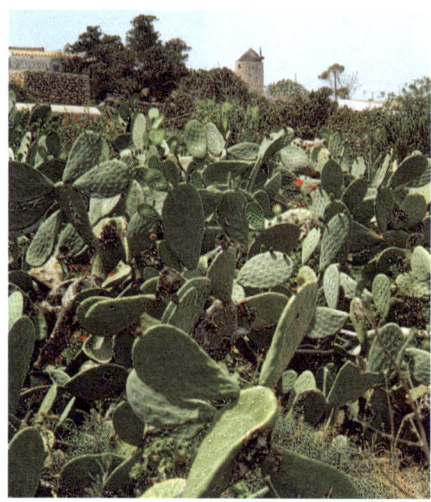

Palas de chumberas

bres con pimientos rojos cortados en tiras. Rociar todos los ingredientes con aceite de oliva en abundancia y sal. Espolvorear con ajo y perejil picados en abundancia y con orégano seco. Cocer al horno y cuando prácticamente las verduras están hechas (¡no secas!), añadir lonchas de seitán y tamari shoyu (3-4 cucharadas). Dejar cocer durante 5 minutos más y servir.

● **Palas de chumberas en nituke:** Recoger 2-3 palas de chumberas jóvenes y tiernas (las hojas más pequeñas). Lavarlas, pelarlas, cortarlas en trocitos y cocerlas unos minutos en agua, para que se pongan más tiernas. Al mismo tiempo, sofreír una cebolla en una sartén honda, añadir sal marina y después otros vegetales a placer como, por ejemplo, zanahorias, calabacines, coliflor, etc. Añadir las palas, un cuarto de cucharadita de gengibre rallado, 2 cucharadas de tamari shoyu y unas hojitas de albahaca (se puede sustituir por orégano o tomillo). Cocinar a fuego lento, evitando añadir agua, si es posible. Los ingredientes deberían cocinarse en su propio jugo. Acompañar con chapatis o con tortitas de maíz.

● **Guisantes con menta:** En el guiso de los guisantes no olvidéis echar un buen manojo de menta piperita; añadir alguna cebolla dulce picada y una nuez de mantequilla en el momento de servir.

● **Ruibarbo al gratén:** Si disponéis de ruibarbo en vuestro jardín, en el momento en que florece hervir su gran flor en agua, como si fuese una coliflor. Pasarla después por el horno, junto con salsa bechamel y queso, y gratinarlo.

● **Col roja estofada con manzanas:** Cortar una col roja y condimentarla con 1/4 de cucharadita de nuez moscada, 1/4 de cucharadita de canela, sal marina, pimienta negra y 3 cucharadas de vinagre de sidra. En una olla, fundir 25 gr de mantequilla, añadir la col, tapar y cocer durante hora y media a fuego lento, mezclando de tanto en tanto. Añadir 4 manzanas peladas y cortadas en cuartos y 1 cucharada de azúcar de caña. Cocer durante 30 minutos más. Servir caliente.

● **Zanahorias estofadas con romero:** En un poco de aceite de oliva, saltear durante unos minutos 2 cebollas cortadas muy finamente. Añadir 4 zanahorias grandes cortadas a «cerilla», 1 cucharada de semillas de sésamo,

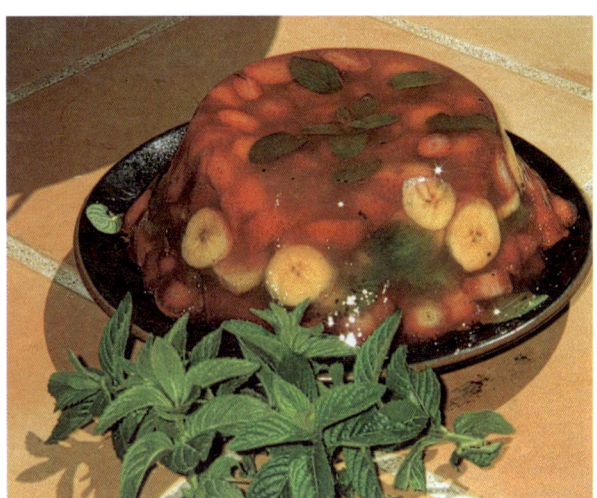

Kanten de fruta fresca con menta

una rama de romero y dos hojas de laurel. Cocer unos minutos más, mezclando. Bajar la llama, salar y dejar cocer a olla tapada durante 15 minutos. Quitar del fuego, adornar con perejil picado y servir.

● **Zanahorias con comino:** Cortar 1 kg de zanahorias en rodajas de 1/2 cm de ancho, disponerlas en una olla y cubrirlas con agua. Hervirlas hasta que estén al dente. Colarlas, guardando 1 vaso del líquido de cocción. En una olla, sofreír a fuego lento durante 10 minutos 2 dientes de ajo picados, 1/2 cucharadita de tomillo seco, 1/2 cucharadita de canela en polvo, 1/2 cucharadita de semillas de comino y 5 cucharadas de aceite de oliva. Añadir el líquido de cocción de las zanahorias, 1 hoja de laurel y dejar hervir durante 15 minutos hasta que las salsa esté densa. Añadir las zanahorias y mezclarlas con la salsa. Quitar la hoja de laurel y verter las zanahorias en un plato caliente. Esparcir 1 cucharadita de zumo de limón por encima y servir caliente.

Postres

● **Kanten de fruta fresca con menta:** En un bol de cristal, poner en el fondo unas cuantas hojas de menta piperita fresca. Formar capas de fruta fresca eligiendo colores agradables: una capa de fresas cortadas en trocitos, 1 capa de piña, 1 capa de kiwi, y volver a empezar hasta llenar el bol. Llevar a hervor 1 litro de zumo de manzana biológico con la piel de 1 limón y 1 cucharada de miel. Añadir 3 cucharadas de agar-agar en copos y dejar cocer durante 4 minutos más, hasta que el alga esté completamente disuelta.

Echar el líquido caliente en el bol por encima de la fruta cortada y dejar enfriar en la nevera hasta que la gelatina haya cuajado. Quitar el postre del molde y servir frío. Es un postre delicioso y de muy buena presencia; ideal en los calurosos días del verano, ya que tanto el agar-agar como la menta refrescan.

● **Kanten de fruta cocida con menta:** Cortar en trocitos 2 manzanas golden y 3 peras. Ponerlas en un cazo a hervir junto con 1 litro de zumo de manzana biológico, 1/2 rama de canela, 1/2 vaina de vainilla y 2 cucharadas de concentrado de manzana (de venta en tiendas de dietética). Cocer durante 15

Plum cake especiado y té moro con hierbabuena

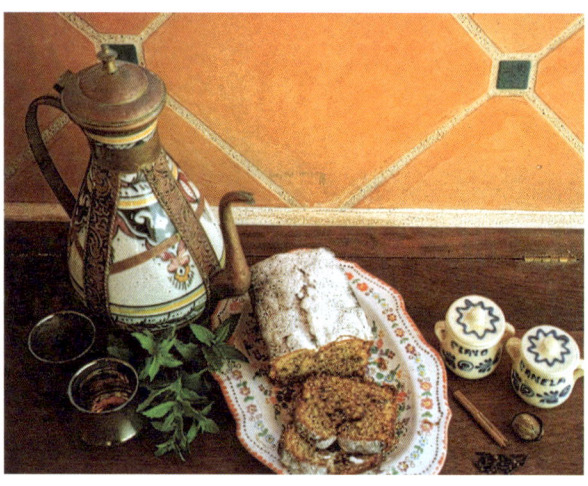

minutos, añadir 3 cucharadas de agar-agar en copos, mezclar y dejar hervir durante 5 minutos más. Apagar el fuego, echar unas cuantas hojas de menta piperita fresca y verter todo en un bol de cristal. Dejar enfriar y servir bien frío. Este postre tiene verdaderas propiedades terapéuticas; aparte de que puede ser incluido en las dietas más estrictas, es óptimo remedio en casos de estreñimiento. Lo aconsejo siempre a las mujeres embarazadas que fácilmente padecen este trastorno, y en las dietas desintoxicantes y depurativas.

● **Cake alemán especiado:** Calentar el horno a 190°. Batir 3 huevos enteros con 175 gr de azúcar moreno integral. Añadir 125 gr de almendras picadas, 300 ml de miel, la piel rallada de 1/2 limón y la de 1/2 naranja, 50 gr de fruta confitada, 1/4 de cucharadita de clavos de especia picados, 1/2 cucharadita de canela en polvo, 1/4 de cucharadita de nuez moscada rallada, 300 gr de harina y 1 cucharadita de levadura en polvo. Amalgamar bien los ingredientes y verter el compuesto en un molde de 20 cm de diámetro, engrasado previamente con mantequilla. Cocinar en el horno durante 40-45 minutos. Dejar enfriar en el molde mismo, antes de disponerlo en un plato.

● **Galletas de chocolate con canela:** Calentar el horno a 180°. Batir 225 gr de mantequilla; añadir poco a poco 125 gr de azúcar integral de caña, después 225 gr de harina ya mezclada con levadura en polvo, 50 gr de cacao en polvo y 3/4 de cucharadita de canela en polvo. Amalgamar y añadir 1 cucharadita de extracto de vainilla. Formar unas bolitas de la dimensión de una cucharada cada una, disponerlas sobre la placa del horno previamente engrasada con mantequilla y aplastarlas con un tenedor. Hornear durante 12 minutos. Dejar enfriar las galletas antes de quitarlas de la placa.

● **Galletas al gengibre:** Calentar el horno a 200°. Mezclar 75 gr de mantequilla fundida con 50 gr de azúcar moreno y 1 cucharadita de gengibre. Aparte, montar a punto de nieve bien firme las claras de 4 huevos y añadirlas a la pasta anterior, delicadamente. Con una cucharadita hacer caer unas bolitas de pasta sobre la placa del horno engrasada con mantequilla, dejando espacio entre una y otra. Aplastarlas ligeramente con el dedo. Cocer durante 3-5 minutos hasta que estén doradas. Enfriar las galletas. Montar 250 ml de nata, añadirle 1 cucharada de madeira y 2 cucharadas de gengibre; sumergir las galletas en la nata y servir.

● **Muffins de manzanas y especias:** Calentar el horno a 230°. Mezclar una pizca de sal marina con 225 gr de harina semi-integral, 2 cucharaditas de levadura en polvo, 50 gr de azúcar de caña, 1/4 de cucharadita de pimienta en polvo, 1/4 de cucharadita de nuez moscada rallada, 1/2 cucharadita de canela en polvo. Batir aparte 2 huevos enteros, añadirles 50 gr de mantequilla fundida, 150 ml de suero de leche y 1 cucharada de zumo de limón. Añadir este último compuesto al primero de harina. Empastar delicadamente y añadir 2 manzanas ralladas. Verter el compuesto en moldes para magdalenas y cocinar al horno durante 15-20 minutos. Dejar enfriar 5 minutos antes de servir. Este postre, servido aun caliente y acompañado por nata montada, es excepcional.

● **Migas de fruta al cilantro:** Calentar el horno a 180°. En una bandeja para horno, previamente engrasada con mantequilla, disponer 700 gr de manzanas peladas y cortadas en rodajas finas y 225 gr de moras silvestres. Cubrir con 2 cucharadas de azúcar de caña y 1 cucharadita de canela en polvo. En un bol, verter 225 gr de harina, 125 gr de azúcar de caña y 125 gr de mantequilla; empastar hasta que la pasta no tenga el aspecto de migas de pan. Añadir entonces 2 cucharaditas de cilantro molido (semillas). Verter este empasto sobre la fruta y hornear durante 45 minutos. Servir caliente.

● **Compota de ruibarbo y gengibre:** En una olla pequeña, disolver 225 gr de azúcar moreno en 125 ml de agua. Llevar a hervor, añadir 1kg de ruibarbo cortado en trocitos de 5 cm, 250 ml de ginebra, 1 cucharada de piel de naranja rallada, 1/4 de cucharadita de nuez moscada rallada, 1/2 cucharadita de gengibre rallado. Cocer hasta que el ruibarbo esté tierno, colarlo y disponerlo entonces en un plato. Hervir nuevamente el líquido de cocción hasta reducirlo en 1/3. Verterlo sobre el ruibarbo, mezclando cuidadosamente, esparcir por encima 1 cucharada de gengibre rallado y dejar enfriar en la nevera durante 30 minutos antes de servir.

● **Naranjas a la canela:** En un plato, disponer 4 naranjas cortadas en rodajas; esparcir por encima 2 cucharaditas de azúcar de caña, 1 cucharadita de canela en polvo y 2 cucharadas de licor aromatizado a la naranja. Poner en la nevera durante 30 minutos antes de servir.

● **Peras al horno con cardamomo:** Calentar el horno a 180°. En una bandeja para horno, previamente engrasada con mantequilla, disponer 3 peras peladas y cortadas en rodajas. Verter por encima 2 cucharadas de azúcar moreno, 125 ml de licor aromatizado a la naranja y 2 cucharaditas de cardamomo en polvo. Cocer en el horno durante 35-40 minutos, hasta que las peras estén tiernas. Dejar enfriar y servirlo a temperatura ambiente, en copas con un poco de nata montada.

● **Crema rosa:** Dejar hervir 100 gr de pétalos de rosas rojas en 1/2 litro de agua durante 10 minutos. Dejar en infusión durante 15 minutos, filtrar y añadir luego 1/2 litro de nata líquida. Endulzar con azúcar de caña. Dejar calentar todo y al primer hervor apagar el fuego. Añadir 6 yemas de huevo batidas y mezclar bien con una cuchara de madera. Verter la crema en copas de cristal y servir muy fría acompañada, si es posible, de galletas de color rosa (el jugo de remolacha es un colorante natural que proporciona tonalidades rojo-rosa).

● **Crema a las flores de azahar:** Hervir 1 litro de leche, endulzar y apagar el fuego. Diluir en la leche 6 yemas y 2 claras de huevo bien batidas; añadir 3 cucharadas de flores de azahar. Servir muy fría, preferentemente por la noche, ya que esta crema, además de ser particularmente perfumada, relaja y concilia el sueño.

● **«Amasake tangerine dream»:** En un cazo, hervir durante unos minutos una taza de amasake con una taza de zumo de manzana biológico (si se quiere más líquido se puede añadir más zumo), un trocito de canela en rama (5 cm) y media vaina de vainilla. Apagar el fuego, servir en una taza y añadir la punta de una cucharadita de gengibre rallado. Es un postre fácil y altamente nutritivo; el amasake, un tipo de arroz dulce fermentado, en Japón es alimento reservado a las mujeres que amamantan y a los niños en época de crecimiento. Se encuentra en tiendas de alimentación natural.

La presencia de la canela y, sobre todo, del gengibre hacen de este postre un alimento-medicina ideal para los que padecen trastornos circulatorios y para los que se encuentra débiles, convalecientes y bajos de energía.

● **Miel rosada:** En medio litro de agua hirviendo, echar 100 gr de pétalos de rosa roja. Dejar hervir durante 10 minutos y reposar luego 10 minutos más. Filtrar la infusión, unir 700 gr de miel pura de muy buena calidad, mezclar y guardar en tarros de cristal con cierre hermético. Podéis usarlo para endulzar las tisanas o bien para practicar gárgaras en casos de anginas, diluyéndolo en agua tibia. Restregado suavemente, con los dedos limpios, sobre las encías de los bebés en época de dentición les aporta un alivio inmediato; es una óptima alternativa a los dudosos productos químicos que persiguen este fin.

Licores y vinos

A pesar que muchas de las siguientes recetas, al haber sido confeccionadas a partir de plantas medicinales, podrían haberse incluido en las preparaciones terapéuticas señaladas anteriormente, su contenido en droga es más bajo respecto a aquellas, por lo cual más que para curar las usaremos para prevenir o bien para obtener un efecto más suave. La mayoría de ellas son placenteras al paladar, por lo cual constituyen una sorpresa agradable a reservar a los amigos en las más diversas ocasiones. Por estar preparadas a partir de elementos naturales, azúcar integral, etc., son un válido sustituto de los amaros y de los licores que se hallan en el comercio, que bien poco conservan de sus recetas originales y suelen ser puras mezclas de aromas artificiales, colorantes y azúcares. Personalmente no consumo alcohol pero he creído interesante reunir estas recetas, muchas de ellas tradicionales y conocidas actualmente en una versión industrial que nada conserva de los ingredientes originales. Leer atentamente en el capítulo 1 las advertencias sobre el uso del alcohol y la manera de rebajarlo cuando se precisa.

● **Licor de menta:** En 600 gr de alcohol de 60°, verter 50 hojas de menta secas y dejarlas macerar durante 1 semana. Preparar un jarabe hirviendo en 165 gr de agua, 335 gr de azúcar y añadirlo, una vez frío, a la maceración anterior. Filtrar y guardar en botellas. Diluido con agua y hielo, proporciona en el verano una bebida refrescante y digestiva.

● **Licor de nueces:** En un tarro de cristal, poner a macerar 500 gr de nueces verdes tiernas en 500 gr de alcohol de 60° y 500 gr de agua. Dejar el tarro al sol durante 45 días y transcurrido este tiempo añadir a la maceración 4 gr de canela en rama, 20 gr de pétalos de rosa roja desecados, 10 gr de semillas de hinojo y 4 gr de clavo de especia. Dejar reposar el licor a la sombra durante 5 días más. Filtrar.

● **Licor de rosas:** Anotar el peso de un tarro de cristal y verter en él capas de pétalos de rosas rojas y perfumadas, que no estén todavía abiertas del todo. Formar capas y entre un estrato y otro verter un abundante puñado de azúcar moreno. Tapar el recipiente y dejarlo al sol durante 10 días. Pesar de nuevo el tarro lleno y añadir el equivalente del peso del contenido en alcohol de 80°. Después de 3 días, filtrar con papel de filtro y guardar en una botella. Volver a poner en el tarro los pétalos utilizados anteriormente, cubrirlos apenas con alcohol de 80° y filtrar al cabo de 2 días. Añadir este líquido a la precedente preparación. Este licor se conserva mucho tiempo y constituye una auténtica receta de hadas.

● **Elixir de rosas:** Elegir 15 gr de rosas muy perfumadas y trabajarlas en un mortero junto con 3-4 cucharadas de azúcar, hasta obtener una pasta. Añadir 400 gr de alcohol de 95° y dejar macerar el compuesto durante 10 días en un tarro cerrado herméticamente, agitándolo cada día. Añadir entonces azúcar (en total usaremos 350 gr de azúcar) y 350 gr de agua. Dejar macerar 1 semana, agitando de vez en cuando, filtrar y embotellar. Esperar un mínimo de dos meses antes de consumirlo.

● **Ratafía de rosas:** Preparar una infusión con 150 gr de pétalos de rosas, frescos y muy perfumados, en 350 gr de agua hirviendo. Dejar reposar 1-2 días, filtrar y añadir 350 gr de alcohol de 95°, 250 gr de azúcar moreno, 1 gr de corteza de canela y 1 gr de coriandro. Esperar 12 días y volver a filtrar hasta que la ratafía se vuelva límpida. Guardar en una botella de cristal y servir como tónico.

● **Licor de tilo para pastelería:** En medio litro de alcohol de 60° mezclado con 1 litro de agua destilada, dejar macerar durante 10 días: 40 gr de flores de tilo, 10 gr de té, 2 gr de raíz de gladiolo, 2 gr de vainilla, 1 gr de nuez moscada, 10 gr de pieles frescas de membrillo. Agitar cada día. Filtrar y dejar descansar 3 meses antes de utilizar.

● **Tintura de vainilla:** En medio litro de alcohol de 90°, dejar macerar durante 15 días 15 gr de vainilla natural en rama. Filtrar. Utilizar para perfumar tartas y pasteles en sustitución de la vainilina química comercial.

● **Curaçao:** Cortar en trocitos 25 gr de piel de naranja (solamente la parte anaranjada) y dejarla macerar en 350 gr de agua caliente durante 1 día. Filtrar y guardar el líquido en un recipiente cerrado. La piel se deja macerar junto a 1 gr de corteza de canela y 1 clavo de especia en 400 gr de alcohol de 95° durante 15 días, agitando cada día. Preparar entonces un jarabe con 280 gr de azúcar y el agua de infusión de las pieles de naranja y añadirlo a la maceración. Dejar descansar 1 día, filtrar y embotellar. Servir después de algunos meses.

● **Licor de Marco Polo:** Durante 15 días, dejar macerar en 350 gr de alcohol de 95° los siguientes ingredientes previamente triturados en un mortero: 3 gr de anís estrellado, 1/3 de vaina de vainilla y 10 gr de karkadé. Añadir 400 gr de azúcar disuelto al baño maría en 350 gr de agua y mezclar. Dejar descansar 1 día más, filtrar y embotellar. Consumido después de las comidas, ayuda a hacer la digestión.

● **Elixir inglés:** En un tarro cerrado herméticamente, dejar macerar durante 10 días: 5 gr de hojas de menta, 3 gr de hojas de melisa, 1,5 gr de coriandro, 1,5 gr de corteza de canela, 1,5 gr de nuez moscada, la piel de un limón y 350 gr de alcohol de 95°. Agitar dos veces por día. Añadir 400 gr de azúcar disuelto en 350 gr de agua y dejar reposar durante 5 días más. Filtrar y embotellar. Consumir después de unos meses.

● **Amaro alemán:** En 350 gr de alcohol de 95°, dejar macerar durante 15 días 5 gr de valeriana, 5 gr de ajenjo, 10 gr de menta, 5 gr de gengibre y 5 gr de centáurea. Mezclar y filtrar. Verter 300 gr de agua caliente sobre la piel de una naranja amarga y dejarla en infusión durante 8 horas, luego filtrar y añadir 350 gr de azúcar, calentando todo para obtener un jarabe. Una vez frío, añadirlo a la maceración alcohólica ya filtrada. Esperar un día y embotellar, dejándolo descansar 3 meses antes de consumirlo. Es un óptimo aperitivo y digestivo.

● **Licor ruso:** En un mortero, machacar 2 gr de corteza de canela, 2,5 gr de angélica, 2 gr de anís estrellado, 1 gr de clavos de especia, 1 gr de raíz de genciana, 1 gr de cálamo aromático y luego dejar macerar el compuesto en un tarro cerrado herméticamente, durante 1 semana, en 100 gr de alcohol de 95° y 100 gr de agua. Añadir entonces 220 gr de alcohol, 1/2 vaso de vino rojo y un jarabe obtenido calentando 350 gr de azúcar en 350 gr de agua. Embotellar y consumir después de 6 meses.

● **Licor de anís:** Macerar durante 6 semanas 40 gr de semillas de anís machacadas, 1gr de canela y 500 gr de azúcar moreno en 1 litro de orujo. Filtrar. 1 copita después de comer.

● **Licor de manzanas:** En un cazo pequeño, preparar un jarabe con 300 gr de azúcar y 500 gr de agua. En cuanto el jarabe esté frío, verterlo en un tarro con cierre hermético junto a 130 gr de semillas de manzana y 500 gr de alcohol de 95°. Dejar reposar durante 2 meses, agitándolo de vez en cuando. Filtrar, embotellar y utilizar como digestivo.

● **Ratafía de naranja:** Durante 5 días, dejar macerar en 200 gr de alcohol 50 gr de pétalos de naranja frescos, mezclándolo dos veces cada día. Filtrar y añadir 300 gr de azúcar previamente disuelto en 400 gr de agua (al baño maría) y 150 gr de alcohol. Dejar reposar 1 día y filtrar. Es un óptimo licor perfumado, ideal para tomar por la noche, como relajante suave.

● **Nocino («nuecito»):** Licor típico de la tradición italiana, el *nocino* debería pepararse con nueces pequeñas y verdes recogidas la noche de San Juan. Cortar en 4 partes 19 nueces y ponerlas en un tarro con 350 gr de alcohol de 95°. El día después añadir 4 clavos de especia, 2 gr de corteza de canela y la piel de 3 limones (solamente la parte amarilla). Cerrar y dejar en maceración hasta el día 3 de agosto, agitando 3 veces al día. Filtrar y añadir 500 gr de azúcar previamente disuelto en 300 gr de agua al baño maría. Dejar enfriar y embotellar. Esperar 3 meses antes de consumirlo como digestivo.

● **Elixir al café:** En un tarro de cierre hermético, dejar macerar durante 3-4 días 2 vainas de vainilla en 250 gr de alcohol de 95°. El cuarto día, preparar una infusión de café con 100 gr de café en 400 gr de agua e ir disolviendo en ella poco a poco 500 gr de azúcar. Filtrar el macerado y añadir la infusión de café. Dejar reposar 1 día, filtrar y embotellar. Consumir en dosis pequeñas como tónico. No es aconsejable para las personas nerviosas.

● **Lemoncito:** En un tarro de cierre hermético, dejar macerar durante 15 días la piel de un limón (solamente la parte amarilla) y 16 hojas de limonero en 1/2 litro de alcohol de 95°. Mantener en lugar oscuro, agitándolo cada día. Transcurrido este tiempo, añadir 1/2 litro de agua mezclada con el zumo de un limón y 400 gr de azúcar. Dejar reposar durante un día. Filtrar y embotellar. Después de 1 mes se puede consumir como digestivo después de las comidas o bien frío, como licor refrescante.

● **Ambrosía:** En un mortero, machacar 3 gr de coriandro, 1 gr de anís estrellado, 3 clavos de especia y 1/2 gr de semillas de angélica. Verter las especias en un tarro de cristal y dejarlas macerar en 250 gr de alcohol de 70°, mezclando 2 veces al día, durante 10 días.

Abrir el tarro y añadir 400 gr de vino blanco seco y viejo. Cerrar y dejar macerar 10 días más. Volver a abrir el tarro, añadir 400 gr de azúcar, mezclar y cerrar, dejando reposar durante 5 días más. Filtrar y embotellar.

● **Quina:** En un tarro de cierre hermético, dejar macerar durante 2 semanas 40 gr de corteza de quina y 4 gr de piel de naranja amarga (solamente la parte anaranjada) en 150 gr de alcohol de 95° y 50 gr de agua. Filtrar, pasar el líquido a un tarro más grande, añadir 350 gr de alcohol y un jarabe preparado calentando al baño maría 500 gr de azúcar en 450 gr de agua. Mezclar, cerrar el tarro y dejar descansar durante 15 días más. Volver a filtrar y embotellar sellando con lacre. Consumir después de 3 meses.

● **Milhojas:** En un mortero, machacar 1 gr de flores de lavanda, 1 gr de flores de tomillo, 1 gr de menta piperita, 1 gr de cardamomo, 1 gr de clavos de especia, 1 gr de mejorana, 1 gr de vainilla, 1 gr de nuez moscada y 1 gr de coriandro. Dejarlo macerar en un tarro de cristal junto a 180 gr de alcohol de 95° durante 10 días, agitando 2 veces al día. Filtrar hasta que el líquido se vuelva transparente y añadir una mezcla de 500 gr de azúcar y 500 gr de agua hasta conseguir una amalgama perfecta. Embotellar y sellar con lacre. Consumir después de 6 meses.

● **Cassis:** Dejar macerar en 1 litro de orujo 300 gr de bayas de grosella negra durante 30 días junto con 1/2 rama de canela, 250 gr de azúcar de caña y 3 clavos de especia. Agitar cada día. Antes de filtrar, machacar bien la grosella con una cuchara de madera y exprimirlo todo a través de un lienzo de lino. Guardar en botellas.

● **Licor de ajenjo:** En un mortero, machacar 10 gr de ajenjo, 3,5 gr de menta piperita, 45 gr de anís, 40 gr de hinojo, 15 gr de coriandro y poner la mezcla a macerar en 400 gr de alcohol de 95° durante 10 días. Añadir entonces 300 gr de azúcar y 400 gr de agua, dejar reposar 1 día, filtrar y embotellar. Después de 6 meses el licor estará listo para ser consumido como aperitivo o como digestivo.

● **Licor de hinojo:** En un mortero, machacar 10 gr de semillas de hinojo, 10 gr de semillas de anís, 10 gr de comino y 10 gr de coriandro, dejando macerar luego la mezcla en 120 gr de alcohol de 95° durante 20 días. Agitar 2 veces por día. Después de haber filtrado la maceración, añadir 1 litro de vino blanco seco en el cual se habrán disuelto anteriormente 50 gr de azúcar. Dejar reposar 1/2 día y filtrar. Se tomará después de las comidas media copita, como carminativo, digestivo y diurético. Consumir frío.

● **Licor de albahaca:** En un tarro de cierre hermético, dejar macerar durante 30 días 30 hojas tiernas de albahaca y una hoja grande de aloe cortada en trocitos, en 100 cc de alcohol de 96°. El alcohol debe cubrir las plantas. Transcurrido este tiempo, calentar 1 litro de orujo y disolver en él 400 gr de azúcar moreno. Añadir el orujo a la maceración precedente, macerando durante 90 días más. Filtrar y decantar varias veces hasta que quede transparente.

● **Licor calmante:** En 2 litros de orujo, dejar macerar durante 15 días las siguientes plantas: 10 gr de bayas de enebro, 10 gr de anís estrellado, 8 gr de comino, 25 gr de flores de manzanilla, 20 gr de piel de limón, 20 gr de piel de naranja y 15 gr de cálamo aromático. Añadir un jarabe preparado con 250 gr de azúcar calentado en 250 gr de agua y, después de unas horas, filtrar y embotellar. Emplearlo en casos de estrés, media copita al día después de las comidas principales.

● **Licor de genciana:** Dejar macerar durante 10 días 30 gr de genciana, 10 gr de enebro (bayas), 10 gr de piel de naranja amarga (parte anaranjada), 5 gr de menta piperita, 2,5 gr de frutos de hinojo y 2,5 gr de salvia en 80 ml de alcohol y 1 litro de vino blanco seco. Rvolver cada día con una cuchara de madera. Transcurrido el tiempo, filtrar y añadir 50 gr de miel. Consumir después de 3 meses, 1/2 copita después de las comidas principales: es un regulador del hígado y del bazo. Desaconsejado durante el embarazo.

Marsala a las hierbas: En un mortero, machacar 5 gr de corteza de quina, 5 gr de raíz de genciana, 2 gr de canela en rama y 2 gr de frutos de anís verde. Poner los ingredientes a macerar en 1 litro de vino de Marsala durante 10 días. Filtrar y embotellar. Tónico y estomacal, este vino está particularmente indicado para quien sufre de digestión lenta.

Grapa con miel y menta: Dejar macerar en 1 litro de grapa durante 40 días 30 hojas de menta y 40 gr de miel. Mantener el tarro expuesto al sol y agitarlo de vez en cuando. Filtrar y embotellar. Se obtendrá un licor de gusto singular y particularmente perfumado, óptimo además para aliviar los trastornos de la garganta y de los bronquios.

Grapa de melisa: Dejar macerar durante 21 días en 1 litro de grapa varias ramas de melisa fresca y 5 cucharadas de miel. Filtrar y embotellar. Además de ser digestiva, esta grapa es un excelente calmante en casos de calambres estomacales y de migrañas.

Grapa a la tila: Durante 21 días, dejar macerar en 1 litro de grapa 4 gr de flores de tila, 10 gr de té chino, 2 gr de vainilla, 1 gr de nuez moscada y 10 gr de piel de manzana, agitando el preparado. Filtrar, embotellar y usar como tónico después de las comidas.

Grapa de frambuesas: En un tarro de cierre hermético, verter en el fondo 2 manojos abundantes de frambuesas maduras, 2 clavos de especia, 3 gr de canela en rama, 4 cucharadas de miel disuelta al baño maría y por fin, lentamente, 1 litro de grapa. No mezclar, poner el tarro al sol durante 2 meses.

Grapa de arándanos: Machacar ligeramente con las manos 100 gr de arándanos y ponerlos en 1 tarro de cristal junto con 30 gr de azúcar. Cubrir con 1 litro de grapa y exponer el tarro al sol durante 6 semanas, agitándolo 2 veces por semana. Este licor tiene excelentes propiedades tónicas.

Vino de las 5 hierbas: En un mortero, machacar 30 gr de frutos de anís, 15 gr de frutos de hinojo, 5 gr de hojas de eucalipto, 5 gr de hojas de salvia, 20 gr de raíz de regaliz, y dejar macerar todos estos ingredientes durante 10 días en 1 litro de vino blanco de Jerez. Filtrar y guardar en botellas. En casos de tos, consumir 4-5 cucharadas lejos de las comidas.

«Vin brulé»: En un recipiente, llevar a hervor 5 gr de canela, 2 clavos de especia, 2-3 bayas de enebro y la piel de un limón (parte amarilla) en 500 ml de vino rojo. Al primer hervor, pasar una cerilla encendida sobre el vapor para quemar el alcohol, apagar el fuego y añadir miel. Filtrar y servir bien caliente. 1 copita como prevención y cura de resfriados y gripe.

Capítulo 3
ecología y belleza

> *«Si tengo que daros un consejo práctico para vivir muchos años permaneciendo jóvenes, bellos y felices, os diré: En todo momento casaros con la naturaleza, acostaros en su cama, aunque esté llena de ortigas además de rosas, seguidla paso a paso como si fuera una esposa querida y no la traicionéis. Aprended a respirar su aliento y a seguir el ritmo de sus estaciones. Espiadla a cada instante. Pasead lentamente por los caminos para observar el pájaro sobre el árbol y la florecita en el campo. Masticad lentamente la manzana recién cogida y bebed siempre despacio el vino nuevo. Y, de vez en cuando, paraos a pensar en el pájaro, la florecita, la manzana y el vino nuevo, porque son pensamientos serenos que enternecen y hacen bien a la piel».*
>
> (Maurice Messegué)

*e*n el actual momento histórico, la palabra ecología toma una importancia particularmente destacada; no la podemos separar de la búsqueda de nuestro bienestar físico, ni tampoco de nuestra búsqueda espiritual. No podemos llamarnos «naturistas» o considerarnos «seres en camino espirituales» sin ser a la vez ecologistas. Los alimentos, las plantas medicinales, el agua, el aire, el mismo sol, todos los elementos que han constituido las bases de la terapia natural, y a menudo de la comunión del hombre con Dios, están siendo seriamente comprometidos. Hablar de naturopatía en el umbral del año 2000 es a la vez insistir en usar exclusivamente plantas y alimentos de procedencia biológica, rechazar en todo lo que podamos los productos químicos y manipulados que participan en la progresiva destrucción del ambiente, aprender a respetar los elementos naturales, porque es nuestra acción de hoy la que condiciona su estado de mañana. Es necesario que la poca información que existe se extienda hasta concienciar a aquella gran parte de la humanidad que, como dormida, no se da cuenta de que nos ha sido confiado un planeta maravilloso y que estamos acabando con él. Tener una conciencia ecológica en nuestro tiempo es también parte de nuestra búsqueda espiritual; no podemos mirar al cielo sin antes haber cuidado de la tierra. Tener una conciencia ecológica, significa «estar atentos», actuar en todos los aspectos de la vida, hasta en los más aparentemente superfluos, como puede ser el tema que sigue, la belleza física, con la certidumbre de que estamos haciendo todo lo posible por salvaguardar este hogar para las generaciones que nos siguen.

Antes de proponer recetas y fórmulas he considerado importante explicar porqué elegir una cosmética natural o bien productos ecológicos para mantener limpia la casa, advirtiendo de lo que supone seguir ignorando lo que nos impone un consumismo sin conciencia. Volver a la naturaleza y a sus recursos, si por ahora es algo bonito y divertido para pocas personas, pronto será una necesidad imperiosa para todos aquellos que quieran poner su granito de arena en la construcción de un mundo mejor.

hacia una cosmética consciente

En la época en que estamos viviendo, la palabra cosmética tiene un significado completamente distinto del que podía tener en el pasado o, por lo menos, tiene que despertar en todos nosotros una conciencia nueva. En el umbral del año 2000, la cosmética también debe emplearse necesariamente según las más estrictas leyes del respeto a la naturaleza y al ambiente. Una cosmética natural no es una forma de ahorrar sustituyendo por una yema de huevo una costosa mascarilla firmada «Beauty farm» (o lo que sea), sino una forma consciente de actuar en todos los aspectos de la vida. Tenemos que empezar a vernos como seres totales, no podemos alimentar nuestro estómago con alimentos puros y biológicos y ponernos sobre la piel productos que pueden comprometer seriamente nuestra salud. Nunca deberemos aplicar al exterior de nuestro organismo lo que no juzgamos apto para el interior. En otras palabras, habría que nutrir nuestra piel con los mismos alimentos con los que alimentamos nuestro organismo. Un cosmético verdaderamente natural y ecológico debería poderse comer, o sea, no debería presentar ni la más leve toxicidad, respetando la tesis de que solamente es bueno por fuera lo que es bueno por dentro.

Por otra parte, si somos sensibles a temas ecológicos y queremos comprometernos todo lo que podamos en respetar la naturaleza evitando al máximo productos químicos y contaminantes, también en lo que concierne a nuestro cuidado físico debemos rechazar la cosmética dura y agresiva de los laboratorios químicos.

Las bases de una cosmética natural son ingredientes naturales, prácticamente todos ellos de procedencia vegetal (raramente se utilizan pequeñas partes de minerales) como aceites vegetales de primera presión, oleomacerados, aceites esenciales, preparaciones obtenidas a partir de plantas medicinales, arcilla, ceras vírgenes, etc. No se emplearán ni colorantes ni conservantes de procedencia química ni tampoco perfumes, sustituyéndose tales sustancias por aceites esenciales de uso alimentario que, además de proporcionar un aroma tan agradable como el más exquisito perfume sintético, actúan como conservantes gracias a su natural propiedad antiséptica.

Hay también otro hecho que tendría que hacernos reflexionar, si nos consideramos seres humanos sensibles y evolucionados. Prácticamente todos los productos que compramos en perfumerías, droguerías o farmacias han sido probados con animales por lo menos una vez, durante su proceso de fabricación. Si la etiqueta no indica lo contrario llevando la inscripción «No probado sobre animales», el cosmético ha sido sometido a estos tipos de pruebas, llegándose a cobrar cada año millones de víctimas sacrificadas en nombre de la «belleza».

La negligencia con que se fabrican los cosméticos, a partir de ingredientes tóxicos y dañinos, y la escasa información de los riesgos sanitarios de los mismos han inducido a la Comunidad Europea a exigir las pruebas; es escandaloso, por ejemplo, constatar que en el 56% de los cosméticos procedentes de Estados Unidos la información sanitaria es nula, y que solamente el 2% dispone de una información completa.

● **Las pruebas sobre animales suelen ser de tres tipos:**

1 – **Toxicidad:** Esta prueba sirve para determinar la «dosis mortal». Se alimenta a un grupo de animales con la sustancia sometida a ensayo (pintalabios, jabón, etc.) hasta que la mitad de ellos mueren.

2 – **Irritación cutánea:** Para determinar las reacciones negativas de la piel a una sustancia determinada, la piel de los animales es afeitada y se les aplican productos que la contienen

(perfumes, desodorantes, cremas hidratantes, etc.)

3 – Irritación ocular: Se vierten en las córneas de los animales gotas del producto en cuestión. Los conejos son usualmente las víctimas de estas pruebas ya que su córnea no puede eliminar la sustancia introducida, que suele ser champú, lacas para el pelo, etc. Durante esta prueba, considerada de las más crueles, los animales deben permanecer en estado de plena consciencia y someterse a largos períodos de aplicación.

Aparte de los ratones, conejos, monos, gatos y perros sacrificados para determinar las reacciones alérgicas, no debemos olvidar otros animales como tortugas, visones (de ellos se extraen preciados aceites) y ballenas (el perfume conocido como «ámbar» se extrae del macho de ballena), víctimas inocentes de una cosmética sin conciencia.

Pero, además, ¿vale la pena toda esta matanza? En realidad, la experimentación sobre animales no llega a detectar los efectos cancerígenos a largo plazo, que no se asocian a la aplicación del producto. Tal es el caso, por ejemplo, del conservante formaldehido, verdadero veneno de uso cotidiano.

Como se detalla en el apartado «¿Qué hay dentro de los cosméticos?», las pruebas sobre animales seguirán siendo necesarias mientras se utilicen materias primas más o menos peligrosas, alergénicas y tóxicas. La única forma de evitar el sacrificio de animales es rechazar la cosmética de química dura y apoyar aquella natural que no necesita ni ingredientes animales ni experimentaciones con ellos.

¿Cosméticos químicos o naturales?

A lo largo de la historia, las mujeres han usado para embellecer su piel todo tipo de productos y alimentos. Desde el barro a varias especies de grasa para defenderla de los insectos, hasta los más delicados ungüentos para suavizarla y perfumarla. El arte de cuidar el propio cuerpo fue conocido por las más lejanas civilizaciones, aunque en un principio el uso de decoraciones o de sustancias para el cuidado del cuerpo tenía un significado ritual o religioso. Este arte se extendía no solamente a la mujeres, sino a todos los seres, independientemente del sexo y de la edad. Civilizaciones como los mayas, los egipcios y los indios norteamericanos atestiguan esta afirmación.

Hoy día, la industria cosmética es seguramente una de las actividades más productivas, considerando el bajo coste de las materias primas (usadas en cantidades prácticamente «homeopáticas») y los precios a los cuales se venden los productos elaborados. Una crema hidratante normal puede contener un 10% entre aceites, proteínas, vitaminas, extractos vegetales o animales, etc., y ¡un 90% de agua! Esto sin contar la cantidad de productos químicos, conservantes, colorantes, etc. contenidos en estos productos para conseguir los colores más modernos y un olor agradable. Algunos de los cosméticos comerciales más costosos contienen ingredientes nocivos y, a pesar de esto, gracias a la enorme publicidad de que disponen, son los más vendidos.

Es suficiente una pequeña reflexión: si las industrias alimentarias no tienen escrúpulo alguno en destinar al público más indefenso, los niños, una cantidad de productos (golosinas, chucherías, etc.) que son un verdadero atentado contra su salud y su desarrollo físico, ¿qué control puede pedirse a la industria cosmética, que es algo más fútil y caprichoso? Los cosméticos industriales son una mezcla de productos de laboratorio, incluso cuando quieren ponerse una fachada «naturista» que es usada a menudo para crear más atractivo y seguir una moda que lo impone. En realidad la sustancia natural que pretenden contener (flores, fruta, etc.) es prácticamente inexistente ya que dicha sustancia no es utilizada directamente, sino tratada y sometida a múltiples fases de refinado. Por ejemplo, del aceite de oliva se obtiene el olivolato de etilo; de las almendras, el amigdalato, y del aguacate, el perseato.

Los colorantes más peligrosos se encuentran en los pintalabios y en los productos destinados al maquillaje. Es ahí donde encontramos **colorantes** sospechosos de ser cancerígenos, como el E123 (rojo) prohibido en casi todos los países europeos pero no en España; el E124, el E122, etc., todos ellos acusados de desencadenar alergias.

Existe también una vasta categoría de **aditivos minerales** que quizás son más peligrosos aún porque derivan del petróleo, como la parafina, el aceite de vaselina hilante, etc. Los **aceites minerales** son largamente empleados en cosmética porque resultan mucho más baratos que los vegetales; derivan del petróleo, eliminan vitaminas y minerales del organismo cuando son usados como laxantes o alimentos de régimen y son seriamente sospechosos de ser cancerígenos. Cuando un aceite mineral está incluido en los cosméticos, normalmente en las cremas, no es absorbido sino que se deposita sobre la piel obstruyendo los poros y dañándola a causa de sus propiedades desecantes.

¿No es quizás el caso de decir irónicamente: «guapas a morir»?

Hace unos años, en el laboratorio de merceología de la Universidad de Bolonia, se hicieron unas investigaciones para verificar los ingredientes de muchos productos cosméticos. En líneas generales, se han encontrado en todos ellos sustancias muy sencillas: mucha agua, pequeñas cantidades de grasa, muchos densificantes, emulsionantes y aditivos. La impresión general ha sido que las variadísimas industrias cosméticas usan siempre los mismos ingredientes, que las famosas sustancias publicitadas como «principio activo espectacular» no existen o están presentes en una cantidad tan escasa como para no tener efecto alguno sobre la piel. Esta misma investigación averiguó que la mayoría de los aceites usados eran aceites de cocina normales y corrientes.

Los productos cosméticos de venta en las tiendas de dietética y en las herboristerías son seguramente más seguros y menos nocivos que los comercializados por las grandes industrias cosméticas, pero también dan lugar a muchas dudas. El alto porcentaje de agua que contienen no justifica su alto precio y, sobre todo, ¿de qué forma pueden conservarse meses e incluso años sin estropearse, si se anuncian como totalmente naturales? Existen conservantes naturales con los cuales una crema que contenga un alto porcentaje de agua (como las hidratantes) puede conservarse durante **un máximo de tres meses en frigorífico**. Lógicamente, podemos deducir que hasta las cremas más «naturales» en realidad contienen aditivos químicos que permiten su conservación. A la industria le va muy bien la moda de la «naturaleza» pero a este fraude podemos oponernos realmente usando los mismos elementos que ella utiliza, quitándoles lo que no es necesario y restituyendo la relación entre nuestra salud, nuestro cuerpo y los elementos naturales a lo que en verdad es: una relación entre naturaleza y naturaleza.

El cuidado de nuestro cuerpo a través de sustancias naturales y saludables es una obligación, forma parte del respeto que todo ser humano tiene que tener hacia este vehículo físico que nos ha sido confiado y que es nuestro verdadero templo. Nada tiene que ver con la instrumentalización de las grandes firmas cosméticas que tratan a la mujer como un viejo fresco a restaurar o hacen de ella un mito como puro objeto de placer.

Cosméticos y alergias

Como todo producto que contiene aditivos químicos, sobre todo colorantes y conservantes, los cosméticos industriales provocan alergias. Para reparar este inconveniente existen a la venta cosméticos hipoalergénicos (o sea escasamente responsables de alergias) supuestamente exentos de alergenos y de otras sustancias irritantes. A pesar de esto, aún así contienen muchísimas sustancias químicas. Algunos de los ingredientes de los cosméticos hipoalergénicos son: *borato de sodio, monostearato glicerínico, parahidrosibenzoato de metilo y propilo, aceites minerales, sorbitan monoleado de polioxietileno, salicatado de metilo.*

¡Aunque no se entienda muy bien lo que son estas sustancias, desde luego, muy poco huelen a sano y natural! Esta es solamente una porción del banquete químico que ofrecemos a nuestra epidermis, ya sea que usemos los cosméticos normales en el comercio o bien los hipoalergénicos, sin contar lo que añadimos con los jabones, champús y detergentes para lavar los platos y la ropa.

En los cosméticos, el ingrediente que más alergias desencadena es el **perfume**. No solamente puede irritar y causar reacciones alérgicas sino que, cuando exponemos la piel al sol, es responsable de la aparición de manchas oscuras. El perfume es totalmente innecesario en la preparación de cremas y maquillajes, solamente sirve para hacernos creer que nos estamos poniendo por encima algo verdaderamente apetecible.

Las grietas en la piel pueden derivar de la inclusión de **glicerina** en los preparados cosméticos. Esta sustancia, que se usa abundantemente, puede irritar y deshidratar la piel; deriva, de hecho, de la fabricación del jabón, y en dosis altas es tóxica. Cuando la glicerina está en contacto con la piel, en vez de absorber humedad del aire, la absorbe de los tejidos inferiores de la piel y a la larga daña los delicados tejidos epidérmicos.

Otra sustancia a evitar es la **lanolina**, extraída de la lana de oveja y pasada por procesos de acetilación, etocilación, hidrogenación, etc. que la convierten en tóxica (se investiga en esta misma sustancia una posible actividad cancerígena).

la piel y su estructura

Antes de pasar al tema de la cosmética natural, he creído conveniente dedicar un espacio a una presentación más detallada del órgano más grande del cuerpo humano: la piel.

La piel es el tejido de revestimiento del cuerpo; envuelve la entera superficie externa del organismo llegando a lugares como la boca, la nariz, el ano y la vulva, en los cuales cede su sitio a la mucosa. Representa al mismo tiempo una barrera de defensa del mundo exterior y un órgano de los sentidos que nos relaciona con el medio ambiente. En un adulto de peso y estatura «normales», la superficie total de la piel es de 15.000 a 18.000 cm^2; en la mujer es sensiblemente menor. Su espesor máximo se localiza en las palmas de las manos y en las plantas de los pies y es por esta razón que en estos lugares la piel es más resistente y robusta; donde es más sutil, es más delicada y frágil. La eficacia protectora de la piel varía con la edad, porque con el tiempo la elasticidad disminuye y con ella también la calidad de la piel misma. Una piel lisa y ligeramente grasa asegura una mayor protección, mientras que una piel áspera, seca y agrietada favorece la penetración en profundidad de bacterias y de hongos.

La piel pertenece, como los riñones, al aparato excretor: a través de la piel, de hecho, eliminamos con el sudor una gran cantidad de agua y de sustancias dañinas y superfluas. Tiene, pues, una función de regulación hídrica y de limpieza del organismo. A través de la piel se verifica además un intercambio de oxígeno y anhídrido carbónico entre organismo y ambiente, análogo al que realizan los pulmones a mayor escala. Es, pues, un complicado órgano de absorción y elaboración que, gracias a la espesas redes vasculares y nerviosas que posee, cumple preciosas funciones biológicas.

La más importante función de la piel es la de adecuar las condiciones del ambiente externo a las del cuerpo interno.

El color de la piel viene determinado por la melanina, un pigmento de color oscuro. El tono de la piel es tanto más claro cuanto menor es la presencia de **melanina** en la piel misma. La producción de melanina viene determinada por varios factores como el clima, la exposición al sol y la alimentación.

La piel está constituida por dos capas fundamentales superpuestas, que son completamente distintas en su estructura y composición: la **dermis**, más profunda, y la **epidermis**, la capa más superficial. Una tercera capa menos importante es la **hipodermis** o tejido subcutáneo, que es la capa más espesa y profunda.

Para los fines propiamente cosméticos, los factores más importantes son las fibras presentes en la dermis: las fibras elásticas o musculares, responsables de la elasticidad y de la flexibilidad de la piel, y las fibras de colágeno, indispensables para el mantenimiento de una piel firme y consistente. Cuando las células de las fibras elásticas no reciben un cuidado adecuado, se endurecen dando lugar a piel seca, resquebrajada, arrugada; el debilitamiento de las células de colágeno da lugar a flacidez y también a las arrugas. La dermis en buenas condiciones, gracias a su elasticidad, ofrece una notable resistencia a las lesiones.

En general, reconocemos tres tipos de piel: grasa, normal y seca.

Dentro de esta clasificación caben muchas variedades; a veces, por ejemplo, una misma persona presenta tipos distintos de piel en zonas distintas de su cara. Una piel grasa se reconoce fácilmente por las trazas de untuosidad que puede presentar después de un cierto tiempo de haberse lavado la cara por la mañana. La piel normal y la seca se pueden confundir; de todas formas la primera también puede beneficiarse de un tratamiento externo indicado para pieles secas.

El factor **pH** es algo de lo cual se oye hablar a menudo en relación con la piel. El pH se refiere al equilibrio ácido-alcalino del cuerpo. La piel sana presenta una capa ácida que la protege de las invasiones bacterianas y su coeficiente pH varía de 5,2 a 6 en una escala que va de 4,5 a 7,5. De estos últimos valores, el más bajo representa la extrema acidez mientras el más alto denota el estado alcalino o básico.

La piel, espejo de nuestra salud

Una piel sana y normal debe dar la impresión de estar limpia, lisa, suave, ligeramente húmeda y brillante. Nuestra alimentación es en gran parte responsable del tipo de piel que tenemos, por lo cual podemos solucionar en parte eventuales problemas corrigiendo nuestros hábitos alimenticios.

Una piel excesivamente **húmeda** indica un consumo excesivo de líquidos y azúcares y conlleva un exceso de transpiración. A menudo, una piel húmeda se acompaña de trastornos como diarrea, cansancio, caída del pelo y dolores de varios tipos. El tipo de persona que la tiene sufre a menudo de sobrecarga de los riñones y a veces del corazón.

Una piel demasiado **oleosa** —y eso se nota sobre todo en las manos, la nariz, la frente, las mejillas y el pelo— es signo de un consumo excesivo de grasas y aceites. Estos excesos se almacenan bajo la piel formando una capa de grasa que no permite que la humedad natural salga afuera. La piel grasa, además de un exceso de grasa en el organismo, indica en general sobrealimentación; cuando se come demasiado, el exceso de comida se transforma en grasa, que sale por la piel en forma de aceite.

Una piel **áspera** refleja un consumo excesivo de proteínas y grasas animales o bien un hiperconsumo de alimentos azucarados y drogas. La segunda causa, más *yin*, o sea, causada por alimentos expansivos, provoca una expansión de las glándulas sudoríparas y se acompaña de un colorido general rojizo.

Las personas de piel áspera presentan generalmente endurecimiento de las arterias y acúmulos de grasa y colesterol alrededor de los órganos internos.

Una piel **pastosa**, que aparece blanca y sin elasticidad, indica un excesivo consumo de productos lácteos y alimentos refinados (azúcar, cereales). Muchas enfermedades presentan esta condición, sobre todo las relacionadas con las mamas y los genitales.

Signos anormales sobre la piel pueden darnos otras indicaciones interesantes: las **pecas**, por ejemplo, son la eliminación de carbohidratos refinados, especialmente azúcar (también en forma de lactosa y fructosa). Los **lunares** son eliminación de proteínas y grasas e indican la posible formación de enfermedades de la piel. Aparecen a lo largo de los meridianos de acupuntura relativos a los órganos afectados.

Las **verrugas** tienen la misma causa y el mismo significado que los lunares.

Manchas blancas, resultantes del consumo excesivo de lácteos, helados, etc., indican la acumulación de grasa y moco a lo largo del sistema respiratorio y reproductivo.

El color general de nuestra piel nos puede dar también ulteriores indicaciones sobre nuestro estado de salud.

El **rojo** indica problemas en el corazón y trastornos circulatorios; el **amarillo-anaranjado** se refiere al páncreas y al estómago; el **amarillo-verdoso**, al hígado o a la vesícula biliar; el **negro**, a los riñones y a la vejiga; y el **blanco**, a los pulmones y al colon. Un tonalidad **verdosa** en la cara interna de las muñecas, de los brazos y alrededor de los tobillos indica un nivel adelantado de putrefacción celular y tisular; puede indicar un estado precancerígeno.

Cuando nuestra piel presenta algún signo especial —granos, llagas, lunares, etc.—, en vez de intentar taparlos con algún maquillaje debemos descubrir su significado real, ya que es el síntoma externo de que algo está pasando en nuestro organismo.

En general, mirándonos al espejo podemos diagnosticar el estado de nuestros órganos internos observando las zonas siguientes y teniendo en cuenta sus órganos correspondientes.

La frente refleja las condiciones de los intestinos; arrugas verticales señalan problemas de contracción (estreñimiento, condición *yang*); arrugas horizontales indican exceso de agua y condición *yin*. Las mejillas reflejan los pulmones; los ojos y el entrecejo, el estado del hígado y, por debajo (la zona de las «ojeras»), de los riñones. Ojeras oscuras indican trastornos renales mientras que si la zona está hinchada, hay un acumulo de líquido en los riñones, que presentan una condición demasiado expandida. La nariz corresponde al corazón: una nariz roja y grande nos puede poner en alerta ya que puede indicar serios problemas en el corazón. La boca refleja el sistema digestivo: el labio superior, el estómago y el inferior, el intestino grueso. Si uno de los dos labios es más sutil respecto al otro, indica contracción en el órgano relativo (consumo excesivo de huevos, sal y productos animales); si es más grueso, indica expansión debida a alimentos *yin* (fruta, azúcares, alcohol). La condición de los órganos sexuales se diagnostica en la barbilla; granos y vello en exceso localizados en esta zona indican problemas en el aparato reproductor.

Es interesante notar cómo algunas de las tendencias que dictan las modas son totalmente absurdas vistas a la luz del diagnóstico oriental. Las cejas indican la constitución basal y la longevidad. Una cejas espesas y largas son índice de fuerte constitución y de larga vida. Quitarlas y, como quiere la moda a menudo, eliminarlas significa querernos quitar unos cuantos años de vida. Los labios gruesos y sensuales que tantas mujeres sueñan y para los cuales se someten a menudo a operaciones quirúrgicas, indican, según la medicina oriental, estreñimiento, gases y flatulencia. Es útil recordar que para la medicina oriental no existen casualidades, ni accidentes; un médico, a una paciente que se justificara diciendo: «Tengo los labios gruesos porque me he sometido a una intervención quirúrgica», le contestaría: «Tienes desórdenes intestinales, la operación quirúrgica es solamente el efecto externo que inconscientemente has provocado para demostrarlo».

Una cosa es cierta, nuestro aspecto exterior refleja nuestro estado interior; si seguimos una dieta sana, rica en alimentos vegetales y biológicos, y si nos adaptamos a las leyes de la naturaleza por lo que concierne a nuestro estado espiritual, muchos de los pequeños y grandes defectos físicos que nos atormentan desaparecerán. Evitaremos así gastar sueños y dinero inútiles en productos milagrosos que solamente sirven para tapar las claras señales de alarma que nuestro organismo nos está enviando.

Cuidados de la piel

Cuidar la piel es sencillo, ya que generalmente su respuesta a nuestros esfuerzos es rápida y positiva.

La piel forma parte indirectamente de nuestro sistema respiratorio y por eso necesita estar limpia, libre de elementos que le impidan llevar a cabo su función. Las células muertas que se acumulan sobre la epidermis se pueden eliminar gracias a unos productos que llamaremos **exfoliantes**. Los azuki, así como la harina de avena, liberan los poros, limpiando y suavizando el cutis. Se emplean en forma de harina molida no demasiado finamente, y se adaptan a todo tipo de piel.

Las **fricciones** son muy importantes para remover los desechos que de otra forma, al acumularse, hacen que la piel asuma un tono apagado y los poros se dilaten y obturen.

Existen muchas maneras de realizar esta operación, indispensable para hacer que la piel respire y para mantener abierta la comunicación vital entre sus capas más profundas y aquello que todo el mundo puede ver.

Para quien puede permitírselo, el *peeling* realizado con arena mojada es indudablemente superior a cualquier otro, ya que al beneficio de la fricción se une la riqueza en oligoelementos de la arena y del agua de mar.

Hay que buscar un lugar en la orilla, lo bastante apartado para podernos desnudar completamente (si no es posible, practicar el *peeling* en bikini). Después de arrodillarnos o sentarnos lo más cerca posible del agua, cogeremos varias veces con las manos arena (mejor si es fina) y agua y empezaremos a frotar enérgicamente todo el cuerpo, cabeza incluida (no la cara), insistiendo en zonas como brazos, piernas, riñones y pies. Se la dejará luego sobre la piel hasta tener todo el cuerpo recubierto. Dejaremos que actúen sus componentes, manteniéndola durante unos minutos, y luego nos la quitaremos con un buen baño en el mar.

A diario, en casa, podemos usar un guante para fricciones; los de lufa y de crin son óptimos para este fin.

Fruta y belleza

Una de las modas del momento en cosmética son las cremas a los «ácidos de fruta». La fruta ha sido desde los tiempos más antiguos una gran aliada de la belleza, también por su conocida riqueza en vitaminas.

Para mantener la piel sana y bella debemos, además de comer fruta, aplicarla sobre la misma piel para obtener unos resultados excelentes.

Las **fresas**, por ejemplo, tienen un pH exactamente igual al de nuestra piel y muchas recetas de belleza antiguas hablan de fresas machacadas con harina de avena, con nata, con yogur, etc. Un sistema muy usado en la antigüedad consistía en machacar una taza de fresas maduras con una cantidad igual de agua. La mezcla se aplica antes de ir a la cama sobre el rostro, los hombros y el cuello. Su efecto detergente y suavizante se pone en acción durante el sueño y el residuo se quita a la mañana siguiente al despertar.

Suele decirse «piel de melocotón» de una piel bonita y joven. Efectivamente, aplicar pulpa de **melocotón**, sola o con nata, devuelve a las mejillas esplendor y un color rosado.

La acción astringente de una mascarilla de **pera** es muy positiva, sobre todo para quien tiene una piel grasa; la pulpa de una pera fresca y madura produce también un efecto desinfectante, por lo cual es muy útil en casos de acné o espinillas.

El zumo de **sandía** constituye una optima loción refrescante y ejerce una leve acción antiarrugas; los **melones** más dulces son utilísimos en casos de piel árida, mientras el zumo de **limón** diluido con agua refresca las pieles grasas y ayuda a eliminar las manchas oscuras de la piel.

El zumo de **pepino** es también muy apreciado en cosmética natural, sobre todo para combatir la untuosidad de la piel. El pepino estimula y refresca, es rico en azufre y sílice, y se alea perfectamente en mascarillas con el calcio de los lácteos o con las propiedades reafirmantes de la clara de huevo.

También los **tomates** frescos son indicados para eliminar los defectos de una piel oleosa.

Las mascarillas de fruta y de vegetales para la cara son agradables y extremadamente prácticas. Unos pocos minutos bajo un capa de pulpa de fruta pueden ayudar a corregir numerosos defectos de la epidermis.

ampliando el botiquín

Además de los productos especificados en el capítulo 1, que hemos definido indispensables para nuestro botiquín desde un punto de vista medicinal, hay unos cuantos más que necesitamos conocer para cuidar y mimar nuestro cuerpo.

● **Lecitina de soja.** La lecitina se halla en cada célula de nuestro cuerpo y puede considerarse un factor de belleza esencial. Emulsiona naturalmente la grasa y asegura la utilización de las vitaminas A, E y B en el organismo. Aporta fósforo orgánico directamente asimilable y ayuda a fijar el calcio en los huesos. Reactiva las funciones celulares y produce un rejuvenecimiento orgánico general.

Una pequeña cantidad de lecitina añadida a las cremas de belleza o a las mascarillas acrecienta su eficacia. En la preparación de cremas, sustituye a la yema de huevo y no tiene el inconveniente de estropearse tan pronto. En nuestra dieta, la lecitina protege la piel de los eccemas y contribuye a mantenerla suave.

En su estado natural la encontramos en los aceites extravírgenes y en huevos, nueces, almendras y germen de trigo. En las tiendas de dietética encontraremos lecitina de soja en gránulos, que podemos utilizar tanto en la dieta, añadiéndola a las ensaladas, como en la preparación de cosméticos naturales.

● **Germen de trigo.** Es el corazón del trigo, que se elimina normalmente en los procesos de refinado. Su riqueza en proteínas es tres veces superior a la de la carne y de los huevos; es rico en aminoácidos esenciales, en vitamina E y en ácidos grasos esenciales, sobre todo en ácido linoleico y linolénico, importantes en el crecimiento y en el mantenimiento de la piel. Lo utilizaremos en mascarillas nutritivas y en afecciones cutáneas como dermatitis, estrías, piel extremadamente seca o úlceras cutáneas.

● **Vitamina E.** La vitamina E, definida como la vitamina de la fertilidad por su acción sustentadora de la vida, es un precioso elemento para aplicar a la piel, ya sea para prevenir la aparición de arrugas o para eliminar todo tipo de irritación cutánea.

Esta vitamina favorece el mantenimiento del nivel de oxígeno necesario al normal metabolismo de los tejidos. Colabora en asegurar una corriente sanguínea «joven» y, según estudios llevados a cabo en universidades californianas, detiene el normal proceso de envejecimiento de las células pulmonares. La vitamina E impide la oxidación celular, o sea, trabaja para proteger el deterioro de las células del cuerpo; es por algo que también ha sido definida como la vitamina de la belleza.

Para mantener una piel joven y elástica la utilizaremos por vía interna a través de la dieta; pura, en ampollas, añadida a cremas de noche y mascarillas; en forma de germen de trigo y de aceite de germen de trigo, que la contienen en altas dosis, y que asumiremos ya sea como alimentos o como ingredientes de nuestras preparaciones de belleza. En los alimentos, la vitamina E, además de los ya citados, está presente en la mantequilla, las yemas de huevo, los cereales integrales, las semillas y los aceites de girasol y de germen de maíz.

● **Manteca de cacao.** Es uno de aquellos productos usados desde siempre en las recetas de belleza, que nunca ha decepcionado a sus usuarios. Tiene además un perfume y una textura tan agradable que le confieren un sitio de honor en nuestro botiquín. Podemos conseguir la manteca de cacao en farmacias y conservarla, sobre todo durante los meses de verano, en el frigorífico. El calor, de hecho, la vuelve rancia, por lo cual una vez preparados con ella ungüentos y barras de labios, la guardaremos al abrigo de la luz en un lugar fresco. La manteca de cacao es un óptimo emoliente, suaviza la piel y ejerce una acción antiarrugas. Aplicada en ungüento sobre el pecho y la barriga, durante el embarazo, ayuda a prevenir estrías y grietas.

● **Levadura de cerveza.** La levadura de cerveza es detergente, reafirmante, nutriente, estimula la circulación y aporta a la piel uno de los grupos vitamínicos necesarios para su salud: las vitaminas del grupo B, en particular la B2, importante para los trastornos de la piel, de las uñas y de las mucosas. También contiene un elevado porcentaje de aminoácidos esenciales. En uso interno favorece la evacuación intestinal, contribuyendo a mantener un cutis limpio y puro. Por estas razones la usaremos también como complemento alimentario, añadiéndola de vez en cuando a ensaladas y a combinaciones de cereales. En uso externo la emplearemos en la preparación de mascarillas para pieles grasas y en la prevención de arrugas. La más indicada es la levadura en copos, de venta en las tiendas de dietética; es mejor evitar la fresca, usada para la panificación.

● **Harina de almendras.** Es un buen detergente y suavizante para todo tipo de piel, también usado desde hace siglos en cosmética. Limpia los poros en profundidad y hace desaparecer toda aspereza. Es mejor preparar esta harina partiendo de almendras completas. Después de haber quitado la cáscara a 2 tazas de almendras, las pondremos en un recipiente cubriéndolas de agua hirviendo. Se dejarán en remojo hasta que resulte fácil quitarles la piel y luego se secarán con un trapito de algodón. Cuando estén completamente secas (es mejor esperar toda la noche) se pasarán por un molinillo o por una batidora y se preparará el polvo. La harina que no se usa se puede guardar en la nevera. Es un buen sustituto del jabón por sí sola y se puede añadir a mascarillas detergentes. Resulta eficaz para combatir los puntos negros típicos de una piel oleosa.

● **Harina de avena.** Rica en vitaminas, en proteínas y sobre todo en oligoelementos como hierro, potasio, silicio y magnesio, la avena integral es tan nutritiva en uso interno para nuestro organismo como en uso externo, para la piel. Se puede encontrar fácilmente en las tiendas de dietética.

La emplearemos en mascarillas faciales, leches limpiadoras y como sustituto del jabón.

Su ligera propiedad abrasiva, que permite limpiar a fondo la piel y eliminar las células muertas, nos permite usarla como exfoliante. Deja la piel limpia y suave.

● **Azuki.** Son judías de soja roja, muy utilizadas tradicionalmente en Japón y revindicadas actualmente por el régimen macrobiótico. En cosmética natural se usan como exfoliante. Se encuentran en tiendas de dietética.

● **Salvado.** Es la capa externa de los cereales integrales. El más conocido es el salvado de trigo, que se encuentra en todos los establecimientos de alimentos naturales. Contiene un buen porcentaje de proteínas, vitaminas del grupo B y ácido pantoténico, componentes que explican su acción nutritiva. Resulta ligeramente abrasivo usado como jabón; penetra profundamente en los poros y elimina grasa y suciedad. Las friegas faciales con salvado están particularmente indicadas en casos de piel grasa.

● **Miel.** La miel está formada por un centenar de sustancias diferentes, muchas de las cuales no han sido todavía investigadas y estudiadas. Algunas de estas sustancias provienen del néctar de las flores pero otras, como los fermentos y las hormonas, importantes para entender las mágicas propiedades de este alimento, son elaboradas por las propias abejas. Cuando las abejas disponen de menos cantidad de flores en su entorno, la miel que producen es más rica en sustancias segregadas por ellas y por tanto es más activa a nivel terapéutico. La miel, además de un altísimo porcentaje de azúcar (el 80%), contiene ácidos orgánicos, aminoácidos, proteínas, enzimas, sales minerales, vitaminas y polen. Considerada la frecuencia con que se adultera, es imprescindible, incluso para nuestro botiquín de belleza, procurarnos miel pura cuya autenticidad esté garantizada. La miel puede ser usada por sí sola, en forma de mascarilla para limpiar y nutrir a fondo la epidermis, o bien mezclada con otros ingredientes en la preparación de cremas antiarrugas, nutritivas y limpiadoras. Puede emplearse directamente sobre abcesos y espinillas cuando presentan irritaciones.

● **Polen.** Es un producto de secreción de los órganos masculinos de las plantas en su época de floración. En su composición encontramos minerales, aminoácidos, vitaminas, hidratos de carbono y lípidos. En los niños favorece el crecimiento, mientras que en los adultos produce una reacción de rejuvenecimiento y mejora el tono vital. En uso interno ayuda a evitar el estreñimiento, enemigo de la belleza; usado externamente, cicatriza heridas y úlceras y es un ingrediente ideal en cremas y mascarillas antiarrugas.

● **Vinagre.** En muchas preparaciones cosméticas, el vinagre juega un papel importante, especialmente en los productos destinados al baño. Partiendo del vinagre de sidra, que está especialmente indicado para el cuerpo y para el pelo, se pueden preparar lociones capilares, tónicos cutáneos y vinagres aromáticos para el baño.

● **Aceite de rosa mosqueta.** Es el aceite extraído de un tipo de rosa cultivada originariamente en Chile. Se ha identificado entre sus componentes el ácido trans-retinoico, responsable de atenuar las arrugas y decolorar las manchas generadas por la vejez, el embarazo y el abuso de sol. Usaremos este aceite en la preparación de ungüentos antiarrugas y en aquellos usados para cicatrizar las heridas provocadas por intervenciones quirúrgicas.

● **Aceite de ricino.** Es un aceite utilizado sobre todo en cosmética, para la fabricación de barras de labios y aceites para el pelo. Es altamente nutritivo y calmante; se puede emplear para combatir la caspa, las dobles puntas y para devolver la vida a los cabellos secos, frágiles y estropeados a causa de repetidos tintes químicos y agresivos. Es el mejor aceite para proteger el pelo de la acción desecante del sol y del agua de mar en los meses estivales. No hay que abundar en las dosis ya que se quita difícilmente y necesita un aclarado minucioso. Este mismo aceite es excelente para fortalecer las uñas, para preparar aceites corporales y bálsamos labiales, especialmente indicados en casos de pieles secas, agrietadas y descamadas.

● **Aceite de avellanas.** Es astringente y cierra los poros de la piel. Es aconsejable en el cuidado de pieles grasas y en casos de acné.

● **Benjuí**. El benjuí (*Stirax benzoin*) se utilizó durante muchos siglos como incienso en los templos de Extremo Oriente y como aromatizante de perfumes, colonias y pomadas. Además de ser antiséptico y actuar como conservante, se ha empleado en cosmética tanto gracias a sus virtudes reafirmantes como por su propiedad de «llamar la sangre a la superficie y otorgar a la piel un esplendor rosado». Se utilizaba, de hecho, para disimular el tono pálido del rostro. En cosmética se utilizan la tintura, que se encuentra en los herbolarios o en tiendas de productos químicos, y la resina; se emplean en tónicos, mascarillas y cremas limpiadoras.

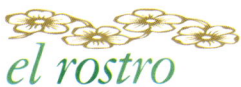

el rostro

Una vez por semana sería conveniente proceder a una limpieza de cutis. Los pasos a seguir parecen llevarse mucho tiempo, pero en realidad todo el proceso no se prolongará más de media hora.

Los vahos

El primer paso en esta operación consiste en vahos de plantas medicinales, que tienen el objetivo de abrir los poros y permitir así las demás operaciones.

Se procederá de esta forma: en un litro de agua hirviendo se echan 5 cucharadas de flores de lavanda o bien de romero (las sumidades floridas). Se tapa la olla y se dejan las flores en infusión durante 5 minutos.

Transcurrido este tiempo, nos taparemos con una toalla que también cubra la olla y dejaremos que los vapores inunden nuestro rostro por unos minutos. Quien sufre de *couperose* (capilares frágiles o rotos en las mejillas), debe limitar el tiempo de exposición a los vapores y esperar a que el agua no esté tan caliente.

Si hay algún problema de piel específico, las plantas medicinales empleadas pueden variar, pero en general tanto el romero como la lavanda son óptimos amigos de la piel y favorecen una higiene perfecta y una buena prevención. Una vez terminada la operación, con los poros bien dilatados, podemos eliminar los pequeños puntos de grasa con un poco de algodón.

Las mascarillas

No hay casi ningún alimento en nuestra cocina que no pueda servir para conferir nutrición y belleza al cutis. A lo largo de los siglos, las mujeres han inventado mascarillas de avena, trigo, mijo, fruta y cualquier otro alimento de los que consumían para mantenerse con buena salud. La primera ley que tenemos que recordar en el tema de la belleza natural es que *«lo que es bueno para dentro lo es también para fuera»*. Según los ingredientes que contienen, las mascarillas pueden esclarecer, tonificar, reforzar, limpiar, refrescar, dar mayor elasticidad o bien eliminar una untuosidad excesiva.

Fundamentalmente podemos aislar dos tipos de mascarillas: nutritivas y detergentes.

Las mascarillas nutritivas están particularmente indicadas en casos de pieles secas y normales; en todo caso, después de los 30 años es conveniente aplicarlas al menos una vez por semana. Las mascarillas detergentes, en cambio, pueden ser usadas ya desde la adolescencia, para ayudar a limitar los efectos tan antiestéticos de puntos negros, espinillas y acné. Es importante, durante el periodo de tratamiento, estar relajadas, mejor aún tumbadas, y con los ojos cerrados. Las mascarillas se pueden aplicar siempre que apetezca, incluso cada día si es necesario.

Mascarillas nutritivas (para pieles normales y secas)

● **Mascarilla de fresas con nata:** Es muy eficaz para suavizar y devolver luminosidad a una epidermis amarillenta o apagada; confiere elasticidad a la piel y proporciona un efecto antiarrugas. Hay que repetirla con paciencia varias veces para que proporcione los resultados eficaces que promete. Lavar un puñado de fresas maduradas al sol, machacarlas con una cuchara de madera en un tarrito de cristal y mezclarlas con una cantidad igual de nata fresca. Aplicar la mezcla directamente sobre el rostro y el cuello. Descansar durante una media hora dejando que actúe la mascarilla. Aclarar con agua caliente.

● **Mascarilla al germen de trigo:** Esta mascarilla es efectiva en primavera para estimular una piel árida y seca dañada por el frío invernal. Mezclar en un bol una cucharada de germen de trigo crudo con una de agua y batir hasta que el germen quede blando y disuelto en el líquido. Añadir entonces una cucharadita de yema de huevo, a ser posible fresco y fertilizado, y batirlo todo hasta conseguir una mezcla homogénea. Aplicar sobre cara y cuello bien limpios.

● **Mascarilla de levadura de cerveza y huevo:** Esta mascarilla, además de nutrir y regenerar la piel, tiene un efecto preventivo de las arrugas. Mezclar en un bol 1 cucharada de levadura de cerveza en copos, 1 yema de huevo, 1 cucharada de miel, 1 cucharada de aceite de romero macerado en aceite de germen de trigo, 1/2 cucharadita de vinagre de belleza (elegir el que más guste en el apartado relativo). Aplicar la mascarilla evitando la zona alrededor de los ojos y dejarla actuar veinte minutos. Aclarar con agua caliente y tonificar.

Mascarillas detergentes (para pieles normales y grasas)

La mascarilla ideal para todo tipo de piel que no sea excesivamente seca es la preparada a base de arcilla.

La arcilla, gracias a su contenido en oligoelementos, además de efectuar una limpieza sin igual sobre el cutis, regenera las células epidérmicas, efectúa un *peeling* profundo, realiza una ación antiarrugas y, al ser antiséptica, absorbe y previene la formación de granos y otras imperfecciones.

● **Mascarilla de arcilla, lavanda y romero:** Preparar una infusión echando 1 cucharada de cada planta en una taza de agua hirviendo. Dejar macerar hasta que el líquido esté frío (varias horas). Con un palillo de madera, mezclar en un pequeño bol un poco del líquido filtrado con la cantidad suficiente de arcilla para formar una pasta homogénea, no líquida. Aplicar sobre el rostro, evitando la boca y la zona alrededor de los ojos, en una capa de 1/2 cm, más o menos, de espesor. En cuanto se nota que la piel de las mejillas empieza a tirar, quitar la mascarilla con agua tibia o alternando agua caliente y fría.

Podéis añadir a la arcilla las plantas medicinales más aptas para vuestro caso; por ejemplo, añadiréis bardana y tomillo en casos de acné; menta si queréis proporcionar frescor a la piel; caléndula y malva si hay propensión a las inflamaciones; brecina en casos de capilares frágiles y rotos, etc.

● **Mascarilla de pepino:** Ideal para pieles grasas, con espinillas o con acné. Mezclar en un bol (o bien servirse de un minipimer) 1/2 taza de pepino picado, dos cucharaditas de leche en polvo y una clara de huevo. Aplicar sobre rostro y cuello con masajes rotatorios hacia arriba. Dejar actuar durante 30 minutos y enjuagar con agua caliente. Tonificar con una infusión fría de tomillo y lavanda.

● **Mascarilla de levadura de cerveza:** Esta mascarilla reduce la excesiva untuosidad de la piel y limpia más en profundidad que el agua con jabón. Se prepara mezclando una cucharadita da té de levadura de cerveza (de venta en tiendas de dietética) con la dosis de yogur suficiente para obtener una crema fluida y ligera. Se distribuye sobre todas las zonas oleosas de la cara y se deja actuar durante 15 minutos. Aclarar antes con agua caliente y después con fría. El aclarado último puede ser efectuado con zumo de limón diluido en agua. Esta mascarilla es muy eficaz para estimular la circulación cutánea y está indicada al principio de la primavera, para devolver vitalidad a la piel dañada por el clima invernal.

Mascarillas para todo tipo de piel

● **Mascarilla de miel y romero:** La miel es un buen detergente; limpia a fondo la piel librándola de células muertas y de impurezas. Además es altamente nutritiva y aporta oligoelementos preciosos. Para confeccionar esta mascarilla, indicada para todo tipo de piel, se mezclarán dos cucharadas de miel pura con una cucharada de aceite de romero (maceración en germen de trigo).

● **Mascarilla de aguacate y huevo:** También se adapta a todo tipo de piel. Todos conocemos los efectos positivos del aguacate y de su aceite sobre la piel, por lo cual cuando preparamos una ensalada no estaría de más reservar una porción de pulpa madura para el cuidado de nuestro cutis y aplicarla directamente sobre la cara hasta el momento de servir en la mesa. Para confeccionar una mascarilla un poco más compleja necesitamos la pulpa de un aguacate bien maduro, 1 clara de huevo, una cucharadita de zumo de limón y nata. Se mezclan los ingredientes hasta formar una crema y se aplica sobre rostro y cuello dejándola actuar durante 20 minutos.

● **Mascarilla a la fruta:** El secreto de esta mascarilla reside en su riqueza en vitaminas, nutriente fundamental para mantener una piel joven y viva. Se mezcla la pulpa de 1/2 aguacate maduro con una cucharada de zumo de tomate y una cucharadita de zumo de limón. Se deja actuar como siempre y se tonifica.

● **Mascarilla de cereales:** Pueden utilizarse todo tipo de cereales —trigo, cebada, avena, arroz, etc.— con tal que sean integrales y de procedencia biológica. Una forma sencilla de usarlos es hirviéndolos enteros y aplicándolos directamente sobre la piel; se pueden usar también las harinas. La avena destaca por su efecto suavizante y detergente, por lo cual la utilizaremos en el siguiente ejemplo: Mezclar 2 cucharadas de avena hervida sin sal con 2 cucharadas de nata y unas gotas de zumo de limón (evitar este último ingrediente si la piel es muy seca). Dejar actuar durante 20 minutos y aclarar usando al final el agua de cocción de la avena.

● **Mascarilla de aloe:**

1 – Mezclar una cucharadita de pulpa de aloe con 1 huevo entero, 1 cucharada de miel y 2 cucharadas de harina de cebada, hasta conseguir una pasta semilíquida. Extenderla con un pincel sobre el cutis y mantenerla durante 10-20 minutos o bien hasta que esté seca. Aclarar con agua, alternando caliente y fría.

2 – En casos de cutis delicado, recurrir a la siguiente mascarilla. Mezclar 1 cucharada de pulpa de aloe con 1 cucharada de pulpa de pepino, 100 gr de yogur entero y 2 cucharadas de harina de cebada. Se puede poner una gasa sutil entre piel y mascarilla. Mantener durante 15 minutos y aclarar como en el caso anterior.

Los tónicos

Si la fase más importante para el mantenimiento del equilibrio epidérmico es la limpieza del cutis, la siguiente es la tonificación.

Los tónicos y los astringentes se usan después de las mascarillas para cerrar los poros y devolver a la piel su estado de normalidad. La tonificación aporta, pues, una acción vasoconstrictora, sedante, local, antiséptica y astringente.

Es conveniente efectuarla cada día e incluso dos veces al día, por la mañana y por la noche, al fin de asegurar un correcto cuidado del cutis.

Para esta fase se usarán infusiones de plantas medicinales; se empapará en el líquido un trozo de algodón y se aplicará reiteradamente a la cara. Tónicos especiales aptos para solucionar particulares problemas de la piel (acné, espinillas, etc.) se encontrarán en el apartado dedicado a las afecciones de la piel.

Por tonificación se entiende también un uso correcto del **agua**, por ejemplo alternando agua caliente y fría y repitiendo el proceso unas cuantas veces, en casos de piel grasienta. Para las pieles normales se usará agua tibia y se terminará con agua fría; en casos de piel sensible e irritable, se usará únicamente agua tibia.

Si disponemos de una piel sana y normal, muchas de las hierbas que tomamos regularmente pueden ser usadas como tónico. Ademas del romero y de la lavanda, que resultan convenientes en todos los casos, podemos usar la **menta**, que proporciona una agradable sensación de frescor, la **caléndula**, la **manzanilla** y la **malva**, todas ellas con propiedades calmantes y antiinflamatorias, o bien la **ortiga**, cuya riqueza en minerales aporta preciosos nutrientes.

En casos de piel normal con tendencia a granos y espinillas, o en casos de piel grasa, se puede elegir entre los siguientes tónicos:

● **Astringente a la salvia:** En una taza de agua hirviendo, echar un puñado de salvia seca. Apagar el fuego y dejar en maceración hasta que el líquido esté frío. Lavarse generosamente la cara con esta maceración, disfrutando de su efecto vitalizador y detergente. Durante el verano, esta misma loción calma el ardor provocado por el sol sobre la piel.

● **Astringente de hamamelis virginiana:** La acción antiséptica de esta planta se une a la propiedad de reducir la dilatación de los poros que a menudo acompaña a la piel grasienta.

● **Loción refrescante al limón:** Mezclar zumo de limón con agua, según la concentración deseada, y ponerlo en el congelador de cubitos de hielo. Pasarlo por la cara y por el cuello, quitando después la grasa y la humedad con un poquito de algodón.

● **Astringente de menta:** En un frasco, poner en maceración durante 7 días 3 cucharadas de menta picada en 2 cucharadas de vinagre de manzana. Escurrir apretando las hojas de menta y añadir 1/4 de litro de agua destilada. Guardar. Purifica, limpia y refresca la piel.

● **Tónico refrescante para aclarar la piel:** Exprimir el zumo de medio limón en una taza de infusión de manzanilla y aplicar.

● **Tónico de coñac y romero:** Preparar una maceración con 3 cucharadas de romero fresco o seco en una taza de agua hirviendo. Dejar enfriar y añadir 3 cucharaditas de coñac y 2 de agua de rosas natural. Es una loción estimulante y se adapta a todo tipo de piel. (Los tónicos y los astringentes de venta en el comercio normalmente contienen alcohol, elemento que a la larga estira y seca demasiado la piel. Esta receta contiene alcohol y, si bien es ciertamente más natural que un tónico comprado que, además de alcohol, contiene muchos ingredientes químicos, no aconsejo su uso habitual).

● **Loción de flores de saúco:** En un recipiente de cristal que se pueda cerrar, dejar macerar durante 24 horas una taza de flores de saúco (frescas o secas) en una taza de agua. Filtrar y mezclar con media taza de zumo de limón fresco. Se aplica sobre el rostro y el cuello, limpios.

● **Tónico reafirmante al benjuí:** Mezclar 1/4 de cucharadita de tintura de benjuí en 1/4 de taza de infusión de rosas o bien de saúco o azahar. Filtrar con una gasa y aplicar el tónico sobre el rostro con algodón, manteniéndolo hasta que esté seco. Sirve para reafirmar la piel y mantenerla fresca. Antiguamente, esta receta se utilizaba en casos de palidez.

● **Agua de rosas pura:** Es una verdadera loción «de lujo» ya que solamente pueden permitírsela los que viven en el campo o bien los que disponen de rosas rojas cultivadas sin fertilizantes. Para extraer la máxima cantidad de agua se hará preferiblemente en los días más soleados. En un tarrito de cristal transparente, poner los pétalos de una o dos rosas rojas y olorosas; cerrar bien y poner al sol en las horas del mediodía. Al cabo de 2-3 horas las flores habrán destilado una agua muy preciosa mezclada con el aceite esencial. Aplicar sobre rostro y cuello y guardar lo que sobra en la nevera, pero no más de 24 horas. Las rosas son un factor de belleza usado desde los tiempos más antiguos y retrasan la aparición de arrugas. Este procedimiento es la forma más completa de disfrutar de sus propiedades.

Leches limpiadoras

Para la piel grasienta, la mejor leche limpiadora es la leche desnatada, ideal también para quitar el maquillaje. Sus propiedades astringentes parecen reducir la actividad de las glándulas sebáceas, aunque sea momentáneamente. Deja además una sutil capa protectora sobre la epidermis. Se puede, por comodidad, tener un tarrito de **leche desnatada** en polvo en el baño y, en el momento de utilizarla, mezclarla con agua bien caliente hasta obtener la consistencia de la leche. Aplicarla con algodón, masajeando cada zona de la cara y retirarla con una servilleta de papel. La **leche entera** se puede usar de la misma forma en casos de piel seca y normal.

Personalmente, para limpiarme la cara, y sobre todo la zona de alrededor de los ojos, uso la **saliva**. A menudo cuando hago esta afirmación la gente se queda extrañada y un poco desconfiada. ¿No es acaso lo que utilizan los animales para lavarse y desinfectar sus heridas? La saliva es un concentrado de energía electromagnética, es riquísima en enzimas, tiene un alto poder desinfectante y cicatrizante. Empleada a diario, además de limpiar y nutrir, previene infecciones (sobre todo de los ojos) y actúa como preventivo de las arrugas.

● **Leche de almendras:** Mezclar 4

cucharadas de almendras molidas, 125 cl de leche y media cucharadita de miel. Batir los ingredientes y guardar en la nevera no más de 48 horas. Es una leche limpiadora indicada en casos de pieles secas y normales.

● **Leche de pepino:** Con una licuadora, extraer el zumo de un pepino pequeño. Mezclarlo con una tacita de leche, batiendo los ingredientes durante 2-3 minutos. Aplicar con bolas de algodón sobre pieles normales y grasientas.

● **Leche limpiadora de avena:** Mezclar una cucharada de harina de avena con una cucharada de leche entera y una cucharadita de nata. La avena es una efectiva limpiadora de la piel y elimina las células muertas. Esta leche está particularmente indicada en casos de piel seca, opaca y desvitalizada.

● **Leche limpiadora de avena y nata:** Mezclar un poco de harina de avena, reducida previamente a polvo muy fino, con nata hasta obtener una pasta de consistencia mediana. Aplicar sobre la cara y dejarla actuar unos minutos para que remueva la suciedad. Enjuagar y secar.

● **Leche limpiadora de aloe:** Se mezclan en un mortero 2 cucharadas de tintura básica de aloe, 2 cucharaditas de menta fresca y 100 cc de infusión de romero. Aparte, se calientan al baño maría en un tarrito de cristal 10 cc de aceite de almendras, 20 cc de leche de almendra y 10 gr de manteca de cacao, hasta que la manteca se derrita. Se agrega entonces el compuesto de menta y aloe y 10 gotas de esencia de limón. Guardar en la nevera. Para todo tipo de piel.

Los jabones

Para quien tiene la **piel normal** y **seca**, y sobre todo después de los 35 años, no es aconsejable el uso del jabón para lavarse la cara. Su fuerte alcalinidad, de hecho, le quita a la piel la capa ácida, dejándola seca y escamosa. Si os gusta usar jabón, elegid uno que lleve indicado su pH y controlar que este pH sea lo más similar al de la piel. Si alguna vez usáis un jabón alcalino, aclarar la cara con agua y vinagre de sidra (o bien vinagre «de los 4 ladrones») para devolver a la piel su capa ácida. Personalmente uso desde hace varios años agua o restos de infusiones a las que añado de vez en cuando una parte de arcilla en polvo (una cucharada por 2-3 cucharadas de líquido). Con esta mezcla se masajea el rostro y se aclara en seguida con agua caliente y fría alternadas. Para proceder a la tonificación, elegir la infusión más apropiada en el apartado dedicado a lociones y tónicos.

La **avena** es también muy efectiva como sustituto del jabón; ayuda a eliminar las células muertas y a limpiar a fondo los poros. Se usará en forma de harina, mezclando 4 cucharadas de esta con 4 de leche. Se calienta la leche, se echa la harina y se cocina un poco hasta formar una pasta. Se aplica a rostro y cuello y se enjuaga con agua tibia.

Para aquellos que no quieren prescindir del jabón, los mejores son los nutritivos y ricos en aceites para evitar que la piel se seque en exceso. No propongo, en este apartado dedicado a la delicada piel de la cara, recetas para preparar el jabón base, porque su ingrediente principal, la sosa cáustica, es una sustancia muy alcalina y, si no se la diluye apropiadamente, ejerce una acción irritante sobre la piel. En el apartado dedicado al cuerpo se encontrarán recetas para preparar jabones partiendo del jabón de Marsella. La naturaleza nos ofrece algunas plantas que podemos usar como sustitutos del jabón, como por ejemplo: la **saponaria** (o jabonera) y la **chumbera**.

● **Jabón líquido de saponaria:** En una olla, poner a hervir durante 5 minutos 5 cucharadas de saponaria con 3 cucharadas de lavanda y 2 de romero. Dejar el cocimiento en maceración hasta que se enfríe, colar y verter el líquido en una botella. Usarlo para lavarse el cuerpo y el pelo.

● **Jabón natural de chumbera:** Es una costumbre proveniente de los indios americanos. Consiste en abrir por el medio una pala de higo chumbo, después de haberle quitado los pinchos, y frotar bien cuerpo y pelo con la parte interna de la hoja. Desprende una especie de espuma de suave efecto detergente y confiere a la piel una sensación muy agradable. Estas palas son, de hecho, ricas en mucílago.

Cómo retrasar el envejecimiento cutáneo

Al envejecimiento fisiológico acompaña el envejecimiento cutáneo, que conlleva una serie de cambios en la dermis. Se verifican, de hecho:

● Una disminución del número de fibroblastos, las estructuras donde se renueva el colágeno. El colágeno, así como la elastina, son proteínas presentes en la dermis y responsables sobre todo de la elasticidad de la misma. Al disminuir estas estructuras, la piel pierde elasticidad y turgencia.

● Aumento de la melanogénesis. La pigmentación pierde uniformidad y aparecen manchas.

● Aumento de la fragilidad capilar, con la consecuente aparición de venitas (*couperose*) en las mejillas y en la nariz.

● Pérdida de hidratación.

● Disminución del espesor de la dermis.

● Reducción del calcio extracelular

dérmico. El calcio es fundamental en el proceso de contración-expansión de las fibras.

La pérdida de elasticidad y de hidratación que deriva da estas condiciones es responsable de la aparición de arrugas.

Elementos altamente responsables del envejecimiento cutáneo, son los **radicales libres**. Se trata de grupos químicos en la producción de los cuales participan factores como la contaminación ambiental, la radiación solar, el agotamiento físico-psíquico, los tratamientos prolongados con fármacos y la radioterapia. Los radicales libres alteran el sistema biológico actuando sobre el metabolismo de proteínas, carbohidratos, lípidos y ácidos nucleicos, acelerando así el proceso de envejecimiento. Afectan al colágeno y a la elastina, favoreciendo la aparición de arrugas, y a los melanocitos, las células productoras de melanina, causando manchas en la piel e incluso lesiones cancerígenas.

Solamente podemos neutralizarlos con la ayuda de sustancias ***antioxidantes***, que añadiremos a la dieta (vitamina E, aceite de onagra) y a los tratamientos de belleza externos, ya que en nuestro organismo su producción disminuye con la edad. Las plantas medicinales que nos pueden ayudar a neutralizar los radicales libres, son: la **equinácea** (en su raíz hay derivados del ácido caféico, que inhiben la alteración del colágeno); la **cola de caballo** (tiene una acción antiradical pero hay que usarla fresca o bien en extracto de planta fresca); el **ginkgo biloba** y el **grosellero negro** (ambos contienen flavonas, que bloquean la producción de radicales libres); el **romero** (protege la oxidación de los lípidos), el **diente de león** (además de flavonas, contiene zinc, un oligoelemento antiradical) y el **hibisco** (también contiene derivados flavónicos).

Las cremas a base de estrógenos y progesterona, usualmente publicitadas para reparar el envejecimiento cutáneo, pueden causar reacciones negativas, ya que las hormonas, una vez absorbidas por la piel, pueden causar un desequilibrio hormonal por todo el organismo. Aparte de las plantas enumeradas más arriba, hay algunos preparados que nos pueden ayudar a mantener la piel saludable.

Para evitar la deshidratación usaremos aceites vegetales ricos en ácidos grasos poliinsaturados o **ácidos grasos esenciales**, entre los cuales los que más nos interesan son el ácido linoleico y el ácido linolénico, fundamentales para realizar la síntesis de prostglandinas. Son ricos en estos dos tipos de ácidos grasos el aceite de **germen de trigo**, el aceite de **semillas de onagra**, el aceite de **semillas de borraja** y el aceite de rosa mosqueta. Estos aceites forman por encima de la epidermis una capa lipídica que frena la evaporación excesiva de agua.

Por lo que concierne al problema de la elasticidad, necesitamos reponer **proteínas** cuya síntesis, como hemos visto, disminuye con la edad. Entre las funciones básicas de las proteínas está la función estructural que llevan a cabo las proteínas fibrosas (colágeno, elastina, etc.). Debemos recordar que solamente las proteínas de origen animal contienen todos los aminoácidos esenciales y, por lo tanto, cumplen todos los requisitos. Las personas completamente vegetarianas pueden convertir las proteínas ingeridas en proteínas de alta calidad simplemente mezclando en la misma comida cereales, vegetales y legumbres. Es cierto que las personas vegetarianas tienen una piel más clara y sana que las que comen mucho producto animal (sobre todo carne) pero es también verdad que una dieta totalmente vegetariana, o sea con la exclusión de lácteos y huevos además de la carne, puede presentar un déficit proteico que se refleja en un temprano decaimiento de la piel. Personalmente no como carne, pero después de muchos años de dieta completamente vegetariana (macrobiótica) he llegado a la conclusión que una dieta ovolácteo-ovegetariana, con el consumo saltuario (una vez por semana o menos) de pescado y la abolición total de tabaco, drogas, alcohol y productos químicos, es una buena base para mantener el cutis joven y sano. Complementaremos nuestra dieta con frutos secos, germen de trigo, aguacates, productos derivados de la soja, y alimentaremos nuestra piel externamente con estos mismos elementos. Los productos que derivan de la soja y del aguacate, por ejemplo, se han demostrado eficaces en activar el crecimiento de los fibroblastos y aumentar así la producción de colágeno.

La **vitamina E** debería ser un elemento siempre presente en el botiquín de belleza de una mujer que ha llegado a los 40 años. Sus propiedades han sido detalladas en el párrafo «Ampliando el botiquín».

La **manteca de cacao**, aplicada sobre las primeras arrugas alrededor de la boca y de los ojos, también sirve para atenuarlas y reducirlas, actuando como emoliente y suavizante de la piel.

Para las pieles maduras, además de aconsejar las mascarillas nutritivas enumeradas en el párrafo relativo, aconsejo el uso de ungüentos. Estos ungüentos se pueden aplicar por la mañana y retirar como una mascarilla después de 1 hora, o bien se pueden aplicar en cantidad más reducida y dejarlos absorber totalmente por la piel. Vuestro tipo de piel y su capacidad de absorberlo totalmente os guiarán.

Entre las plantas medicinales a las que podemos dirigirnos para evitar un precoz envejecimiento cutáneo, las más importantes, son: la **centella asiática**, óptimo regenerante celular; la **cola de caballo** y la resina de **benjuí**, reafirmantes; el **hipérico** y la **consuelda**, altamente cicatrizantes, y el **ginseng**, regenerador y estimulante. La raíz de este último estimula la síntesis de RNA y de proteínas, influyendo además en el metabolismo de los lípidos y de los carbohidratos. Con todas las plantas enumeradas arriba se pueden preparar tisanas para aplicar a la piel en forma de compresas. Para prepararlas se puede seguir el procedimiento de la loción de flores de saúco (ver apartado «Los tónicos»).

Gracias a sus principios activos, el **aloe vera** es un precioso aliado de la salud y de la belleza del cutis. Sus propiedades regeneradoras están justificadas por la concentración vitamínica, en particular las vitaminas A, B_1, B_2, B_6 y B_{12}, y por los azúcares vegetales (glucomannan, pentosa, galactosa). Estas sustancias convierten al aloe en un activo estimulante biogénico, capaz de flexibilizar las fibras elásticas de la dermis, fortificar las fibras de colágeno y estimular la reproducción de las células epiteliales.

El aloe, además de limpiar a fondo el cutis eliminando células muertas y productos desechables, regula el pH, nutre la piel y la tonifica. Al estimular la producción de colágeno, evita el resquebrajamiento del cutis, retrasando así la aparición de arrugas y patas de gallo. Si disponéis de plantas frescas, lo ideal es cortar un trocito de 3 cm más o menos por la mitad y, después de haber removido un poco la pulpa con los dedos, aplicarla generosamente sobre el rostro y el cuello. Mantenerla durante una hora y enjuagar con agua caliente y fría alternas. Repetir esta operación lo más a menudo posible, recordando que con los elementos naturales las respuestas pueden ser más lentas pero más duraderas. La tintura de aloe (ver capítulo 1) rebajada con agua constituye un óptimo tónico para pieles desvitalizadas, y el ungüento a base de aloe proporciona todas las virtudes de la planta misma.

● **Loción de consuelda:** En una taza de agua, dejar macerar durante 24 horas 4-5 cucharadas de raíz de consuelda. Filtrar y aplicar mojando en la loción unas bolas de algodón. Repetir varias veces, prolongando la operación durante varios minutos.

● **Ungüento de rosa mosqueta:** Llenar con oleomacerados las 3/4 partes de un tarro de mermelada vacío, respetando las siguientes proporciones: 3 partes de aceite de caléndula macerada en aceite de germen de trigo, 2 partes de aceite de consuelda macerada en aceite de sésamo, 2 partes de aceite de hipérico macerado en aceite de oliva, y 1 parte de aceite de rosa mosqueta puro. Añadir cera de abejas y calentar al baño maría hasta que la cera esté completamente disuelta. Verter la mezcla en tarritos pequeños y una vez solidificados los ungüentos, añadir a cada tarrito 2 gotas de aceite esencial de geranio, removiendo con un palillo. Las propiedades altamente cicatrizantes de la consuelda, de la rosa mosqueta y del geranio hacen de este preparado una ayuda valiosa no solamente para reparar las arrugas sino para reducir estrías, cicatrizar grietas (manos, pezones) y para atenuar las cicatrices resultantes de intervenciones quirúrgicas.

● **Ungüento de aloe vera:** Seguir el primer procedimiento usando 3 partes de aceite de aloe vera macerado en aceite de oliva, y 2 partes de aceite de caléndula macerada en aceite de germen de trigo. Añadir la cera y dejarla fundir al baño maría. Verter en tarritos y añadir a cada uno de ellos unas gotitas de tintura de benjuí. Es un ungüento antiarrugas, reafirmante y suavizante.

● **Ungüento de aloe e hipérico:** Siguiendo el mismo proceso, mezclar 3 partes de aceite de aloe vera con 2 partes de aceite de caléndula y 2 partes de aceite de hipérico. Añadir la cera y una vez que el ungüento esté listo pasarlo a los tarritos, añadiendo 20 gotas de tintura de aloe por cada 30 cc de producto. Además de ser antiarrugas, es un ungüento idóneo para ser utilizado en casos de quemaduras o después de prolongadas exposiciones al sol.

● **Ungüento de caléndula y malva:** Usando el primer procedimiento, verter 3 partes de aceite de caléndula macerada en aceite de germen de trigo, 2 partes de malva macerada en aceite de sésamo, 2 partes de aceite de aloe vera macerado en aceite de oliva y 1 parte de aceite de almendra. Verter en tarritos y dejar enfriar. Este ungüento antiarrugas, a diferencia de los anteriores, no contiene ningún otro ingrediente tipo esencia o tintura; por este motivo está especialmente indicado para pieles delicadas, con tendencia a la *couperose*.

● **Ungüento de aguacate y jojoba:** Para quien no dispone de oleomacerados preparados, el procedimiento más sencillo para preparar un eficaz ungüento antiarrugas es el siguiente: Mezclar en partes iguales aceites de germen de trigo, de aguacate y de jojoba. Añadir la cera de abeja siguiendo las dosis indicadas para los demás ungüentos y también el procedimiento común. Verter en tarritos y dejar enfriar. Añadir a cada tarrito 2 gotas de aceite esencial de rosas.

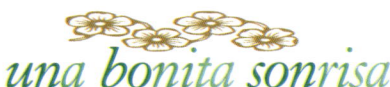

una bonita sonrisa

Los labios

El exceso de sol en verano, así como el frío y el aire seco del invierno, deshidratan la sensible piel de los labios, causando a menudo heridas y grietas dolorosas.

El uso de los pintalabios normales en el comercio, a menudo concentrados de productos alergénicos y colorantes químicos, agrava estos problemas. En algunos pintalabios hay unos componentes alergénicos que al contacto con la luz solar causan reacciones negativas: los labios se agrietan y empiezan a sangrar. Poco cambia en realidad con los productos publicitados como anti-alérgicos; parece que también acaban provocando reacciones análogas. Por suerte, empiezan a aparecer en tiendas de productos naturales pintalabios más aceptables, que si bien no aseguran el efecto color durante 24 horas, por lo menos no comprometen nuestra salud.

Para curar unos labios agrietados y secos o para protegerlos de elementos externos agresivos como el frío, el sol, etc. se pueden preparar los ungüentos que se encuentran a continuación.

La vitamina E es muy importante para conservar la salud y la belleza de los labios, por lo cual maceraremos las plantas que vamos a utilizar en aceite de germen de trigo, el más rico en dicha vitamina.

● **Bálsamo emoliente para los labios:** En un tarrito de cristal, fundir al baño maría 2 cucharadas de aceite de caléndula (macerada en aceite de germen de trigo), 2 cucharadas de manteca de cacao, y cera de abeja rallada en cantidad suficiente para obtener un ungüento. Verter el compuesto en un molde para pintalabios o bien repartirlo en pequeños tarritos de cristal. Guardarlo en un lugar fresco para evitar el enranciamiento de la manteca de cacao. Aplicar generosamente en los labios agrietados.

● **Brillo labial:** Es de muy fácil preparación y da un precioso brillo a los labios, además de permitirnos disfrutar del sabor agradable que tiene. Fundir al baño maría 3 cucharadas de manteca de cacao con 1 cucharada de cera de abeja. Pasarla al tarrito de cristal y dejarla enfriar.

● **Pintalabios natural:** Quienes estén interesados en preparar un verdadero pintalabios natural pueden proceder como sigue. Antes que todo, hay que disponer de una maceración de raíz de palomilla de los tintes (dos cucharaditas) en aceite de germen de trigo (media taza). La maceración debe haber estado reposando dos semanas, por lo menos. Una vez filtrado el aceite, se le añadirá al baño maría un poco de cera de abeja rallada (hasta formar un ungüento más solido de lo normal) y se le añadirá un poco de infusión muy concentrada de flores de hibisco y dos gotas de aceite esencial de rosas.

Los dientes

Para mantener nuestros dientes en buenas condiciones, una dieta adecuada es tan importante como una higiene minuciosa. Por cuanto los productores de dentífricos nos hacen creer que el secreto está en los cepillados diarios realizados con productos confeccionados a partir de sustancias a menudo tóxicas o contraproducentes para la misma salud dental, las verdaderas causas de las caries y de otros problemas de nuestra dentadura residen en la alimentación, en los factores hereditarios y en el mismo proceso del cepillado en sí.

Es necesario evitar una alimentación rica en productos sofisticados y refinados, en azúcar blanco, alcohol, vinagre y otros alimentos excesivamente ácidos que sustraen minerales a nuestro organismo, y controlar que la ingestión de minerales y vitaminas sea suficiente para la salud en general. Nuestra dieta tiene que contener cereales integrales y alimentos duros o bien que necesiten una masticación prolongada, ya que esta sirve para masajear las encías.

Los dientes están compuestos principalmente de fosfatos de calcio, por lo cual este mineral es imprescindible para el mantenimiento de una buena dentadura; el calcio no se almacena en nuestro organismo como sucede con otros minerales, por lo cual hay que asumirlo a diario en la cantidad justa. Para asimilar el calcio se necesita la vitamina D; la vitamina A conserva el esmalte y es responsable del aspecto externo de los dientes, y la vitamina C impide el deterioro de los tejidos.

La **placa dentaria** la forma la saliva que se deposita sobre los dientes. La saliva es una mezcla de secreciones glandulares y su composición está influenciada por los alimentos que comemos. El azúcar provoca la secreción de una cantidad de placa superior a la provocada por alimentos no azucarados; la placa se forma cada 12 horas, por lo cual es muy importante retirarla antes de que se deposite.

Las frutas y las verduras crudas, además de no producir placa dentaria, son buenos detergentes y algunos de ellos, como la **manzana**, ejercen una acción anticaries. Los vinagres atacan el esmalte dentario, por lo cual es mucho mejor usar como aderezo zumo de limón o de umeboshi. En cambio, una cucharadita de **vinagre de sidra** diluida en un vaso de agua, después de comer, usada para enjuagues, ayuda a eliminar la placa.

Una carencia de minerales y de proteínas en la dieta de la mujer, durante el embarazo y el amamantamiento, predispone también al deterioro de los dientes en el hijo. Esto recalca que la salud en general no es solamente una responsabilidad del individuo, sino que se determina antes de que este nazca, en base a la calidad de la alimentación materna.

Síntomas como un excesivo acúmulo de tártaro sobre los dientes o encías demasiado tiernas y fácilmente infectadas son un señal de alarma. También las manchas sobre los dientes, las caries, pequeños granos de pus en la base de los dientes en las encías y dientes que se balancean son otros síntomas a tener en consideración.

Una cuidadosa higiene puede evitar muchas de estas situaciones. Es útil también masajear a diario las encías y las zonas de alrededor con la yema del dedo índice durante unos minutos.

El **mal aliento**, además de señalar trastornos del aparato digestivo o del hígado, puede ser una de las consecuencias de dientes enfermos. Comúnmente es un disturbio generado por una mala digestión que causa putrefacciones en el organismo. Cuando en el estómago no hay ácido clorhídrico suficiente, aparece el mal aliento.

Es importante entonces revisar la dieta y prepararse un elixir bucal que solucione temporalmente el problema.

El dentífrico de arcilla con clavo y canela también puede ser útil, ya que actúa a la vez como elixir.

Como pequeña ayuda podemos recordar el limón: frotando los dientes con su cáscara o con su zumo conseguiremos blanquearlos, teniendo cuidado de enjuagarse en seguida con agua para que el ácido no ataque al esmalte. Las **fresas** frescas frotadas también actúan como detergentes, así como algunas raíces como la de **alcanfor**, usada en forma de tiza, que es además antiséptica.

Los dentífricos

La mayoría de los dentífricos comerciales, además de contener un alto porcentaje de azúcar, ya por sí mismo sumamente perjudicial para los dientes, contienen sustancias abrasivas, detergentes o cáusticas. Los abrasivos, usualmente a base de fosfatos o carbonatos, tendrían que asegurar una limpieza minuciosa pero su acción corrosiva acaba por comprometer el esmalte, sobre todo en las dentaduras débiles. El laurilsulfato, ingrediente común a la mayoría de dentífricos, aunque ha sido presentado como inofensivo, según estudios científicos independientes ha resultado que es tóxico, provoca alergias y, como todos los detergentes, ejerce una acción desequilibrante sobre la flora microbiana bucal, llegando a dañar la mucosa misma. Algunos estudios señalan que bacterias nocivas como colibacterias y estreptococos no son afectadas por su acción mientras que otras bacterias inofensivas y beneficiosas son destruidas. El laurilsulfato, además, se mantiene en la boca también después de haberla enjuagado repetidamente.

El miedo a los microbios ha llevado a la industria de los dentífricos a incluir en sus productos el uso de antisépticos, así que sustancias peligrosas como la benzosulfamida, el exaclorofeno e incluso el peligroso formaldehido (sospechoso de ser cancerígeno) están presentes en su preparación. Tales sustancias aniquilan indiscriminadamente la flora microbiana bucal comprometiendo el sistema natural de defensa y alterando el equilibrio ácido-basico de la boca.

Después de que la OMS se ha manifestado a favor del flúor, muchos dentífricos lo incluyen entre sus componentes a pesar de ser sospechoso en cuanto tóxico y de actuar como inhibidor de las glándulas endocrinas.

Para la higiene de los dientes podemos mezclar elementos biológicos y preparar pastas dentífricas y enjuagues que sirvan no solamente para limpiar sino para proteger nuestra dentadura de caries y alientos desagradables. La arcilla es óptima para limpiar a fondo los dientes; si se la utiliza durante un cierto tiempo y se vuelve después a un dentífrico normal, se tendrá la sensación de que los dientes nunca están limpios. La arcilla es útil también para quitar la placa y las manchas causadas por el humo, y la recomiendo vivamente a todos aquellos cuyas encías sangran fácilmente.

Entre las plantas medicinales, elegiremos la **salvia**, fundamental en las afecciones de la zona bucal y anticaries, el **tomillo** como antiséptico y la **menta** como refrescante. Esta última, siempre que queramos podemos añadirla a los otros componentes, ya sea en forma de infusión o de aceite esencial.

La **mirra** es una resina con propiedades desinfectantes y es de gran ayuda en casos de encías débiles y ulceradas. Añadida en forma de tintura (unas gotas) a los dentífricos o a los enjuagues sirve como antiséptico y conservante. Usada sola, siempre en forma de tintura, fortalece y sana las encías y cura las llagas en la boca.

Las hojas de **salvia** frescas, frotadas sobre los dientes y las encías, limpian al instante. En casos de caries dolorosa, se dejarán sobre la parte afectada hojas machacadas con su zumo. La salvia se puede secar también en el horno, reducir a polvo muy fino, guardarla y usarla como dentífrico. Este polvo de salvia resulta útil como blanqueador, liberando los dientes de la placa amarillenta. De la misma forma se prepara el **dentie**, el dentífrico usado en macrobiótica, sólo que en vez de la salvia se usan **berenjenas** y sal marina. El dentie es un producto óptimo y se puede conseguir en cualquier tienda de dietética, aunque no aconsejo usarlo a diario ya que el exceso de sal marina puede perjudicar el esmalte.

El zumo de **manzana** (recién centrifugado), sirve también para limpiar los dientes y es ligeramente anticaries; por ese motivo es saludable acostumbrar a los niños a comer una manzana con su piel entre las comidas.

● **Dentífrico de arcilla y salvia:**
Preparar media taza de infusión muy concentrada de hojas de salvia y no filtrarla hasta que esté fría. Con la ayuda de una cucharita de madera formar una pasta blanda mezclando la infusión con la arcilla que se necesite. Es muy importante usar una arcilla muy fina para uso interno (la mejor es la arcilla blanca). Obtenida la pasta, añadir una gota de aceite esencial de clavo, dos de canela, tres de tomillo y tres de tintura de mirra.

Esta es la fórmula más antiséptica, indicada para quien sufre de caries o de encías inflamadas. En casos extremos se le puede añadir tintura de propolis por su valor como antibiótico natural.

Quienes no tienen problema particulares pueden prescindir del clavo y la canela y usar en su lugar esencias más agradables como **menta**, **hinojo**, **mirra**, etc.

● **Elixir dentífrico astringente:**
En 200 gr de alcohol de 80° y 20 gr de agua destilada, poner a macerar durante 9 días 100 gr de raíz de ratania y 50 gr de corteza de canela desmenuzadas. Filtrar, añadir 780 cl de agua destilada y 10 gotas de esencia de menta. Filtrar nuevamente al cabo de 3 días y utilizar el líquido para enjuagues 2-3 veces al día. Es útil para reforzar las encías y mantener los dientes sanos y blancos.

● **Elixir bucal:** Mezclar 2 gotas de cada uno de los siguientes aceites esenciales: romero, menta y salvia. Practicar enjuagues 2 veces al día.

● **Elixir odontálgico:** En 100 gr de alcohol de 70°, dejar macerar durante 9 días 15 gr de salvia, 4 gr de propolis puro, 2 gr de clavo de especia, 10 gotas de esencia de romero, 4 gotas de esencia de bergamota. 1 cucharadita en un vaso de agua para enjuagues (**neuralgias**).

● **Enjuague de salvia para las encías inflamadas:** Un enjuague realizado con una infusión concentrada de salvia y sal marina puede ser eficaz por sí solo para combatir una infección de las encías. Preparar una infusión de salvia bien concentrada en una taza de agua. Al apagar el fuego, añadir una cucharadita de sal marina integral, tapar y dejar macerar durante unas horas. Dejar enfriar y practicar los enjuagues cada hora, manteniendo el líquido sobre la zona infectada durante unos minutos.

● **Infusión para enjuagues.** En medio litro de agua hirviendo, poner en infusión 30 gr de hojas de albahaca desecada, 30 gr de bayas de enebro, 10 gr de pétalos de rosas rojas. Cuando la tisana esté tibia, filtrarla, exprimiendo bien los ingredientes para que salga el zumo, y guardarla en la nevera. Utilizar después de lavar los dientes, 3 veces al día (**halitosis**).

● **Elixir bucal complejo:** Ingredientes: esencia de canela, 1 gr; esencia de eugenia, 2 gr; esencia de menta, 8 gr; tintura de benjuí, 8 gr; tintura de propolis, 30 gr; esencia de salvia, 2 gr; alcohol de 80°, 1 litro. Mezclar, dejar macerar 24 horas y filtrar. Se harán enjuagues diluyendo media cucharadita de elixir en un vaso de agua.

● **Enjuague especiado:**

1 – **Ingredientes**: 1 cucharada de clavos triturados, 1 de nuez moscada, 1 de canela, 1/4 de litro de vino de Jerez, 5 gotas de esencia de lavanda y 5 gotas de esencia de menta. Dejar macerar en el jerez durante tres días la canela, el clavo y la nuez y luego añadir los aceites esenciales. Usar a razón de una cucharadita disuelta en un vaso de agua

2 – En 850 gr de orujo o grapa, macerar durante 9 días 30 gr de anís en polvo, 8 gr de canela en polvo, 1 gr de esencia de menta. Filtrar y conservar. En gárgaras, diluir 1 cucharadita en 1 vaso de agua. Sirve para **refrescar** la boca, **purificar** el **aliento**, **tonificar** las **encías** y **blanquear los dientes**.

● **Vino de salvia:** Hervir durante 5 minutos 30 gr de hojas de salvia y 20 gr de hojas de albahaca en 1 litro de vino rojo. Dejar enfriar, filtrar y añadir 50 gr de miel pura. Gárgaras y enjuagues bucales (**estomatitis** y todo tipo de inflamación bucal, **hongos**).

El cuello

Muchas veces el cuello es la primera parte del cuerpo que da claras señales de envejecimiento; esto es debido a la escasa atención y al poco ejercicio al que sometemos esta parte del cuerpo. Para detectar su estado de flexibilidad, probar este ejercicio: sentados en una postura cómoda que permita mantener la espalda derecha, dejar caer hacia adelante la cabeza como un peso muerto y hacerla rodar algunas veces. Si se advierten ruidos como si se tuviera arena en la nuca, no se está utilizando el cuello adecuadamente. Al eliminar la rigidez, el movimiento rotatorio del cuello, además de reforzar los músculos locales, eliminará también las tensiones que se acumulan en esta zona. Este mismo ejercicio es también una óptima prevención de cara a los problemas de cervicalgia tan comunes en las personas ancianas.

Visto desde una óptica espiritual, el cuello es el puente entre la vida mental y espiritual (los *chakras* superiores) y la vida emocional y física (los *chakras* inferiores), por lo cual toda rigidez y tensión acumulada en esta zona impide la comunicación entre estas dos partes del ser y mantienen en el hombre una postura rígida y unilateral hacia la vida.

El *chakra* laríngeo, que ya pertenece al cuerpo espiritual, es estimulado por los mismos ejercicios que utilizaremos para tonificar el cuello.

Sin pasar por alto los ejercicios físicos, cremas y bálsamos naturales pueden ayudar muchísimo a atenuar los signos del tiempo y a devolver al cuello cierta elasticidad.

● **Máscara tonificante:** Batir una clara de huevo, una cucharadita de extracto de menta, una de alcanfor líquido, una de miel y una cucharada de leche entera. Aplicar sobre el cuello y dejar secar. Enjuagar con agua tibia, tamponando con una toallita de algodón, y aplicar un poco de bálsamo revitalizador.

En el verano, debido a la excesiva exposición al sol, pueden aparecer manchas oscuras sobre la piel del cuello. En este caso, el **yogur** resulta muy útil, siempre que se tenga paciencia y se utilice a diario durante cierto tiempo; pocas y salteadas aplicaciones no darían el resultado esperado. El yogur debe mantenerse una media hora antes de proceder al enjuague.

Los ungüentos antiarrugas detallados en el apartado relativo son todos ellos útiles para tratar esta parte del cuerpo.

el pelo

El requisito fundamental para mantener un cabello fuerte y bonito es la alimentación. El pelo está compuesto básicamente por proteínas (97%); contiene además minerales y cenizas (3%). El ácido sulfúrico, el calcio y las vitaminas del grupo B son también necesarios para mantener una bonita melena. La riboflavina y la vitamina A estimulan su crecimiento y las grasas insaturadas evitan su caída.

Cada pelo nace de un minúsculo saquito de piel llamado folículo, en cuya base se encuentra un tejido rico en vasos sanguíneos, que llevan sustancias nutritivas al cuero cabelludo. En cuanto un pelo crece y sale del folículo deja atrás una columna de células que forman un nuevo pelo. Mientras el proceso sigue, normalmente el número de nuevos pelos iguala al de los viejos. Pero cuando los cabellos al salir no depositan nuevas células, los pelos no son sustituidos y empieza un proceso que puede acabar en calvicie.

Algunos alimentos resultan útiles para devolver tono a un pelo opaco o que está envejeciendo tempranamente. La levadura de cerveza da vida al color, así como el germen de trigo, la melaza de caña, las semillas de girasol, los cereales integrales y los aceites de primera presión en frío. Estos alimentos tendrían que formar parte de nuestra dieta.

Hay plantas medicinales que se adaptan más que otras a resaltar la salud y la belleza del pelo. Entre ellas destacan:

● **Abedul:** Se utilizan las hojas, que resultan beneficiosas en casos de seborrea.

● **Capuchina:** Las hojas y las flores combaten la caspa y fortifican el cabello frenando su caída y vigorizando los bulbos pilosos.

● **Centáurea y helicriso:** Llamadas ambas vulgarmente *biondella* (rubita), realzan el color del cabello

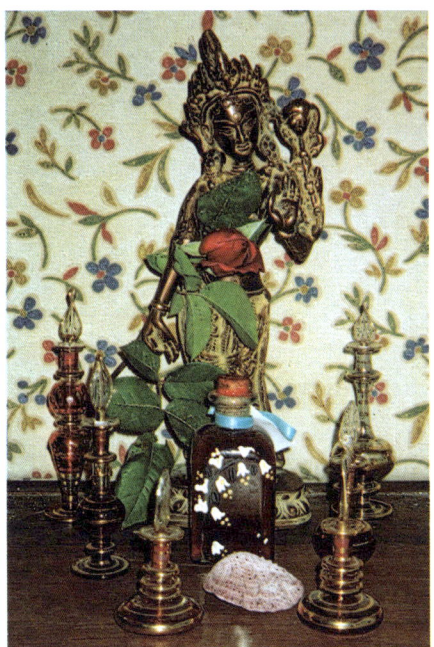

Aceite de belleza para el cuerpo y el pelo

Se prepara a partir de oleomacerados de hipérico, lavanda y romero y se añaden esencias al gusto (ylang-ylang; benjuí; rosou; musgo, ámbar, etc.)

rubio y embellecen el pelo ya blanco, quitándole el tono amarillento.

● **Cola de caballo:** Su riqueza en minerales, silicio sobre todo, la hace indicada en casos de alopecia y de debilidad capilar.

● **Culantrillo de pozo:** Su afinidad con el pelo la subrayaron los exponentes de la Escuela de las Signaturas (ver capítulo 2). Fortalece el cabello, estimulando su reproducción.

● **Naranjo:** En forma de aceite esencial, es muy efectivo para realzar la belleza del cabello. Se puede añadir en gotas al vinagre del último enjuague.

● **Ortiga:** Altamente remineralizante en uso interno, usada externamente nutre el pelo y detiene su caída.

● **Retama:** La raíz es efectiva para combatir la caspa.

● **Ricino:** El aceite extraído de las semillas combate la seborrea y desde la antigüedad se utiliza para confeccionar mascarillas capilares aptas para frenar la caída del pelo y realzar su belleza.

El champú

Lavarse el pelo tendría que ser un ritual programado, ya que si prestamos más atención a este momento el pelo se mantendrá brillante y suave sin necesitad de recurrir a costosas cremas y lociones.

La frecuencia con que se debe lavar el pelo es un factor individual pero, por lo general, no es aconsejable aplicar más de un champú o dos por semana. Una persona con buena salud y que lleva una alimentación equilibrada necesita lavarse el pelo menos que una persona enferma (la enfermedad hace liberar más toxinas) o que come demasiado (el exceso de grasa se deposita, entre otros sitios, en el pelo). Quien vive en el campo o en pueblos pequeños también mantiene el pelo limpio más tiempo que quienes sufren el aire contaminado y sucio de las ciudades.

El tipo de pelo —graso, fino, grueso, seco, etc.— debe ser tomado en consideración, ya que definirá también la frecuencia con que debemos lavarnos el pelo. Un pelo seco y frágil, por ejemplo, resulta decididamente dañado por unos lavados demasiado frecuentes, incluso si se usan champús etiquetados como inocuos.

Un lavado de pelo rápido no es adecuado para mantener el pelo saludable; con el tiempo, estas prisas pueden tener como resultado la caspa, malos olores del cuero cabelludo y poros obturados.

Antes de lavarse el pelo es aconsejable practicar un masaje en la cabeza, tirando ligeramente de cada mechón para dar vigor al cutis; se procede entonces a cepillar el pelo con un cepillo de cerdas naturales de media dureza, ya que los cepillos demasiado duros pueden irritar el cutis.

Evitar siempre que se pueda los cepillos y peines de plástico. Mantener la cabeza echada hacia delante y cepillar desde la nuca hacia arriba. Tratar cada punto del cuero cabelludo, para retirar el polvo y residuos de células muertas.

Aplicar entonces el champú, evitando el agua demasiado caliente y siguiendo el masaje con las yemas de los dedos. Es necesario enjuagar bien el pelo para eliminar toda traza de jabón.

Cuando elijáis un champú, no pensar erróneamente que los buenos son aquellos que hacen «cantar» al pelo. Cuando oís este ruido al enjuagar el pelo significa que ha habido una verdadera pérdida de sustancias lubrificantes y nutritivas.

Los cabellos sanos deben ser suaves, vivos y «silenciosos» cuando están en buenas condiciones de salud; los champús detergentes los hacen cantar a costa de despojarlos de todos sus preciosos y necesarios aceites.

Después de haber lavado el pelo, esperar a que se seque un poco antes de peinarlo, puesto que los peines quiebran el pelo mojado. Siempre que podáis, evitar el secador, dejar que el pelo se seque por sí solo o al sol.

El pH del pelo es naturalmente ácido, por lo cual usando un champú alcalino se rompe su equilibrio, lo que lleva, con el tiempo, a dañar su salud.

● **Champú de saponaria:** Cocer en medio litro de agua una cucharada de raíz de saponaria hasta que el líquido se haya reducido a la mitad. Añadir unas gotas de aceite esencial de salvia o romero para el pelo oscuro o bien de manzanilla para el pelo rubio.

Para hacer más efectivo aún este champú se puede echar directamente al agua hirviendo un abundante manojo de romero, de manzanilla o de otra planta, según el caso específico.

● **Champú de saponaria y naranja:** Batir una yema de huevo con una cucharada de zumo de naranja y una taza de infusión de saponaria. Es un champú proteínico que nutre y deja el pelo sedoso.

● **Champú de saponaria y cola de caballo:** La cola de caballo es un óptimo acondicionador, además de dotar al pelo de un brillo particular. Su mismo nombre está ya algo relacionado con el tema del cabello. Hacer hervir unos minutos 8 cucharadas de raíz de saponaria en 2 litros de agua destilada. Al apagar el fuego añadir 10 cucharadas de cola de caballo y dejar reposar hasta que esté frío. Filtrar y embotellar.

● **Champú proteínico de huevos y romero:** Batir en una taza 2 yemas de huevo con una infusión concentrada de romero. Aplicar al pelo y dejar actuar durante media hora. Cubrir la cabeza con un plástico para facilitar la penetración del producto y para que se desarrolle el calor natural. Lavarse el pelo con agua tibia, enjuagando abundantemente para eliminar toda traza de huevo, utilizando como último enjuague la infusión restante. Este champú genera mucha espuma. El romero puede sustituirse por manzanilla o siempreviva en casos de pelo rubio y por salvia en casos de pelo oscuro.

● **Champú de Marsella:** Preparar una decocción de romero hirviendo durante 15 minutos 30 gr de romero en 1 litro de agua destilada. Filtrar y volver a poner el líquido a calentar a fuego lento después de haber añadido media taza de jabón de Marsella puro en escamas. Remover hasta que el jabón se haya disuelto completamente. No es un champú especialmente espumoso pero limpia y refresca; además, el romero le confiere un pH muy aceptable.

Para evitar lavados demasiado frecuentes, que pueden dañar el pelo, se puede recurrir entre un champú y otro a un **champú seco**. Para este fin son útiles las harinas de maíz (que además combate la caspa), de almendra y de avena. Media taza de harina es suficiente para realizar este champú; se masajea con ella toda la superficie del pelo y del cutis, se deja actuar durante 5-10 minutos y se elimina con un cepillo suave.

Muchas veces el pelo necesita **regenerantes**, sobre todo cuando lo sometemos a tintes químicos, a excesivos lavados, o bien en el verano, cuando el sol y el agua del mar y de las piscinas lo vuelven árido y más seco de lo normal. La mayonesa preparada con vinagre de sidra, la pulpa de aguacate y el aceite de ricino constituyen maravillosas mascarillas regeneradoras, así como la melaza oscura (pelo negro) y la miel clara (pelo rubio). Todos estos productos se aplican generosamente desde la raíz a la punta del cabello, dejándolos actuar media hora.

Si estáis de vacaciones en un lugar de mar, es aconsejable tener siempre el pelo protegido por una capa de aceite durante el día y lavarlo con el champú por la noche. En las dos recetas que siguen destacan las propiedades igualmente excepcionales del romero y de la salvia; los aceites esenciales sirven únicamente par otorgarle perfume. El azahar confiere un perfume dulce y sensual que acompañará durante todo el día; las esencias de agrumes, en cambio, son más frescas y juveniles.

- **Aceite de azahar para el pelo:** Mezclar en partes iguales oleomacerado de romero en aceite de germen de trigo y aceite de hipérico (confeccionado a partir de aceite de oliva). Añadir por cada 100 cc de aceite 20 gotas de aceite esencial de azahar.

- **Aceite de cítricos para el pelo:** Mezclar en partes iguales oleomacerado de salvia (en aceite de oliva) y oleomacerado de romero (en aceite de germen de trigo). Añadir por cada 100 cc de aceite 15 gotas de aceite esencial de limón y 15 gotas de aceite esencial de naranja.

- **Compresas de la reina Ana:** En un tarro de cristal con capacidad para 250 cc, verter una taza de miel pura, media taza de aceite de oliva y 2 cucharadas de zumo de limón. Mezclar, tapar y dejar descansar durante 2 días. Aplicarla al pelo, desde las raíces a las puntas, masajear y cubrir la cabeza con un saquito de plástico para desarrollar calor. Dejar que actúe durante media hora y proseguir con el champú. Añadir al último enjuague zumo de limón o vinagre de sidra.

Reflejos naturales

Ninguna receta natural devuelve al pelo su color original una vez que se ha perdido, pero la dieta nos ayuda una vez más a retrasar el momento tan temido en que empiezan a aparecer las canas. Los alimentos necesarios para mantener la salud del pelo son los mismos que estimulan su crecimiento y que retrasan el envejecimiento general de todo el organismo.

Entre los alimentos que resultan útiles en dar vida al pelo, una vez que su color se ha apagado a causa de la edad, destacan: levadura de cerveza, germen de trigo, melaza oscura, semillas de girasol, semillas de sésamo negro, cereales integrales, marisco (el cobre que contienen influye positivamente sobre los pigmentos de la piel) y aceites de primera presión en frío.

Hay también plantas medicinales y otros elementos naturales que otorgan reflejos al pelo y ayudan a cubrir las canas.

Para dar al pelo una tonalidad más clara, además de utilizar plantas como la **manzanilla** y la **siempreviva**, se puede usar **zumo de limón** diluido en la última agua de enjuague, repitiendo varias veces la operación. Otro sistema consiste en lavarse el pelo con **cerveza** clara, que refuerza además el pelo frágil. Para realizar este lavado no se necesita jabón, se introduce sencillamente varias veces el pelo en una palangana con cerveza clara pura. Este procedimiento se seguirá cada dos semanas.

La **henna** constituye el tinte natural más permanente, pero el color rojo que imprime puede llegar a cansar. Mezclada a partes iguales con manzanilla conferirá tonos rubios dorados; para obtener una tonalidad más oscura, seguir la receta de henna con salvia y clavos de especia.

El **mallo de nuez** se ha utilizado desde siempre para conferir tonalidades castaño oscuro. Este producto mancha mucho, hay que aplicarlo en la dosis indicada y con la ayuda de unos guantes de plástico.

La **salvia**, en fin, fue conocida antes por su virtud de tapar las canas y colorar el pelo de negro que por sus virtudes medicinales.

● **Enjuague de manzanilla:** La manzanilla es la tradicional aliada del pelo rubio, elimina el tono gris del pelo canoso y devuelve un brillo dorado al pelo rubio que se ha vuelto oscuro. Hervir durante media hora en dos tazas de agua un puñado de flores de manzanilla y dejar reposar en maceración hasta que el líquido esté frío. Después de haber lavado el pelo y de haberlo secado con una toalla, verter el líquido sobre el pelo y recogerlo con una palangana para poder repetir más veces la operación. Este enjuague se puede preparar mezclando en partes iguales manzanilla y siempreviva (**reflejos rubios**).

● **Loción:** En 500 gr de vino blanco, hervir 25 gr de flores de manzanilla y una taza de cocimiento realizado con 15 gr de raíz de ruibarbaro. Friccionar el pelo durante largo rato, después de aclararlo (**reflejos rubios**).

● **Champú:** Batir a punto de nieve 2 claras de huevo y, después de haber cepillado el pelo, se masajea con ellas el cuero cabelludo. Secar el pelo al sol durante 20 minutos y volver a cepillarlo. Enjuagar con manzanilla o bien con zumo de limón diluido en agua.

● **Tinte de salvia y henna:** En medio litro de agua hirviendo, echar media taza de salvia seca y dejar macerar durante toda la noche. Añadir 1 cucharadita de clavos de especia molidos y 1 cucharada de henna. Añadir infusión de té negro hasta obtener una pasta suave y cremosa. Aplicar la pasta sobre el pelo lavado y humedecido y dejarla actuar durante 1 hora. Enjuagar (**reflejos castaños** y **negros**).

● **Tinte a la salvia:** En medio litro de agua hirviendo, echar 3 cucharadas de salvia seca y 2 cucharadas de té negro. Hervir durante 25 minutos, apagar el fuego y dejar macerar hasta que la tisana esté fría. Filtrar y usar a diario para oscurecer paulatinamente el cabello. Una vez obtenida la tonalidad deseada, limitarse a 2 aplicaciones por semana.

(cubre poco a poco las canas y oscurece el pelo).

● **Tinte al mallo de nueces:** Exprimir en un vaso el zumo de los mallos verdes de nueces, añadir polvo de clavos de especia y cubrir con alcohol. Dejar macerar durante 9 días, filtrar y añadir un poquito de sal marina como conservante. Aplicar sobre el pelo húmedo, dejar actuar media hora y enjuagar (**cabello castaño** y **negro**).

Estimular el crecimiento del cabello

El cuidado diario para un pelo que crece poco y con dificultad consiste, sobre todo, en el masaje estimulador. No es verdad que cepillar el pelo a menudo empeore la situación del cabello grasiento; al contrario, ayuda a llevar a la superficie el sebo que reviste la base del pelo. Distribuyendo más uniformemente la secreción oleosa se previene la obturación de los poros y la formación de caspa. Es preferible usar únicamente cepillos de cerdas naturales ya que el uso de cepillos de nilón es en buena parte responsable de la caída del pelo y de su aridez. Proceder al cepillado con movimientos uniformes desde el cutis hasta las puntas, sin dejarse ninguna parte. Contar, por ejemplo, hasta 50 cepilladas. Practicar este masaje cada mañana; todo el cuerpo parecerá relajarse después de esta benéfica estimulación.

Otro método efectivo para estimular el crecimiento del pelo consiste en el masaje verdadero, efectuado con la palma y los dedos de las manos, masajeando y tirando delicadamente del pelo, hasta notar un cierto movimiento por debajo del cutis. La acción del masaje provoca una mayor afluencia de sangre hacia las raíces del cabello, aportándole nutrición.

Para acelerar el crecimiento del pelo, prestar atención a la dieta es factor de suma importancia. Las vitaminas del grupo B más las vitaminas A, C y E estimulan el crecimiento del pelo. La levadura de cerveza y el germen de trigo tendrían que estar presentes a diario en la dieta, así como las **algas marinas**, riquísimas en minerales, entre los cuales están el yodo, el cobre, el hierro y el potasio, esenciales para reconstituir el cabello. Las algas más indicadas en casos de pelo frágil son las izijiki, cuya forma recuerda justamente al cabello; como las otras algas, hay que remojarlas en un poco de agua y añadirlas a otros vegetales, cociéndolas media hora, más o menos. La **cola de caballo** es entre las plantas medicinales la que destaca por su aporte en minerales, por lo cual se tomará en infusión cada día a razón de 3 tazas. Las **ortigas**, ricas como ningún otro vegetal en hierro, calcio y magnesio, se consumirán siempre que se pueda, hervidas y en forma de caldo, limitando al mínimo su tiempo de cocción para conservar sus aportes minerales.

Problemas específicos: caída del pelo

Ni el masaje ni el cepillado son aconsejables en casos de **caída del pelo**. En este caso, antes que todo hay que indagar las causas, que pueden ser dietéticas, glandulares o, más fácilmente, psíquicas.

Desde el punto de vista de la medicina oriental, la caída del pelo tiene una causa de extremo *yin*, o sea de expansión, que al dilatar los bulbos pilíferos hace que el pelo caiga. Este exceso de *yin* lo provoca la ingestión de alimentos expansivos como azúcar, alcohol, bebidas comerciales, fruta tropical, y el uso de medicamentos (se ha reconocido, por ejemplo, que las píldoras para adelgazar provocan la caída del pelo), tranquilizantes y a menudo los mismos productos de belleza (lociones, champús, cremas, etc.) que se adquieren pensando erróneamente que se está haciendo algo positivo para solucionar este problema.

Un sistema nervioso tenso crea una contracción que cierra los vasos sanguíneos que llevan alimento al cabello. Si la tensión nerviosa perdura, la desnutrición del cuero cabelludo se transforma en una pérdida notable de pelo y puede hasta terminar en verdadera **alopecia** (pérdida del cabello

Las flores y las hojas de capuchina, machacadas en un mortero y aplicadas al cuero cabelludo, detienen la caída del pelo y lo refuerzan

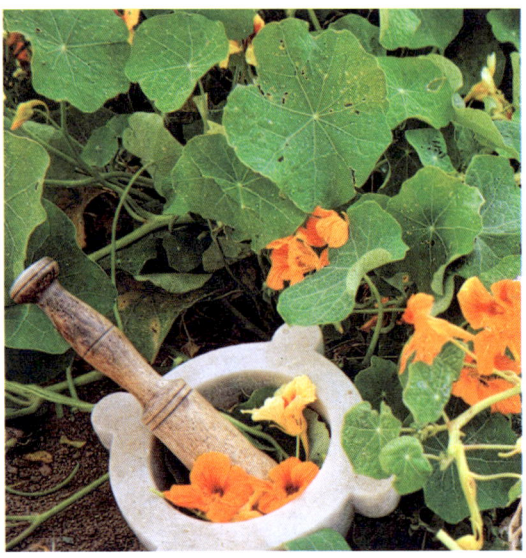

consistente, que precede a la calvicie).

Tanto el desequilibrio nervioso como el emocional impiden la asimilación de la vitamina H, provocando la caída masiva del cabello, mientras que las emociones violentas estimulan excesivamente las glándulas suprarrenales, acelerando el proceso de envejecimiento del cabello. Un tratamiento tópico que intente detener la caída del pelo debe necesariamente ir acompañado de unos ajustes dietéticos y de técnicas complementarias (yoga, tai-chi, técnicas de relajación) cuyo fin sea equilibrar el sistema nervioso y evitar el estrés.

El calcio tiene un efecto tranquilizador, por eso es aconsejable tomarlo, no simplemente a través de la comida, sino también en forma de preparados naturales que se consiguen en tiendas de dietética o herbolarios.

El **Urticalcin** (un preparado a base de ortigas secas y cáscara de ostras) constituye un válido aporte suplementario de calcio y magnesio, así como la arcilla en uso interno (1 cucharadita disuelta en agua tomada por las mañanas en ayunas). Se seguirán también las otras indicaciones dietéticas aconsejadas para el escaso crecimientos del pelo: minerales, vitaminas, algas marinas, plantas medicinales, etc.

● **Cocimiento de ortigas.** Para evitar la caída del pelo es eficaz una decocción preparada con 200 gr de raíces de **ortigas** hervidas durante 5 minutos en 1/2 litro de vinagre de vino puro. Se deja enfriar completamente el líquido y se filtra, friccionando con él el cuero cabelludo cada noche antes de acostarse. Por la mañana se lava el cabello y se fricciona con **aceite de hipérico**, cuya riqueza en tanino cierra los poros evitando que los pelos caigan. Este tratamiento deberá seguirse 3 veces por semana durante varios meses.

● **Tintura de quina:** La **quina** resulta también eficaz usada en forma de tintura. Para prepararla, verter 5 gr de corteza de quina en 50 gr de alcohol de 70° y dejarla macerar durante 7 días. Filtrar. Con unas gotas de esta tintura vertidas sobre un paño de lana, practicar fricciones en el cuero cabelludo. Seguir el tratamiento durante 3 meses.

● **Infusión:** Mezclar en partes iguales hierba luisa, melisa, verbena y pasiflora. Añadir una quinta parte de valeriana. 1 cucharadita por taza. 2 tazas al día, después de las comidas. Esta tisana es aconsejada cuando el problema tiene un origen nervioso bien definido.

Los **oligoelementos** también resultan muy efectivos, sobre todo el zinc, tomado por la mañana en ayunas, por vía sublingual. Actúa como equilibrador hormonal y es aconsejable siempre que se detecte un funcionamiento glandular anormal.

● **Loción:** Macerar en 1 litro de alcohol de 90° dos puñados entre flores, hojas y semillas de capuchina, 1 puñado de hojas de ortiga y uno de raíz de bardana.

● **Loción:** En medio litro de ron, macerar durante 15 días 2 puñados de raíces de bardana y 2 de raíces de ortigas machacadas.

Ambas recetas sirven para reforzar el pelo y frenar su caída.

● **Loción fitoactiva:** En 1 litro de vinagre de sidra, dejar macerar durante 15 días 25 gr de raíz de saponaria, 50 gr de hojas de perejil y 20 gr de flores y hojas de capuchina. Filtrar y usar para masajes.

Cabello *débil y frágil*

Este tipo de cabello se rompe muy fácilmente y crece con dificultad. Como siempre, hay que revisar la dieta y controlar si se están ingiriendo las proteínas y los minerales necesarios. Según la medicina oriental, el pelo corresponde al sistema reproductivo, por lo cual un cabello débil, con tendencia a romperse y a formar dobles puntas corresponde a unos órganos reproductivos débiles. Una insuficiente actividad ovárica es normalmente responsable de esta condición externa, mientras el error dietético se encontraría en un exceso de *yin* (azúcares, líquidos, fruta y verduras tropicales, té, café) que empujan a los minerales a salir del organismo.

Para reforzar el pelo, uno de los tratamientos más importantes es el de **aceite de ricino** aplicado antes de cada champú y dejado actuar como mínimo durante media hora. A los amantes de las preparaciones herborísticas les aconsejo preparar un oleomacerado (como se explica en la receta base) de salvia y romero con base de aceite de ricino.

● **Tintura de salvia** (ver capítulo 1) mezclada con una parte igual de ron. Friccionar.

● **Champú al huevo:** Mezclar 2 yemas de huevo, 3 cucharadas soperas de cerveza y 3 cucharadas de loción fitoactiva (ver apartado anterior). Se pueden añadir a esta mezcla 2-3 gotas de aceite esencial de lavanda o bien de azahar. Agitarlo todo durante 1-2 minutos y aplicar el champú sobre el pelo mojado. Los mejores resultados se obtienen dejando actuar el compuesto varios minutos antes de aclarar.

Dobles puntas

La causa de la enorme difusión de este problema parece tener relación con las frecuentes manipulaciones a las que se somete el cabello: decoloraciones, mechas, tintes y el uso demasiado frecuente de secadores, rulos, etc. dañan el pelo, así como también el uso de champús agresivos, lacas, la excesiva exposición al sol y los baños en las piscinas, donde el cloro del agua es un verdadero atentado contra el cabello y la piel en general.

Cada pelo está compuesto por tres capas: la capa externa o *cutícula*, parangonable a las escamas de los peces; la capa mediana, llamada *corteza*, más sensible y responsable del color del pelo, y la capa interna, la *médula*, que es la que recibe la nutrición.

La acción dañina de los esprais, de las lociones alcohólicas y de los productos químicos separa estas tres capas, dando lugar a lo que conocemos como dobles puntas.

Las dobles puntas deberían ser cortadas siempre para evitar ulteriores separaciones de las tres capas.

El **champú de yemas de huevo** ya comentado es también efectivo en casos de pelo dañado. Es aconsejable alternarlo con **compresas de aceite de ricino y miel** que se quitarán después con champú de hierbas. Las compresas tibias de **hipérico y milenrama**, a partes iguales, actuarán como astringentes, cerrando las puntas.

Caspa

La caspa es un problema de poca importancia si se combate al principio; de otra forma, puede llevar a graves consecuencias y desembocar en alopecia.

Antes que nada hay que definir la diferencia entre la natural descamación de la piel y la caspa, ya que muchas veces no tiene fundamento el pánico provocado al observar escamas blancas sobre los vestidos. En las capas inferiores de la epidermis se forman células nuevas continuamente, por lo que al mismo tiempo se van eliminando las células de la capa superficial, por un mecanismo de autoeliminación. Causas de descamación excesiva son los esprais para el pelo, las lacas, los geles y los champús no suficientemente enjuagados.

La caspa se divide en varias categorías. El disturbio más frecuente, cuando el cutis se descama de modo anormal, es llamado *pitiriasis*. Un cepillado diario que limpie a fondo el cabello suele ser suficiente para curarla.

Cuando a la caspa acompaña el picor, la tendencia a rascarse provoca una irritación y la caspa puede difundirse más allá del cuero cabelludo, infectando la cara y el cuello. Es de suma importancia entonces no irritar esta zona y abolir cepillos que podrían agrietar el cutis y expandir la infección. La mayoría de los productos anticaspa en el comercio, al ser prevalentemente químicos, son verdaderos atentados contra la salud del cutis, así como las lociones alcohólicas usadas para detener la excesiva descamación. Los productos que contienen azufre y ácido salicílico pueden causar reacciones alérgicas; muchas lesiones del cuero cabelludo son causadas por curas «milagrosas» contra la caspa.

La *dermatitis seborreica*, el tipo más grave de caspa, provoca erupciones en las zonas donde las glándulas sebáceas son hiperproductivas. Los champús demasiado frecuentes agravan el caso, irritando el cutis, fácilmente atacado por las bacterias. La dermatitis seborreica está considerada como una afección inflamatoria del cutis.

La **dieta**, así como el **estado nervioso** y el **emotivo**, tienen una importancia fundamental en la aparición de caspa y seborrea. Dietéticamente, el primer cuidado a tomar será eliminar los productos refinados (sobre todo el azúcar) y disminuir radicalmente los productos animales, sobre todo los más grasos. Se abolirán también alcohólicos, café, té y otros excitantes.

Es necesario estimular el crecimiento del pelo con sustancias nutritivas como alimentos ricos en vitaminas del grupo B (levadura de cerveza, miso, tamari, chucrut, tofu), lecitina de soja, germen de trigo, fruta y verduras frescas y proteínas. Estas últimas deberán provenir de los productos animales menos grasos (pollo campero, pescado, queso fresco) y ser sobre todo de origen vegetal (tofu, legumbres, seitan, pequeñas cantidades de frutos secos).

● **Champú anticaspa de huevo:** Las yemas de huevo son útiles para la eliminación de la caspa. Se baten dos yemas de huevo en un cuarto de taza de infusión de ortiga blanca y se masajea el cutis durante 5-10 minutos con este compuesto. Enjuagar abundantemente y acabar con un enjuague final de vinagre de sidra diluido en un poco de la infusión de ortiga.

● **Champú anticaspa de hierbas:** En 1 litro de agua, hervir durante 10 minutos un puñado de romero fresco, uno de tomillo y uno de salvia. Añadir 2 puñados de ortigas frescas, hervir dos minutos más y apagar el fuego. Dejar macerar hasta que esté frío y filtrar. Volver a poner el líquido al fuego y añadirle 5 cucharadas de jabón de Marsella en copos (o bien rallado) y remover hasta que esté disuelto. Retirar del fuego, dejarlo enfriar y envasarlo.

● **Loción de ortiga y vinagre:** Preparar una infusión concentrada de ortigas y dejarla en maceración hasta que se enfríe. Añadir vinagre de sidra en la proporción 4:1(1 parte de vinagre por 4 de infusión). Friccionar dos veces al día el cuero cabelludo.

● **Zumo de ortiga:** Lavar y machacar 100 gr de ortigas frescas y tiernas. Pasarlas por la licuadora y mezclar el zumo resultante con 40 gr de aceite de ricino desodorizado. Friccionar el cuero cabelludo varias veces al día, hasta que el problema desaparezca.

Otras plantas indicadas para eliminar la caspa son: raíz y hojas de **sauce blanco**, raíz y hojas de **consuelda mayor** y **abrótano macho**.

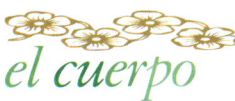

el cuerpo

Estando el cuidado del cuerpo sujeto mayormente a la dieta y al ejercicio físico, no se estudiará en detalle en el presente libro, pero veremos cómo influenciar positivamente su estado general mediante baños, perfumes o bien otras aplicaciones realizadas a partir de plantas.

La **cola de caballo** y la **salvia**, por ejemplo, pueden emplearse para reafirmar los pechos y, según algunos autores, la salvia tendría la capacidad de aumentar el volumen de los pechos demasiado pequeños. Este factor se debe con toda probabilidad a la presencia de hormonas estrógenas en la planta. Se realizarán aplicaciones externas con infusión de salvia, cola de caballo y heno griego y al mismo tiempo se tomarán por vía interna infusiones de salvia, apio (los frutos) y polvo de cola de caballo. Por supuesto, este tratamiento no debe ser aplicado en los meses de embarazo o de lactancia porque obstaculizaría la producción de leche.

Las antiestéticas **varices**, así como la **celulitis**, se tratan en el capítulo 2, en el párrafo dedicado a los trastornos circulatorios.

Eventuales problemas de **piel seca**, por ejemplo, en las rodillas y los codos se pueden resolver mediante la aplicación de ungüentos antiarrugas. Si la piel seca es un problema que afecta al

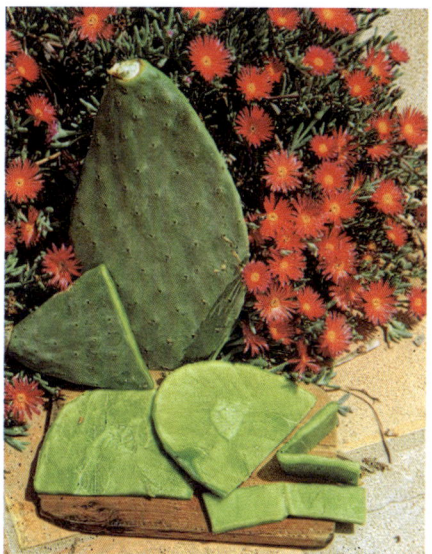

Como muchas otras plantas, la chumbera es emoliente y detergente. Puede utilizarse para lavar el cuerpo y el pelo en caso de dermatitis o de reacciones alérgicas

cuerpo entero es aconsejable aplicar aceite de germen de trigo y de almendra (mezclados en partes iguales y mejor aún macerados con romero) una media hora antes de tomar el baño.

El momento mágico: el baño

Usualmente los baños a base de hierbas se preparan con 500 gr de plantas, mejor contenidas en un saquito de algodón, que se ponen en infusión durante unos minutos en 2-3 litros de agua hirviendo. Se añade entonces el líquido al agua del baño. Para los niños se usará la mitad de la dosis indicada. Muy favorable es en muchos casos la asociación de plantas medicinales con algas marinas y con sal marina integral, que aportan una consistente cantidad de minerales y de oligoelementos.

En general, los baños a base de plantas medicinales aportan los siguientes efectos:

● **Enebro:** Recomendables a los artríticos y a los reumáticos.

● **Lavanda:** Calman los trastornos nerviosos y son útiles para los niños débiles y delicados. Se alternan con baños de romero, pino y algas marinas.

● **Melisa:** Además de ser calmantes, dejan la piel maravillosamente perfumada.

● **Mejorana:** Son fortificantes (parecidos a los baños de tomillo).

● **Romero:** Fortificantes, sobre todo para los niños. Indicados también para quien sufre de reuma, artritis y gota, y para los individuos sujetos a debilidad de la vista. Altamente relajantes, restituyen las fuerzas y devuelven el vigor a las personas cansadas y agotadas.

● **Trementina:** Son básicamente antirreumáticos.

● **Salvia:** Fortificantes y benéficos para los artríticos, gotosos, reumáticos y para quien sufre de afecciones pulmonares crónicas.

● **Tomillo:** Fortificantes, antianémicos, indicados también en las afecciones reumáticas y pulmonares crónicas.

● **Baño afrodisíaco:** 50 gr de nuez moscada molida, 500 gr entre romero, salvia, orégano, menta y flores de manzanilla. Dejar macerar en el agua hervida durante 12 horas. Filtrar y añadir 100 gr de tintura de enebro y 100 gr de tintura de clavo. Añadir al agua del baño.

● **Baño antiartrítico:** 2 gr de esencia de tomillo, 1 gr de esencia de orégano, 1 gr de esencia de romero, 1 gr de esencia de lavanda y 350 gr de bicarbonato de sodio. Añadir al agua del baño.

● **Baño antirreumático:** En 5 litros de agua, hervir durante 10 minutos 15 gr de romero, 10 gr de salvia, 15 gr de lavanda, 10 gr de ajenjo, 10 gr de flores de saúco y 2 cucharadas de sal marina integral. Retirar del fuego y cuando la infusión este fría, filtrarla exprimiendo las plantas. Verter el líquido en la bañera y añadir el agua caliente necesaria para el baño.

● **Baños tonificantes:**

1 – En 5 litros de agua hirviendo, echar 1 kg entre tomillo, romero, salvia y lavanda. Dejar enfriar, filtrar y volver a calentar. Añadir al baño junto a una gotas de esencia de menta.

2 – Mezclar 30 gotas de aceite de romero, 20 gotas de aceite esencial de pino y 20 gotas de aceite esencial de enebro. Usar 1/3 de la mezcla para cada baño, añadiéndolo al agua caliente.

● **Baño perfumado a la lavanda:** Formar una pasta con los siguientes ingredientes: 150 gr de bicarbonato sódico, 100 gr de ácido tartárico, 25 gr de almidón de baño, 100 gr de aceite de jojoba, 10 gr de esencia de lavanda y 5 gr de esencia de bergamota. Conservar la pasta en un tarro y usar una cucharadita por baño.

● **Baño suavizante:** En un saquito de algodón, verter unos puñados de salvado, 1 puñado de almendras ralladas y la corteza de un limón rallado. Hervir el saquito en 2 litros de agua durante media hora y luego verter el agua en la bañera junto al agua caliente para el baño. Utilizar el saquito para friccionar el cuerpo durante el mismo baño. Es un óptimo exfoliante, deja la piel suave y fina y elimina el enrojecimiento.

● **Pasta de almendra para el baño:** Formar una pasta amalgamando los siguientes ingredientes: 150 gr de bicarbonato sódico, 100 gr de ácido tartárico, 25 gr de almidón de baño, 150 gr de aceite de almendras dulces y unas gotas de aceite esencial al gusto (lavanda, jazmín, azahar...). Conservar la pasta obtenida en un tarro de cristal o de porcelana y usarla a razón de una cucharada cada vez, disuelta en el agua de baño. Mantiene la piel perfumada y suave.

Jabones

La recetas que siguen se preparan a partir del jabón de Marsella puro que se encuentra en los herbolarios. Nunca utilicéis el jabón de Marsella comercial usado para lavar la ropa, ya que este último no es puro y a menudo contiene lejía y otros ingredientes nocivos. Veamos a continuación cómo preparar verdaderos jabones de lujo.

● **Jabón al germen de trigo, miel y romero:** Ingredientes: dos cucharadas de aceite de romero (como base de la maceración se usará, en este caso, aceite de germen de trigo), jabón puro de Marsella, 1 cucharada de miel, 20 gotas de esencia de lavanda.

Con ayuda de un cuchillo, reducir a escamas medio jabón y ponerlo al baño maría o bien en una olla doble. Remover con una cuchara de madera y cuando empieza a fundirse añadir el aceite de romero y la miel. Dejar hervir unos minutos hasta que engorde y apagar el fuego. Sin dejar de remover, añadir el aceite esencial y verter la mezcla en moldes adecuados, donde se dejará endurecer (puede tardar tiempo, hasta semanas). Particularmente apto para las personas que tienen la piel seca y desvitalizada.

● **Jabón al aceite de hipérico con aloe:** Mismo procedimiento que el anterior, pero se utilizarán aceites de hipérico y de aloe en partes iguales. Se fundirán al baño maría con el jabón de Marsella rallado y cuando se quita el compuesto del fuego se añadirán 50 gotas de tintura de aloe. Indicado durante el verano después de la exposición al sol, para suavizar la piel y mantener el bronceado. Siendo altamente medicinal, este jabón puede resultar útil a quien padece de eccemas y dermatitis.

● **Jabón a la caléndula y azahar:** Mismo procedimiento que los anteriores, pero se utilizarán en partes iguales aceite de caléndula y de malva. Se añade el jabón rallado y cuando se quita del fuego se agregan 30 gotas de aceite de azahar. Indicado para las pieles delicadas, para los niños y en casos de inflamaciones locales.

Perfumar estos jabones es muy fácil con la ayuda de los aceites esenciales; si se desea colorearlos, se pueden utilizar especias. Una pizca de polvo de cúrcuma o de azafrán otorgan un color amarillo, mientras otros colorantes alimentarios pueden conferirle distintas tonalidades. Una base de aceite de romero macerado en aceite de oliva proporcionará un color verde natural, mientras una base de aceite de hipérico hará nuestros jabones rojos o rosados.

Si antes de enfriar y solidificar los jabones se les añaden infusiones concentradas de plantas (como, por ejemplo, azahar, pino, eucalipto, romero...) obtendréis **geles de baño**. Estos preparados, al contener agua, se guardarán en la nevera en botellas de cristal durante un tiempo limitado.

Sales de baño

Sencilla es la preparación de sales de baño. La sal marina, además de un claro aporte de minerales, ofrece muchos de los beneficios del agua de mar. Por contener plantas enteras, muchas de las siguientes recetas están especialmente indicadas para maniluvios, pediluvios y baños de asiento, ya que de no ser así podrían atascar el desagüe de la bañera. Los mismos ingredientes, pero sustituyendo completamente las plantas enteras por sus aceites esenciales, pueden, en cambio, añadirse al agua del baño.

La receta base es la siguiente: en un bol de barro, mezclar medio kilo de sal marina integral con medio kilo de hierbas trituradas. Añadir 50 gotas de esencias elegidas según el caso, mezclar bien todos los ingredientes con las manos y dividirlos en tarros de cristal con cierre hermético.

● **Sales de baño antirreumáticas:** A la sal marina, añadir en partes iguales romero, flores de lavanda y agujas de pino. Añadir en partes iguales esencias de pino, de lavanda y de romero. Maniluvios y pediluvios.

● **Sales de baño para la circulación:** A la sal marina, añadir en partes iguales milenrama, salvia, romero y castaño de india. Añadir esencias de pino, romero y menta. Acabar con ducha alternada de agua caliente y fría. Maniluvios y pediluvios. Introducir las piernas hasta las pantorrillas; si existen problemas de varices, el agua deberá estar tibia, nunca caliente.

● **Sales de baño sedantes:** A la sal marina, añadir romero, mejorana, manzanilla y espino albar. Agregar esencias de azahar y mejorana. Maniluvios y pediluvios.

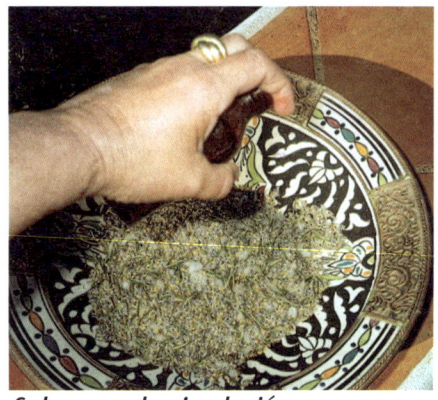

Sales para la circulación
1. Se necesitan flores secas de lavanda y de milerama y agujas semifrescas trituradas de romero y de pino

2. Se añaden aceites esenciales de pino, de romero y de lavanda, y sal marina integral

3. Se remueve la mezcla durante varios minutos y se guarda en frascos con cierre hermético

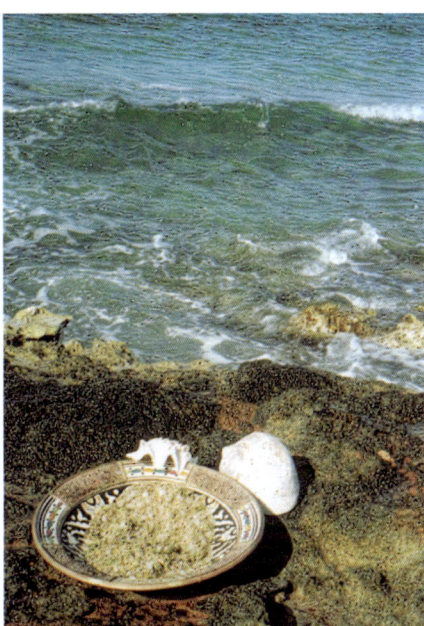

Las sales de baño realizadas con sal marina integral aportan los beneficios de un baño de mar, además de otorgar las singulares propiedades de las plantas utilizadas

● **Sales de baño perfumadas:** Mezclar cuidadosamente durante unos minutos sal marina integral con 10 gotas de esencia de lavanda, 4 gotas de esencia de rosa, 2 gotas de esencia de clavo y 10 gotas de esencia de bergamota. Guardar en un tarro de cristal y usar a razón de 1 cucharada disuelta en el agua del baño.

Vinagres aromáticos

Tiempo atrás, las mujeres hacían copioso uso de vinagres aromáticos, que hoy día han sido enteramente sustituidos por costosos perfumes. Los vinagres aromáticos no solamente nos complacen con su agradable olor sino que producen efectos muy benéficos sobre la piel y el pelo.

Las rosas son un ingrediente siempre apto para su preparación, pero en primavera podemos usar pétalos de violeta; y en verano, flores más olorosas aún. La lavanda, el romero, el tomillo, el eneldo y la albahaca constituyen también óptimos ingredientes. Cada hierba modifica en un sentido el olor agrio del vinagre.

● **Vinagre de los 4 ladrones:** La receta se encuentra en el capítulo 2, ya que se trata fundamentalmente de una preparación terapéutica; se ha utilizado también con fines cosméticos friccionando con él el pelo y el cuerpo.

● **Vinagre antiséptico:** Diluido con agua, es útil para tratar los picores que acompañan algunas enfermedades cutáneas. Ingredientes: alcoholado de melisa, 15 gr; esencia de eugenia, 4 gr; esencia de limón y de lavanda, 10 gr de cada una; vinagre blanco, 60 gr. Mezclar bien. Las plantas no necesitan macerarse y, por lo tanto, se puede usar en seguida.

● **Vinagre de belleza:** Diluido con agua, sirve para tonificar la piel y combatir su untuosidad. Añadir dos tazas de pétalos de flores (rosas, violetas, lavanda, clavel, etc.) a una taza de hojas cortadas (de romero, por ejemplo) y medio litro de vinagre de sidra. Dejar macerar durante dos semanas y filtrar el líquido, pasándolo a una botella de cristal oscuro.

Aceites corporales

Con los mismos oleomacerados de los cuales disponemos en nuestro botiquín se pueden prepar preciosos aceites corporales. Estos aceites se pueden usar para masajear con ellos el cuerpo después del baño o bien podemos utilizarlos a razón de 1 cucharada en la misma agua del baño. Otra forma es untarnos abundantemente el cuerpo con ellos una media hora antes de tomar el baño, luego quitarlos con un cuchillo de cocina (usando el lado que no corta) y sumergirnos en el agua del baño. De qualquier forma que se utilicen, nuestra piel saldrá beneficiada, presentándose suave, lisa y perfumada.

● **Aceite corporal de naranja y canela:** Añadir a 200 cc de oleomacerado de romero (realizado con base de aceite de almendras) 40 gotas de esencia de naranja y 5 gotas de esencia de canela. Exótico.

● **Aceite corporal de azahar y vainilla:** Añadir a 200 cc de oleomacerado de caléndula (realizado con base de aceite de germen de trigo) 30 gotas de esencia de azahar y 5 gotas de esencia de vainilla. Para quien ama los perfumes dulces.

● **Aceite corporal de lavanda y limón:** Añadir a 200 cc de aceite de romero 30 gotas de esencia de lavanda y 20 gotas de esencia de limón. Fresco y juvenil.

● **Aceite corporal de menta y gengibre:** Añadir a 200 cc de aceite de salvia 30 gotas de esencia de menta y 10 gotas de esencia de gengibre. Energético y revitalizante.

Aguas florales y perfumes naturales

Preparar sencillos perfumes naturales como son las aguas florales es rápido y estimula nuestra fantasía en la búsqueda de las mezclas más armoniosas. La lavanda, el azahar y las rosas son los ingredientes que más posibilidades nos ofrecen, bien en forma de flores frescas o en forma de aceites esenciales. Perfumes naturales, rápidos y efectivos se pueden preparar sencillamente añadiendo a un aceite inodoro y ligero, como puede ser el de almendras dulces, unas cuantas gotas de aceites esenciales. Se confeccionan diluyendo una cucharadita de esencia de primera presión en frío (son mucho más concentradas) por cada tres cucharadas de aceite de almendra. Se guardará la mezcla en un lugar oscuro durante tres semanas como mínimo. Se adaptan estupendamente a este fin las esencias de rosas, geranio, azahar y jazmín.

● **Aguas de colonia:**

1 – Macerar 4 cucharadas de pétalos de rosas en media taza de alcohol puro durante una semana. Preparar una infusión con 2 cucharadas de piel de limón rallada, 2 cucharadas de piel de naranja rallada, 1 cucharada de albahaca fresca y 1 cucharada de menta fresca. Añadir la infusión a la maceración anterior y guardar.

2 – Mezclar bien entre sí los siguientes ingredientes: 1 cucharadita de esencia de limón, 1 de esencia de bálsamo, 1 de esencia de naranja, 2 de esencia de lavanda, 2 de esencia de romero, 10 gotas de esencia de rosas y medio litro de alcohol puro. Verter todos los ingredientes en un tarro de cierre hermético y agitar cada día durante tres semanas. Filtrar.

● **Aguas de lavanda:**

1 – A 400 gr de alcohol de 80° añadir los siguientes ingredientes: 20 gr de esencia de lavanda, 4 gr de esencia de limón, 2 gr de esencia de clavel y 10 gr de esencia de bergamota. Dejar macerar durante 21 días y filtrar.

2 – A un litro de alcohol de 80° añadirle 8 gr de esencia de lavanda, 5 gr de esencia de cedro, 8 gr de esencia de bergamota, 3 gr de esencia de benjuí y 15 gr de esencia alcoholado de melisa. Dejar macerar durante 21 días y filtrar.

3 – Dejar macerar durante 1 mes en 1 litro de orujo 25 gr de flores de lavanda. Filtrar y añadir 2 cucharadas de aceite esencial de lavanda.

4 – Agua de lavanda sencilla. Mezclar 3 cucharadas de esencia de lavanda con 1/2 litro de alcohol de 70° y 1/4 de litro de agua de colonia.

● **Agua de flores refrescante:** En 1 litro de vinagre de sidra, verter 200 gr de agua de azahar y 30 gr de pétalos secos de rosas rojas. Dejar macerar durante 9 días y filtrar.

● **Agua especiada:** En media taza de alcohol puro, macerar durante una semana 15 gr de melisa fresca triturada, 7 gr de piel de limón rallada, 2 cucharadas de canela en rama, 1 cucharada de nuez moscada, 1 cucharada de clavos. Las especias deben estar bien picadas. Filtrar y añadir 1 taza de infusión de hierba luisa en agua destilada.

● **Aguas florales mixtas:** En 1 litro de alcohol de 70°, dejar macerar durante 24 horas 4 gr de cada una de las siguientes esencias: naranja, romero, cedro y bergamota. Este mismo procedimiento puede servir para preparar combinaciones y fragancias muy variadas como:

● Lavanda, mejorana, albahaca, romero
● Limón, naranja y menta
● Limón, naranja y azahar
● Rosa, vainilla, geranio y clavo
● Azahar, vainilla, canela en rama y ámbar
● Rosa, violeta y azahar

(Las tres últimas combinaciones son ideales también preparadas como perfume en aceite de almendras).

Capítulo 4
cuidemos a la tierra

Millones de toneladas de detergentes acaban cada año en las aguas del mar; más de la mitad provienen de las coladas diarias; el resto, de lavavajillas, champús, geles corporales, etc. Aparte su impacto sobre las aguas, no hay que olvidar la toxicidad que estos productos ejercen sobre el hombre.

Los microbios y el ecosistema familiar

El consumo de productos para la limpieza ha aumentado en pocos años unas 20 veces, gracias a los anuncios publicitarios que nos presentan un mundo dominado por microbios y gérmenes de los cuales tenemos que defendernos a toda costa.

En la base de esta «fobia» reside una absurda interpretación de la teoría micróbica, que se remonta al siglo XIX, cuando científicos como Pasteur y Koch aislaron los gérmenes. Desde entonces se buscan en ellos las causas de todas las infecciones, degeneraciones y debilitamiento de las defensas corpóreas.

Los microbios están presentes en todas partes y nosotros dependemos de ellos; están en el interior y en el exterior de nuestro cuerpo. La vida sería imposible sin ellos. Intervienen en los procesos bioquímicos reduciendo formas complejas a formas sencillas y permitiendo así que las sustancias sean asimiladas. Están presentes en el intestino y en el tubo digestivo facilitando la digestión y evitando putrefacciones. Nuestro organismo, así como nuestra casa, pueden definirse como perfectos ecosistemas donde cohabitan microorganismos de todo tipo cuyo mutuo equilibrio asegura la armonía global.

La utilización de determinadas sustancias químicas para uso personal crea un desequilibrio bacteriano, porque a menudo se eliminan bacterias útiles y se favorece el crecimiento de las dañinas, que, al no encontrar la resistencia ofrecida por las primeras, pueden proliferar tranquilamente. Es un proceso parecido a lo que sucede cuando tomamos antibióticos: junto a las bacterias patógenas son eliminados los microorganismos útiles (flora bacteriana, etc.), justamente los que tendrían que ayudarnos a salir de la enfermedad.

Por suerte, nunca llegaremos a vencer a estos numerosísimos enemigos, a pesar de todo el ímpetu que ponemos en la lucha.

Los productos de limpieza y sus peligros para la salud

Los productos ordinarios de limpieza, además de ser verdaderos concentrados de componentes químicos, son mantenidos en total secreto por lo que concierne a las dosis de sustancias nocivas que contienen. Los escritos obligatorios del tipo «Atención puede contamiar mares, ríos. No excederse en el uso» aparecen en letras microscópicas, casi esperando pasar desapercibidos. Cuando usamos estos productos, las sustancias químicas que contienen se depositan sobre las superficies tratadas (pavimentos, muebles, vajilla, tejidos, ropa, etc.) y harían falta unos aclarados muy minuciosos para eliminar completamente toda partícula química. Los productos que se aplican pulverizados se quedan muchas horas en el aire en forma de gotitas minúsculas que se depositan sobre las personas, la ropa y los alimentos. No es ciertamente aconsejable, en contra de lo que nos hace creer la publicidad, dejar que un bebé juegue sobre un pavimento limpio y desinfectado con tales productos. Los peligros para la salud aumentan cuando tales productos se emplean en la limpieza de materiales artificiales: plásticos, superficies lacadas, pavimentos de PVC.

Hoy día se reconoce la «*housewife sickness*» (enfermedad del ama de casa), que consiste en una serie de disturbios que van desde eccemas en manos y brazos hasta dermatitis alérgicas, hipersensibilidad y trastornos respiratorios. Estos síntomas derivan del uso inadecuado y excesivo de tales sustancias.

Las manos, como los pies, son las áreas más absorbentes de nuestro cuerpo. Cuando lavamos los platos o la ropa con productos químicos, las sustancias químicas, además de penetrar en el organismo a través de las manos (y el agua caliente empleada además dilata los poros facilitando dicha penetración), son inhaladas con la respiración (como si se hiciera un vaho). Los compuestos químicos entran rápidamente en la circulación sanguínea. Los lavavajillas, por ejemplo, están constituidos por sustancias que disuelven la grasa ligándose a ella; pero junto a las manchas se va también la película lipídica que protege la piel de nuestras manos. Aunque nos pongamos a continuación una buena crema para las manos, la piel ha perdido ya sus defensas naturales y deja la vía libre a infecciones, irritaciones y eccemas.

Los envenenamientos provocados por productos como antioxidantes, limpiahornos, etc. son más frecuentes de lo que se imagina.

Los exámenes efectuados sobre algunas sustancias no son una garantía. De hecho, se limitan a componentes aislados y no evalúan los peligros de sincrogénesis, o sea, los efectos producidos por dosis pequeñas que se suman entre sí multiplicando efectos y valores tóxicos (sinergia).

Ecología y limpieza

La afirmación de que *«el agua que contaminamos la volvemos a encontrar en nuestro vaso»* es más real que toda imagen publicitaria. Una limpieza que respete al hombre y el ambiente no significa renunciar a la higiene, sino salir de un mecanismo de consumo basado principalmente en la desinformación. Según su rigurosa definición, detergente es cualquier cosa que se comporte como agente limpiador, pero hoy día tal término se ha restringido a productos que incluyen como parte integrante de su constitución sustancias químicas, petroquímicas o bien obtenidas sintéticamente.

Las mujeres, a lo largo de los tiempos, siempre han lavado la ropa, pero ningún río ni tampoco los mares han sido contaminados. El jabón, la ceniza de madera, la arcilla y la saponaria han sido las sustancias más utilizadas.

El jabón se preparaba a partir de aceites vegetales o animales y sosa; el descubrimiento de los derivados del petróleo, más eficaces y más baratos, nos hizo olvidar su existencia. Pero ¿qué es lo que contienen los mágicos polvos de hoy día?

Un detergente puede contener hasta 30 ingredientes, un verdadero cóctel químico que intentaremos descifrar:

● **Tensioactivos:** Son sustancias derivadas del petróleo y del carbón. No son fácilmente biodegradables, detergen muy a fondo pero tienen un alto poder contaminante; a menudo se acompañan de metales pesados muy tóxicos. Son causa de dermatitis y alergias. Se encuentran en polvos para la lavadora, dentífricos, jabones, champús, tejidos y materiales plásticos.

● **Fosfatos:** Sirven para solucionar la dureza del agua, porque ligan las sales entre sí. Son óptimos fertilizantes de las aguas de los mares y de los ríos. Gracias a ellos las algas crecen exageradamente, consumiendo mucho oxígeno; como consecuencia, los peces mueren y la vida de las aguas se extingue. Un kilo de fosfatos permite el crecimiento de ¡100 kilos de algas! Se ha intentado sustituir los fosfatos con NTA, pero el remedio ha sido peor. Este último provoca serios riesgos para el hombre y el ambiente, sobre todo por su propiedad de convertir en solubles los metales pesados (plomo, cromo, hierro y cadmio) y provocar, como consecuencia, lesiones en el cerebro, el hígado y los riñones, cuando es ingerido a través del agua, por ejemplo.

● **Blanqueadores:** Están contenidos en los detergentes en polvo. Además de consumir las fibras y perjudicar al color, el boro en ellos contenido tiene un efecto tóxico sobre la flora marina.

● **Enzimas:** Sirven para descomponer las proteínas (manchas de huevo, sangre, cacao...). Son muy peligrosos, provocan daños a los bronquios y a las vías respiratorias (cuando los ponemos en la lavadora se levanta un polvo muy fino que inhalamos y que provoca picores en la piel y eritemas). También después de varios aclarados sus trazas se quedan sobre los tejidos, por lo cual los productos que los contienen nunca tendrían que ser usados para lavar la ropa de los bebés ni tampoco las prendas íntimas de las personas alérgicas.

● **Azulantes ópticos:** Son pigmentos azules que confieren a la ropa un efecto más blanco. Se depositan sobre los tejidos y son absorbidos por la piel, provocando daños que pueden llegar hasta el cáncer.

● **Sales vacías:** Están presentes en la cantidad de 20-40% en los detergentes y hacen que parezcan económicos los grandes envases. Estos compuestos, como el sulfato de sodio, además de contaminar los ríos, vuelven rígidos los tejidos, necesitándose así el empleo de más suavizante.

● **Suavizantes:** Son usados en gran cantidad en el aclarado y toneladas de ellos llegan a las aguas de los ríos. Las partículas químicas de los suavizantes se depositan por millones sobre tejidos y piel; el mismo efecto tienen sobre el cabello los bálsamos y los acondicionadores.

La sutil película de suavizante que se adhiere a la ropa no permite que las fibras absorban, con el resultado de que un tejido natural pierde su capacidad de mantener seco el cuerpo. Bacterias y hongos proliferan entonces con consecuentes daños a la piel y al mismo tejido, que debe ser lavado más frecuentemente a causa de los olores provocados por el acúmulo de toxinas.

Peor aún es dejar nuestra ropa en las lavanderías, donde los lavados se realizan utilizando ácidos y disolventes en cantidad.

Podemos seguir una norma segura para establecer el nivel de toxicidad de un producto de limpieza. Cuanto más se etiqueta de «altamente fuerte, rápido, poderoso, ultra-fuerte, etc.», más sustancias químicas y tóxicas habrán intervenido en su fórmula. ¡Primera razón para no comprarlos!

En Europa, donde es más fuerte la demanda de productos inocuos y res-

petuosos hacia el ambiente, han empezado a nacer fábricas de productos de limpieza ecológicos, pero el coste de dichos productos es a menudo demasiado alto. Las alternativas consisten en productos caseros preparados a partir de vinagre, limón, bicarbonato de sosa, arcilla y otros ingredientes naturales que veremos con más detalle.

Cómo realizar un lavado ecológico

Hay que constatar, ante todo, que los tejidos naturales se ensucian menos que las fibras artificiales, porque estas últimas absorben más fácilmente el *smog*, los malos olores y las partículas de polvo. Si por una parte la lavadora es útil, los detergentes empleados estropean las fibras haciéndolas más capaces de absorber la suciedad.

Para realizar un lavado ecológico serán utiles los siguientes consejos:

1 – Usar detergente ecológico y usarlo en cantidad mínima. El jabón de Marsella en copos es ideal, aunque también hay que controlar la cantidad empleada.

2 – En las zonas marítimas, para hacer que el agua sea más dulce, se puede aplicar un filtro adaptador. También podemos usar sosa o bicarbonato en pequeñas cantidades, recordando que para el agua de montaña no hace falta esta precaución. Tampoco hará falta en las zonas de mar donde se utiliza el agua de lluvia.

3 – No es necesario añadir blanqueador a cada lavado. De vez en cuando podemos usar un blanqueador ecológico (percarbonado, por ejemplo)

4 – El suavizante es completamente inútil en un proceso ecológico de lavado, ya que el jabón tiene una natural propiedad engrasante.

5 – Añadir un poquito de vinagre en lugar del suavizante ayuda a reducir la alcalinidad de los detergentes, desinfecta la ropa y la suaviza ligermente.

6 – Si lo deseamos, podemos añadir al último aclarado unas gotas de aceites esenciales de lavanda (u otra esencia a placer) para conferir a la ropa un olor a «limpieza»

7 – En casos de manchas es aconsejable tratarlas con jabón antes de meterlas en la lavadora. Si la ropa está muy sucia, es útil remojar previamente las prendas con jabón de marsella y sal.

8 – Prácticamente toda prenda puede ser lavada con agua. Las etiquetas que aconsejan el lavado en seco son, sobre todo, un aviso para evitar el uso de sustancias agresivas sobre un indumento particularmente delicado.

Para lavar jerseys, abrigos, edredones y prendas de seda, usar agua tibia, jabón de Marsella para las manchas y unas cucharadas de bicarbonato en el agua de remojo. Sería conveniente, después de aclarar la ropa, sumergirla durante 5 minutos en agua con vinagre.

Algunas sugerencias verdaderamente ecológicas pueden ser las siguientes:

- El agua de cocción de la pasta y del arroz es útil para lavar los indumentos delicados de seda y de lana. El zumo de patata disuelto en agua sirve al mismo fin.
- Las pieles de limón y las cáscaras de huevo, bien aplastadas y envueltas en una garza de algodón para echar al agua hirviendo, se trasforman en blanqueador.
- En casos de tejidos de seda o de indumentos de punto, por ejemplo, podemos echarlos, después de haberlos lavado y enjuagado, en una solución preparada con 1 litro de agua y el zumo de 1 limón. De esta forma mantendrán una textura suave y los colores quedarán brillantes.
- El agua de cocer las espinacas sirve para devolver vida a los colores negros de la seda y de la lana.

Los quitamanchas

Los quitamanchas en venta habitualmente, contienen disolventes como *tricloroetileno*, *percloroetileno*, *cloruro de metileno*. Todos ellos son venenosos aún por simple contacto y se mezclan con el aire de la casa. Una vez en el agua, se acumulan en los tejidos adiposos de los peces o acaban reapareciendo en nuestros vasos después de una parcial depuración de las aguas.

La mayoría de las manchas pueden ser eliminadas con jabón de Marsella, frotado sobre ellas, antes de poner la ropa en la lavadora. Si la mancha es difícil, se puede añadir un poco de sal marina.

- Las manchas de sangre, carne, huevos o cacao pueden tratarse con agua salada, bicarbonato de soda y un poco de jabón.
- Las manchas de grasa se limpian en seco con jabón o con arcilla en polvo, dejándolos actuar toda la noche. Si la mancha persiste, aplicar papel absorbente y pasarle la plancha caliente por encima.
- Las manchas de fruta pueden quitarse con agua y jabón. Antes del tratamiento es aconsejable dejar la prenda en remojo en agua con limón o bien en agua con leche.
- Las manchas de tinte, rotuladores, etc. se eliminan con yogur o bien con zumo de limón diluido.

● Las manchas de óxido se quitan con una mezcla de zumo de limón y sal. Se embebe un poco de algodón en esta mezcla y se mantiene sobre la mancha, friccionando y repitiendo la operación de vez en cuando. Al cabo de media hora se pueden lavar como de costumbre.

● Las manchas de café y de té se eliminan con agua mineral cuando la mancha es reciente; si es vieja, usar bórax y agua tibia o salada.

● **Detergente para tejidos de lana delicados:** Hervir 30 gr de raíz de saponaria en 3 litros de agua durante 3 minutos. Filtrar y volver a poner en la olla la raíz con 1 litro de agua. Hervir durante 15 minutos y colar añadiendo este líquido al precedente. Se utiliza para lavar jerseis de lana, puntillas, visillos e indumentos delicados de seda, que se dejan en remojo en el preparado durante media hora y después se aclaran.

Limpieza en la cocina

Los **lavavajillas líquidos**, que además se usan en cantidades excesivas para contrarrestar el miedo a los gérmenes, contienen tensioactivos, enzimas, desinfectantes, conservantes (como el formaldehido) y colorantes. Para el efecto «brillo» tienen que adherir a la superficie de las vajillas una película que es muy difícil de eliminar, con la consecuencia de que cada día ingerimos una cierta cantidad de detergente que se suma a las otras sustancias contaminantes (efecto sinérgico).

Estas sustancias forman unos «puentes químicos» en el interior de nuestro organismo, facilitando la absorción de componentes tóxicos como el DDT y los pesticidas presentes en los alimentos.

El uso de la máquina lavavajillas nos condiciona a usar detergentes muy agresivos, y el aclarado no siempre es completo. Si no se puede prescindir de ella, por lo menos hay que intentar reducir los efectos negativos que su uso normalmente proporciona.

Ante todo, introducir los platos no demasiado sucios para poder reducir la cantidad de detergente. De esta forma se pueden elegir lavavajillas ecológicos, cuyo poder de limpieza no es ciertamente tan fuerte pero que contaminan muchísimo menos. El brillo se puede conseguir añadiendo vinagre.

La sal azurante también se puede sustituir por sal normal de cocina, que además resulta más económica.

Para lavar los platos a mano, nuestra primera aliada es el agua caliente, capaz de quitar por sí sola una buena parte de grasa. Puede utilizarse algún producto ecológico, o bien copos de jabón natural. El agua de cocción de la pasta también se trasforma en un buen detergente, si se le añaden unas gotas de aceite.

Los cuchillos y cubiertos que conservan sabor a pescado después de las comidas pueden desodorizarse frotándolos con rodajas de limón antes de lavarlos.

Utensilios de madera, barro y otros materiales absorbentes jamás tendrían que lavarse con detergentes químicos, sino solamente con agua bien caliente y vinagre. Recordar, además, que la grasa se adhiere con más facilidad al plástico que a la porcelana y al vidrio.

Podéis preparar un lavavajillas verdaderamente eficaz y completamente ecológico de la forma siguiente.

● **Lavavajillas natural:** En un tarro de cristal que se pueda mantener cerrado, mezclar una parte de arcilla y una de ceniza con infusión de romero o lavanda (lo suficiente para formar una pasta bastante líquida). Añadir zumo de limón y unas gotas de aceite esencial de lavanda o tomillo.

Personalmente, es el mejor lavavajillas que he encontrado: además de limpiar (la ceniza y la arcilla quitan la grasa), desinfecta gracias al poder del limón y de las hierbas, y deja las manos suaves. Si vivís en un sitio con escasez de agua, podéis usar toda el agua para regar las flores, ya que esta preparación es totalmente inocua.

Los **limpiahornos** están entre los productos más peligrosos, sobre todo si son en aerosol, y habría que usarlos protegiéndose la nariz con una máscara. Su poder fuertemente corrosivo, que es lo que les permite «funcionar», puede dañar severamente la piel, los pulmones y los ojos. Los restos de los gases que contienen pueden ser absorbidos por los alimentos mientras se están cocinando. Los aerosoles no solamente contienen un propelente altamente tóxico, sino que es inevitable no exponerse directamente a sus ingredientes activos durante el uso. Los hornos tendrían que limpiarse cada vez que se usan, ya que los residuos de los alimentos se carbonizan y producen gases tóxicos. Si se procede a la limpieza en seguida después de haber cocinado, con el horno todavía tibio, será suficiente usar una esponja, jabón y piedra pómez. De la misma manera se limpiarán las hornillas, pasándoles depués vinagre o zumo de limón para dar un toque de brillo.

Los **objetos de cobre y de plomo** se limpian de forma satisfactoria frotándolos con rodajas de limón. Después no se lavan con agua sino que se secan frotándolos con un paño limpio.

Limpieza en el baño

Es aquí donde la caza del microbio nos lleva a usar dosis aún mayores de productos altamente tóxicos y contaminantes para el ambiente. Los productos a base de cloro (como la lejía, por ejemplo) se liberan en el aire y nunca tendrían que ir unidos a otros productos, porque provocan graves consecuencias. De hecho, si unimos el cloro a detergentes ácidos se forma un gas venenoso que en seguida satura un ambiente tan restringido como el baño. Un conocido ecologista alemán, E. Koch, afirma que aún en dosis mínimas, este gas tiene efectos negativos sobre el sistema respiratorio y provoca la caída del pelo.

Los **desinfectantes** contienen formaldehído, fenol y clorofenol, sospechosos de ser cancerígenos, de provocar mutaciones genéticas y malformaciones. Es por este motivo que los biberones y la vajilla de los bebés nunca deben ser desinfectados con tales productos, ya que permanecen incluso después del aclarado.

Para limpiar los sanitarios podemos usar jabón en copos disuelto en agua, un poco de soda y polvo de piedra pómez.

Para proporcionar brillo y desinfectar usaremos vinagre y sal (un vaso de vinagre y dos cucharadas de sal son suficientes).

También las baldosas del baño, como las de la cocina, pueden limpiarse con vinagre diluido en agua. Los pavimentos pueden recibir el mismo tratamiento.

Si vivís en el campo, podéis usar para lavar el suelo agua caliente con hierbas antisépticas, como romero y tomillo, y añadir a la maceración una cucharada de sal marina y unas gotas de aceite esencial de lavanda.

Para eliminar las manchas de cal, se dejará actuar un poco de vinagre puro durante una media hora.

Para proteger los grifos es útil pasarles un poco de vaselina; además, usando productos naturales se estropearán mucho menos.

Para abrillantar y proteger las **maderas** (muebles, vigas, etc.) en sustitución de los peligrosos esprais comerciales, altamente contaminantes y venenosos para el hombre, podemos preparar un ungüento de «belleza» muy parecido a los que preparamos para nuestra cara.

● **Ungüento de belleza para la madera:** El procedimiento es el mismo ya explicado en otros puntos de este libro. Como base se usa aceite de linaza, en el cual se va disolviendo al baño maría la cantidad idónea de cera de abeja pura. Se dejará enfriar el compuesto y se le añadirán gotas de aceites esenciales de lavanda, tomillo y trementina para asegurarle una acción antiséptica frente a polillas y termitas.

Perfumes y ambientadores naturales

Si bien la industria produce perfumes a imitación de la naturaleza, sus componentes son exclusivamente químicos.

Tales componentes contaminan mucho el ambiente, además de provocar en el hombre y la mujer irritaciones de la garganta, cefaleas, rinitis alérgicas y malestar en general. Sobre todo, parece que actúan a nivel psíquico, contribuyendo a las depresiones nerviosas.

Vamos a ver algunas alternativas:

- Los **aceites esenciales** son los perfumes de la naturaleza y son útiles para devolver frescura y un aroma agradable a las habitaciones.

Se pueden usar con un difusor de aroma; echando unas gotitas de vez en cuando sobre edredones o tapicería (en un lugar donde no se vean eventuales manchas) o bien mezclándolos con las hierbas en popurrí.

Tienen propiedades desinfectantes; algunos de ellos, como la melisa y el geranio, alejan los mosquitos; otros, como la lavanda y el tomillo, dejan una permanente sensación de frescura e higiene; otros aún, como el azahar y la mejorana, son relajantes y favorecen el sueño.

- Las **plantas medicinales o aromáticas** pueden colgarse del techo o bien en el interior de los armarios para evitar la intrusión de polillas, como es el caso de la lavanda y de la siempreviva.

- El **incienso** desinfecta el aire, aleja los insectos y relaja la mente; aquieta el flujo caótico de los pensamientos y favorece la concentración.

- La **salvia**, secada y luego quemada en un recipiente que aguante el calor (el ideal es una concha de mar grande) y usada como incienso, libera el aura humana y el entorno de negatividad. En invierno, sus humos sumamente antisépticos liberados en el ambiente ayudan a prevenir las enfermedades infecciosas (gripe, resfriados).

El incienso

El incienso constituye un óptimo ambientador; cuando se quema suelta fenol, sustancia con propiedades altamente antisépticas. Parece que en las iglesias en las cuales se utilizaba su humo se mantenían alejadas las termitas.

● **Preparación del incienso:** Se mezclan cuidadosamente 25 gr de polvo de sándalo, 25 gr de benjuí, 15 gr de semillas de cardamomo en polvo, 15 gr de clavos de especia en polvo y 15 gr de cáscara de canela (del tipo *Cinnamomum cassia*).

● **Palillos de incienso:** Reducir a polvo con un molinillo y luego mezclar minuciosamente 175 gr de carbón de rápida ascensión, 25 gr de goma de benjuí, 6 gr de sándalo, 6 gr de canela (del tipo *cassia*). Para obtener una pasta homogénea se puede usar goma arábiga, eventualmente mezclada con agua. También se pueden añadir clavos de especia en polvo; lo importante es que el peso del carbón iguale al de los demás ingredientes juntos. Una vez que la pasta esté compacta, verterla en moldes y dejarla secar durante 2-3 días. Envolver los palitos en papel de aluminio para conservar el perfume hasta su utilización.

Popurri

El popurri es una mezcla de flores y plantas aromáticas a las cuales se añaden aceites esenciales. Se utiliza para perfumar la ropa, los armarios o como ambientador. Las recetas para preparar popurris son interminables; solamente hay que tener paciencia y un poco de conocimiento de las propiedades de las varias hierbas empleadas.

Algunos expertos sostienen que el éxito de un popurri por lo que concierne a una larga vida está en la sal marina y en el lirio florentino, pero podemos prescindir de este último elemento y usar como fijador las raíces de geranio y la madera de sándalo.

Es aconsejable preparar el popurri en capas, dentro un tarro de cristal: una capa de flores, otra de sal marina y raíces, otra de flores, otra de semillas y hojas hasta llegar a la última capa. Se cierra bien el tarro y se deja en un lugar oscuro durante un mes. Después de este tiempo, se remueven los ingredientes con una cuchara de madera y se añaden los aceites esenciales.

Los ingredientes más comunes de un popurri son rosas de todo tipo y color, flores de azahar, todo tipo de flor muy olorosa, nuez moscada, clavo, canela en rama, vainilla natural, hojas de laurel y plantas aromáticas como lavanda, salvia, romero o menta. Veamos a continuación algunos ejemplos:

● **Popurri de lavanda:** Ingredientes: 300 gr de flores de lavanda, 200 gr de raíz de geranio, 55 gr de clavo, 55 gr de madera de sándalo, 55 gr de canela, 25 gr de vainilla (en rama). Reducir todos los ingredientes a trocitos muy pequeños (menos las flores). Trascurrido el mes de preparación, añadir unas gotas de lavanda. Dividir la mezcla en varios saquitos de algodón que se introducirán en en los armarios y en los cajones para perfumar y proteger la ropa. Este mismo popurri se puede poner en un cuenco de barro y tenerlo en el baño como ambientador. En este caso, de vez en cuando hay que añadir gotas de aceites esenciales, para renovar el perfume.

● **Popurri especiado:** Para prepararlo, reunir 25 gr de cada uno de los siguientes ingredientes: canela, clavo, semillas de coriandro, flores de lavanda, hojas de rosa y raíz de lirio florentino. Se puede usar como ambientador o para perfumar los armarios.

● **Popurri de pachuli:** Ingredientes: 100 gr de pachuli en polvo y 100 gr de sándalo en polvo. Añadir unas gotas de aceite de pachuli y mezclar bien. No necesita guardarse, se puede emplear directamente después de haber distribuido la mezcla en los saquitos.

● **«Rose bowl»** (literalmente «bol de rosas»): En el pasado era sólo a esta colección de rosas a lo que se daba el nombre de popurri. Los pétalos de rosas, conservados en la forma adecuada, pueden proporcionarnos un perfume que durará muchos años inalterado.

Hay que elegir un recipiente de barro o de porcelana con tapadera (una vieja sopera va muy bien).

Durante la estación de las rosas y en los días más secos, recoger los pétalos de las flores más bonitas, separándolos cuidadosamente dal cáliz.

Cuando se tiene una cantidad bastante relevante de pétalos (deben estar todavía frescos), como para llenar un tarro de 3-4 litros, se empieza a preparar el *rose bowl* alternando en la sopera una capa de pétalos y otra de sal marina. La última capa debe ser de sal. Presionarlo todo con un plato que se dejará encima para taparlo.

Después de 10 horas se mezclarán los componentes y se repetirá este proceso cada día durante una semana.

En cuanto la mezcla empieza a estar húmeda, añadir 90 gr de pimiento en polvo y en los tres días siguientes mezclar pétalos y especias añadiendo en cada uno de estos días 7 gr de pimiento y 7 gr de canela en polvo.

Guardar la mezcla en un tarro de cristal después de haber añadido como toque final estos otros ingredientes triturados en grueso: clavo, canela, nuez moscada, pimiento, cáscara seca de naranja y de limón, 25 gr de semillas y 25 gr de raíz de anís, 7 gr de pimienta negra, 1/2 cucharadita de láudano y, para terminar, 1/2 cucharadita de aceite de rosa o de geranio.

Durante todo el verano se pueden añadir al *rose bowl* todo tipo de pétalos de flores siempre que antes hayan sido secados al aire. De vez en cuando, mezclar y dejar abierta la tapadera para que el perfume salga y llene el ambiente, pero cada vez hay que volver a cerrar herméticamente por un mes para permitir que los aromas recuperen sus fuerzas.

● **«Rose bowl» sencillo:** Recolectar pétalos de rosas rojas muy perfumadas y mezclarlos con sal marina y clavo de especias en la proporción de 1 cucharadita de sal y una punta de clavo por cada puñado de pétalos. Comprimir todo en un tarro de cristal o de porcelana con cierre hermético y mantenerlo cerrado durante 1 mes. Para perfumar las habitaciones, poner un poquito de mezcla sobre una plancha caliente.

● **Saquitos guardarropa perfumados:** Triturar y mezclar los siguientes ingredientes: 30 gr de sumidades floridas de lavanda, 25 gr de semillas de gladiolo, 30 gr de pétalos de rosas secos, 7 gr de canela y 10 gr de clavo de especia. Dividir la mezcla en saquitos y colocarlos entre la ropa en armarios y cajones.

Las barrenderas del aire

Entre las más comunes plantas de interior, algunas pueden ofrecer una sencilla solución al problema de la contaminación atmosférica interna; por el servicio que ofrecen, han sido definidas como «las barrenderas del aire». Dichas plantas tienen efecto sobre varios productos, como óxido de carbono (desprendido por el humo de los cigarillos), bióxido de azoto, formaldheido, tricloroetileno y benzeno, y en un hogar donde no se usen en abundancia productos contaminantes llegan a anular literalmente a sus enemigos.

En un experimento llevado a cabo en los laboratorios de tecnología espacial de St. Louis, una sola planta de *Chlorophytum elatum* en una habitación cerrada ha reducido en un 85% el formaldheido presente en el aire.

Otros estudios seguidos sobre plantas como *Chlorophytum filodendro, Dracena, Ficus benjamina y Photos* han demostrado que tales plantas reducen eficazmente los elementos tóxicos y cancerígenos como el formaldheido y el tricloroetileno, que en ambientes cerrados se hallan en concentraciones relativamente altas.

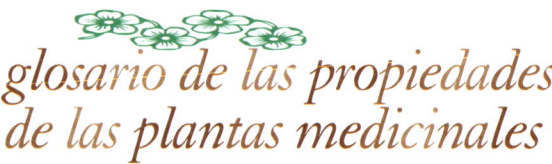

glosario de las propiedades de las plantas medicinales

Las plantas medicinales poseen un vocabulario propio que es necesario descifrar para acertar con sus propiedades específicas en los libros que de ellas tratan.
A continuación encontraréis los términos más comunes usados en herboristería para definir tales propiedades.

Afrodisíaco: Término que deriva de Afrodita (Venus), diosa del amor. Significa que aumenta el deseo y la capacidad sexual.
Alcalinizante: Provoca una alcalinización de los fluidos orgánicos (sangre, orina…).
Anafrodisíaco: Disminuye el apetito sexual.
Analéptico: Estimula la función del corazón y del aparato respiratorio.
Analgésico: Calma el dolor.
Ansiolítico: Calma la ansiedad.
Antianémico: Aumenta la producción de hematíes (glóbulos rojos).
Antibiótico: Sustancia que destruye las bacterias (literalmente: «contra la vida»)
Antidiarréico: Detiene las diarreas.
Antiescorbútico: Sustancia rica en vitamina C que combate el escorbuto.
Antiespasmódico: Detiene los espasmos de los órganos, evitando el dolor.
Antihelmíntico: Expulsa los gusanos intestinales. Es lo mismo que «vermífugo».
Antihemorrágico: Detiene las hemorragias.
Antiinflamatorio: Reduce la inflamación.
Antipirético: Baja la fiebre. Lo mismo que «febrífugo» y «antitérmico».
Antiséptico: Impide el desarrollo de los gérmenes o los destruye.
Antitérmico: Baja la fiebre.
Antitusígeno: Calma la tos.
Antisudorífico: Reduce la secreción de sudor. Lo mismo que «diaforético».
Antivírico: Impide el desarrollo de los virus.
Aperitivo: Estimula el apetito.
Antiastenia: Combate la pérdida de fuerza y de energía.
Astringente: Seca y constriñe la piel y las mucosas. Las plantas que tienen esta propiedad suelen ser antihemorrágicas y antidiarréicas.
Balsámico: Ejerce acción suavizante sobre el aparato respiratorio.
Béquico: Calma la tos (del griego bequis, «tos»).
Cardiotónico: Aumenta la fuerza de contracción del corazón y mejora su rendimiento.
Carminativo: Favorece la expulsión de gases intestinales.
Cicatrizante: Estimula la curación de llagas, úlceras y heridas. Lo mismo que «vulnerario».
Colagogo: Facilita la expulsión de la bilis desde la vesícula biliar.
Colerético: Aumenta la cantidad de bilis.
Depurativo: Favorece la eliminación de sustancias tóxicas.
Digestivo: Favorece la digestión.

Diaforético: Aumenta la sudoración.
Diurético: Estimula la diuresis, aumentando la cantidad de orina eliminada.
Emenagogo: Favorece la aparición de la regla.
Emético: Provoca el vómito.
Emoliente: Ejerce un efecto suavizante sobre piel y mucosas inflamadas.
Espasmolítico: Calma los espasmos de los órganos. Como «antiespasmódico».
Estimulante: Activa la funciones del organismo, sobre todo del sistema nervioso.
Estomacal: Favorece la digestión.
Eupéptico: Favorece las funciones digestivas.
Excitante: Estimula la actividad del sistema nervioso.
Expectorante: Facilita la expulsión de moco, fluidificándolo. Como «mucolítico».
Febrífugo: Baja la fiebre.
Fluidificante: Hace más fluidos los líquidos.
Galactófago: Reduce la cantidad de leche en las mujeres que amamantan.
Galactógeno: Aumenta la producción de leche.
Hemolítico: Provoca la destrucción de los glóbulos rojos.
Hemostático: Detiene las hemorragias.
Hepático: Favorece el buen funcionamiento del hígado.
Hipertensor: Eleva la presión arterial.
Inmunoestimulante: Estimula las defensas naturales.
Insecticida: Destruye los insectos. Lo mismo que «antiparasitario».
Laxante: Facilita el vaciado intestinal.
Mucolítico: Deshace el moco.
Narcótico: Provoca un sueño pesado.
Oftálmico: Cura las enfermedades de los ojos.
Oxitócico: Provoca las contracciones uterinas.
Pectoral: Cura las enfermedades respiratorias.
Remineralizante: Aporta sales minerales y oligoelementos.
Resolutivo: Elimina las inflamaciones en abscesos, hematomas e infecciones.
Rubefaciente: Produce enrojecimiento de la piel por el aflujo local de sangre.
Sedante: Calma la excitación nerviosa.
Sudorífico: Estimula la sudoración. Lo mismo que «diaforético».
Tónico estomacal: Aumenta la secreción de jugos gástricos, favoreciendo la digestión.
Tonificante: Estimula las funciones del organismo, especialmente del sistema nervioso.
Uricosúrico: Favorece la eliminación del ácido úrico.
Vasoconstrictor: Contrae los vasos sanguíneos, arterias en particular.
Vasodilatador: Dilata los vasos sanguíneos, permitiendo más flujo de sangre.
Venotónico: Favorece la circulación venosa y tonifica las paredes de las venas.
Vermífugo: Provoca la expulsión de los gusanos intestinales. Lo mismo que «antihelmíntico».
Vulnerario: Favorece la cicatrización de las heridas.